Cortisonderivate in Klinik und Praxis

Cortisonderivate in Klinik und Praxis

Von Hanns Kaiser

Mit Beiträgen von Fritz Haggenmüller
und Wolfgang Nikolowski

6., neubearbeitete Auflage

5 Abbildungen, 9 Tabellen

Georg Thieme Verlag Stuttgart 1973

Dr. med. Hanns Kaiser
Chefarzt der I. Medizinischen Klinik des
Krankenhauszweckverbandes Augsburg

Dr. med. Fritz Haggenmüller
Chefarzt der II. Kinderklinik des
Krankenhauszweckverbandes Augsburg

Prof. Dr. med. Wolfgang Nikolowski
Chefarzt der Hautklinik des
Krankenhauszweckverbandes Augsburg

1. Auflage 1957
2. Auflage 1958
3. Auflage 1960
4. Auflage 1965
5. Auflage 1968

Satz und Druck: Druckhaus Dörr, Ludwigsburg.

ISBN 3 13 357206 7

Vorwort zur 6. Auflage

Seit Erscheinen der 5. Auflage hat die Therapie mit Cortison und seinen Derivaten das zweite Dezennium ihrer klinischen Anwendung überschritten. Die Phase der initialen Überschätzung ist ebenso überwunden wie diejenige des reaktiven Pessimismus. Es scheint, daß diese hochwirksamen, aber nicht ungefährlichen Mittel nach 25jähriger Anwendung auf allen Gebieten der Medizin nun ihren endgültigen Platz im Therapieschatz gefunden haben.

Ihr Schwerpunkt liegt – sieht man von der Substitutionstherapie ab – bei den akuten Krankheitszuständen. Hier können hohen Dosen wunderbare Wirkungen erzielen, wobei das Risiko von Komplikationen infolge kurzfristiger Anwendung gering ist. Dagegen ist die Langzeittherapie selbst mit sehr kleinen Dosen immer mit Gefahren verbunden; die Anwendung dieser Hormone bei chronischen Krankheiten bleibt problematisch. Ist aus speziellen Gründen eine Dauertherapie unumgänglich, so haben sich gerade in den letzten Jahren Möglichkeiten ergeben, die Behandlung risikoärmer zu gestalten: Dosen nicht über 7,5 mg Prednison-Äquivalent pro Tag, Anpassung der Behandlung an den zirkadianen Rhythmus bzw. – wenn möglich – die sog. alternierende Therapie. Damit ist auch gesagt, daß fixe Kombinationen mit anderen Medikamenten ebenso ungünstig sind wie Retard- und Depotpräparate.

Diese Entwicklung brachte es mit sich, daß alle Kapitel überarbeitet und die meisten sogar neu geschrieben werden mußten. Wie schon in den früheren Auflagen, habe ich mich bemüht, den Stellenwert der Kortikoide im Rahmen des Therapieplanes der verschiedenen Krankheitsbilder anzugeben. Deshalb mußten oft auch andere Behandlungsverfahren besprochen werden, denn die Anwendung von Cortisonderivaten stellt in keinem Falle die einzige Therapie einer Krankheit dar.

Völlig überarbeitet und erheblich beschränkt werden mußten auch die zu jedem Kapitel gehörigen Literaturverzeichnisse. Publikationen vor 1967 wurden nur ausnahmsweise zitiert; im übrigen war Beschränkung auf einzelne dokumentarische Arbeiten sowie Übersichten unumgänglich. Da das Manuskript für diese Auflage aus redaktionellen Gründen im Juni 1972 abgeschlossen wurde, konnten spätere Publikationen nicht mehr berücksichtigt werden.

Auch Herr Professor Dr. W. Nikolowski hat sein Kapitel über die Haut- und Geschlechtskrankheiten, welches bei allen Rezensenten große Anerkennung fand, überarbeitet und es auf den letzten Stand gebracht, wofür ich ihm herzlich danke.

Sehr dankbar bin ich Herrn Dr. F. HAGGENMÜLLER, daß er das Kapitel Kinderkrankheiten geschrieben und dem Rahmen des ganzen Bändchens angepaßt hat. Dieser früher von mir aufgrund der Literatur zusammengestellte Abschnitt hat dadurch erheblich gewonnen, daß er von einem Kliniker mit großer eigener Erfahrung bearbeitet wurde.

Zu Dank verpflichtet bin ich schließlich Herrn Dr. P. BEHRENS, dem Leiter der Apotheke des Krankenhauszweckverbandes Augsburg, daß er die verschiedenen Tabellen über Handelspräparate und Zubereitungen dem derzeitigen Stand angepaßt hat.

Schließlich ist es mir auch bei dieser Auflage ein Bedürfnis, dem Georg Thieme Verlag Stuttgart dafür zu danken, daß er auch diesem kleinen Büchlein seine bekannte verlegerische Sorgfalt angedeihen ließ.

So hoffe ich, daß auch diese neue Auflage, so wie ihre Vorgänger, meinem Hauptanliegen gerecht wird: Eine knapp formulierte, leicht verständliche Einführung in die Probleme der Cortisontherapie zu geben und ein kleines Nachschlagewerk zur raschen Information für die tägliche Praxis zu schaffen.

Augsburg, im August 1973 HANNS KAISER

Inhaltsverzeichnis

Allgemeines

Hormone der Nebennierenrinde

Geschichtliches

Als ADDISON 1855 das nach ihm benannte, durch eine Zerstörung der Nebennieren bedingte Krankheitsbild beschrieb, wußte man noch nichts von Hormonen. Noch 1889 schrieb HYRTL in seinem Lehrbuch der Anatomie: „Die unbekannte Funktion der Nebenniere sichert dieses Organ vor lästigen Nachfragen in der Heilwissenschaft". 1900 wurde das Nebennierenmarkhormon Adrenalin entdeckt; die Hoffnungen, damit die Addisonsche Krankheit heilen zu können, wurden enttäuscht. Erst 1930 gelang es, Extrakte aus der Nebennierenrinde herzustellen; sie waren jedoch für die praktische Therapie noch nicht zugänglich. 1936 wurde Corticosteron als erstes Rindenhormon isoliert. Von dieser Zeit ab datiert ein enormer Aufschwung: Etwa 50 verschiedene Steroide wurden inzwischen aus der Nebennierenrinde dargestellt. 1938 gelang die Synthese des ersten für die Therapie vollwertigen Steroides, des Desoxycorticosterons (Cortexon). Nun war eine wirksame Therapie des Morbus Addison möglich. Erst später ergab sich, daß Cortexon, wie die meisten der gefundenen Steroide, kein physiologisches Hormon, sondern nur eine Vorstufe darstellt. Das 1939 durch REICHSTEIN isolierte Cortison, welches 1948 von HENCH in die Therapie eingeführt worden war, ist ebenfalls ein Metabolit. Wenn auch Cortison heute keine große therapeutische Bedeutung mehr hat, so hat es doch eine Ära eingeleitet, die sich revolutionierend auf die Behandlung der verschiedensten Krankheiten ausgewirkt hat. Die Entwicklung aber ging weiter. Mit Cortisol (= Hydrocortison) wurde ein therapeutisch höchst wertvolles physiologisches Hormon entdeckt. 1953 wurde schließlich das wirksamste Hormon der Nebennierenrinde, das Aldosteron, gefunden, dessen Synthese 1957 gelang.

Die Hormongruppen

Die *Nebennierenrindenhormone* wurden nach ihren hervorstechenden physiologischen Eigenschaften in 3 verschiedene Gruppen eingeteilt: Gluko-, Mineralo- und Androkortikosteroide. Allen diesen Hormonen ist gemeinsam, daß es sich um C 21-Steroide mit typischer zweigliedriger Kohlenstoffseitenkette an C 17 handelt. Man nahm an, daß diese Hormone getrennt in den drei histologischen Schichten der Nebennierenrinde gebildet würden: die Mineralhormone in der Zona glomerulosa, die Glukosteroide in der Zona fasciculata und die Androgene in der Zona reticularis. Nach neueren Ergebnissen der Biosyntheseforschung kann man jedoch weder an der strengen Gruppeneinteilung der Hormone noch an der schematischen Zuordnung ihrer Bildung zu verschiedenen Gewebsschichten festhalten. Es ist gesichert, daß sich die Wirkungen der einzelnen Substanzen überschneiden; z. B. daß auch die Glukohormone einen Einfluß auf den Mineralhaushalt haben und daß das Mineralhormon eine schwache Wirkung auf den Zuckerstoffwechsel ausübt. Andererseits gelang der Nachweis, daß z. B. Corticosteron in allen Schichten der Nebennierenrinde gebildet werden kann. Schließlich wurde festgestellt, daß ein Hormon in ein anderes übergeführt werden kann; z. B. kann Aldosteron über Cortexon und über Corticosteron entstehen. Man weiß, daß das aus dem Azetatmolekül unter dem Einfluß des Coenzyms A über mehrere Stufen aufgebaute Cholesterin die Vorstufe aller Hormone darstellt und daß Progesteron sozusagen die Muttersubstanz der Kortikosteroide ist. Welches Hormon gebildet wird, hängt ausschließlich von den jeweils vorhandenen Fermentsystemen ab. Auf die komplizierten, allerdings heute schon weitgehend geklärten Probleme der Biosynthese der Nebennierenrindenhormone kann in diesem Zusammenhang nicht eingegangen werden. Es sei auf die entsprechende biochemische Literatur (insbesondere die zusammenfassende Darstellung von HÜBENER u. STAIB [1965]) verwiesen.

Androgene

Dehydroepiandrosteron

Hauptvertreter der vorwiegend in der Zona reticularis gebildeten Androgene ist *Dehydroepinadrosteron;* daneben wird auch *11-OH-Androstendion* hergestellt. Die Tagesproduktion liegt etwa bei 6–9 mg, sie folgt dem zirkadianen Rhythmus. Die Nebennierenandrogene werden mit den 17-Ketosteroiden im Harn nachgewiesen.

Diese Hormone haben keine geschlechtsbestimmende Wirkung; man findet sie auch bei der Frau. Sie sind für den Wachstumsschub der Mädchen in der Pubertät sowie für die weibliche Sexualbehaarung (Adrenarche) und die Stimulation der Talgdrüsen bei der Frau verantwortlich. Außerdem haben sie – entsprechend dem Testosteron – einen, wenn auch geringen, anabolen Einfluß auf den Eiweißhaushalt. Eine vermehrte Produktion von Androgenen in der Nebennierenrinde führt zu typischen Krankheitsbildern (s. S. 22).

Die Bildung der Androgene geschieht wie bei den Glukokortikosteroiden in der Nebennierenrinde unter dem Einfluß des ACTH (s. S. 5). Im Gegensatz zum Cortisolspiegel haben aber die Androgene keine steuernde Wirkung auf den HVL; insbesondere hemmt ihr Überschuß die ACTH-Bildung nicht. Aus den Androgenen können unter Umständen in der Nebennierenrinde auch Östrogene entstehen, eine Tatsache, welche besonders dann von Bedeutung ist, wenn es bei Genitalkarzinomen der Frau darauf ankommt, alle Östrogenbildungsstätten auszuschalten.

Mineralhormon

Aldosteron

Aldosteron, das potenteste Steroid der Nebennierenrinde, wird in einer Menge von 100–150 (50–200) µg/Tag gebildet. Die Plasmakonzentration beträgt 2–15 µg/100 ml; im Plasma ist Aldosteron zu etwa 60% an Eiweiß gebunden. Seine Aufgabe ist die Aufrechterhaltung von Blutvolumen und Blutdruck durch Einfluß auf die renale Wasser-Elektrolyt-Ausscheidung. Unter seiner Wirkung wird vorwiegend im distalen Tubulus Na^+ und damit Wasser retiniert sowie K^+ ausgeschieden.

Die Aldosteronbildung ist unter physiologischen Bedingungen nicht vom Hypophysenvorderlappen abhängig. Seine Regulierung geschieht über das Renin-Angiotensin-System. Natriumverlust und Blutvolumenabnahme, Kaliumüberschuß und Blutdruckabfall werden von Chemo-, Volumen- bzw. Barorezeptoren registriert. Sie stimulieren die Reninbildung im juxtaglomerulären Apparat der Nieren. Unter dem Einfluß von Renin wird aus Angiotensinogen Angiotensin I, welches schließlich enzymatisch zu Angiotensin II umgewandelt wird. Dieses wiederum stimuliert die Aldosteronsekretion und führt zur Vasokonstriktion.

Natriumretention, Volumenzunahme, Kaliumverlust und Blutdruckanstieg hemmen dagegen die Reninbildung und beeinflussen das ganze System im umgekehrten Sinn.

Therapeutisch wird Aldosteron bei akuten Verlaufsformen der Nebennierenrindeninsuffizienz sowie bei toxisch-infektiösen Schockzuständen eingesetzt. Zur Behandlung des chronischen Morbus Addison wird dagegen meist die 30mal schwächere Vorstufe Cortexon (DOC) bzw. ein synthetisches Steroid verwendet.

Glukokortikosteroide

Wirkung von Cortisol und Corticosteron

Von den Glukokortikosteroiden *Corticosteron* und *Cortisol* ist eine Vielfalt von Effekten und Wirkungen bekannt, welche sie im Organismus hervorrufen. Dennoch ist es bis heute nicht möglich, ein schlüssiges Gesamtkonzept ihres Wirkungsmechanismus zu bilden. Es werden daher die verschiedenen beobachteten Wirkungen aufgezählt.

Cortisol und Corticosteron beeinflussen in erster Linie den KH-Stoffwechsel. Sie führen zu einer gesteigerten Glykogenbildung in der Leber und zum Blutzuckeranstieg. Diese Wirkungen kommen, wie man heute weiß, durch Enzyminduktion in der Leber zustande. Unter dem Einfluß der Glukokortikoide ergibt sich ein Aktivitätsanstieg von Enzymen des Aminosäurenstoffwechsels über eine Zunahme der Enzymproteine. Es wird also die genetisch gesteuerte Proteinsynthese beeinflußt. Damit ist die Verbindung des Zuckerstoffwechsels mit dem Eiweißhaushalt angedeutet, welche zu dem Terminus Glukoneogenese (Zuckerbildung aus Eiweiß) geführt hat. Parallel zu diesen in der Leber ablaufenden Vorgängen finden auch periphere Stoffwechselveränderungen statt; der Glukoseverbrauch im Fettgewebe, im Lymphgewebe und im Bindegewebe nimmt ab, und gleichzeitig wird die Proteinsynthese in diesen Geweben vermindert. Aus den Vorgängen resultiert eine vermehrte Stickstoffausscheidung, so daß eine katabole Gesamtsituation entsteht. Gleichzeitig wird dadurch auch der Fettstoffwechsel beeinflußt.

Die Glukokortikosteroide haben darüber hinaus Wirkungen auf Zellen und Gewebe. Direkte Gewebseinflüsse bestehen auf das Binde-, Fett- und lymphatische Gewebe sowie auf das Blut; vorwiegend indirekt, d. h. über Stoffwechselveränderungen, werden Muskulatur und Skelett beeinflußt. Cortisol verhindert das Wachstum der Fibroblasten und die Bildung von Kollagen und hemmt Funktion und Wanderung der Histiozyten und Makrophagen. Im peripheren Blut lassen Glukokortikosteroide die Gesamtzahl der Leukozyten ansteigen, senken jedoch die Zahl der Eosinophilen und Basophilen und verhindern die Bildung der Basophilen (nicht aber der Eosinophilen) im Knochenmark. Lymphozyten und lymphatische Gewebe werden zurückgedrängt, und die Zahl der granulierten Neutrophilen steigt an.

Weiter beeinflussen die Glukokortikoide auch die Grundsubstanz: Die Mukopolysaccharide werden verändert, die Chondroitinschwefelsäurebildung nimmt ab und der Wassergehalt der Interzellularsubstanz wird geringer. Im Kapillarsystem werden unter dem Einfluß dieser Hormone Vasokonstriktion und Verstärkung der Wirkung von Pressoraminen beobachtet. Die Kapillarpermeabilität wird vermindert.

In der Niere führen Cortisol und Derivate zu einer Erhöhung der Glomerulumfiltration und zu einer vermehrten Na-Rückresorption und K-Ausscheidung. Dieser Mineraleffekt ist aber tausendmal schwächer als derjenige von Aldosteron.

Schließlich sind die Glukokortikoide von entscheidender Bedeutung für die allgemeine Anpassung des Organismus an irgendwelche Belastungen (stress). Zur Aufrechterhaltung der Homöostase und damit des Lebens unter den verschiedenartigsten Bedingungen ist die erhebliche Mehrproduktion von Nebennierenrindenhormonen Voraussetzung.

Hormonbildung

In 24 Stunden werden unter Ruhebedingungen ca. 15–40 mg Cortisol gebildet; die Corticosteronsekretion beträgt nur etwa ein Zehntel davon. Die Hormonbildung kann bei Übergewichtigen bis zu 50% mehr betragen. Sie steigt unter Streßbelastung bis zum Zehnfachen an.

Die Hormonbildung erfolgt nicht gleichmäßig über den ganzen Tag, sondern folgt – wie andere Körperkonstanten z. B. Blutdruck und Temperatur – einem biologischen Eigenrhythmus, welcher ungefähr dem Tag-Nacht-Rhythmus entspricht (circa diem = zirkadianer Rhythmus). Als Synchronisator wirkt das Tageslicht (Hollwich u. Dieckhus [1967], Orth u. Island [1969]).

Das Maximum der Hormonproduktion wird morgens zwischen 6 und 8 Uhr erreicht, dann fällt die Produktion ab, bis sie um Mitternacht ihren Tiefpunkt erzielt. Ab etwa 2 Uhr morgens entwickelt sich ein steiler Anstieg bis zum Maximum. Die Corticosteronsekretion folgt diesem Rhythmus ebenfalls. So werden also 70% der Tagesgesamtproduktion in den ersten 6 Stunden gebildet. Die absoluten Werte sind individuell unterschiedlich, die Plasmakonzentration beträgt morgens 16 ± 10 µg/100 ml und nachmittags 8 ± 6 µg/ml. Der Rhythmus ist von der 3. Lebenswoche an das ganze Leben über erhalten und zeigt keine Altersabhängigkeit (Pichler u. Mitarb. 1970).

Der physiologische Rhythmus ist aufgehoben beim Cushing-Syndrom, wobei diese Tatsache geradezu als diagnostisches Beweismittel gilt, und bei hochdosierter Steroidtherapie. Störungen der Rhythmik wurden ebenfalls festgestellt bei schweren endogenen Depressionen (Caroll u. Mitarb. 1968, Butler u. Besser 1968, Caroll u. Davies 1970), bei schwerer Herzinsuffizienz (Conolly u. Wilis 1967), bei Lebererkrankungen (Knapp u. Mitarb. 1967) und bei renovaskulärer Hypertonie (Labhart 1971).

Literatur

Beickert, A.: Dtsch.Gesundh.-Wes. 24 (1969), 433.
Butler, P., G. M. Besser: Lancet 1968/I, 1234.
Carroll, B. J., B. Davies: Brit. med. J. 1970/, I/789.
Carroll, B. J., F. I. R. Martini, B. Davies: Brit. med. J. 1968/III, 285.
Conolly, C. K., M. R. Wills: Brit. med. J. 1967/II, 25.
Conroy, T. W. L.: J. Physiol. 191 (1927), 21.
Ghata, J., F. Halberg, A. Reinberg, M. Siffre: Ann. Endocr. 30 (1969), 245.
Graber, A. L., u. Mitarb.: J. clin. Endocr. 25 (1965), 804.
Grant, S. D., u. Mitarb.: New Engl. J. Med. 273 (1965), 1115.
Hollwich, F., B. Dieckhues: Dtsch. med. Wschr. 91 (1967), 2335.
Klein, K. E.: Med. Trib. 5 (1970), B 15, S. 7.
Knapp, M. S., P. M. Keane, J. G. Wright: Brit. med. J. 1967/II, 27.
Knorr, D., H. Lauter: Klin. Wschr. 45 (1967), 794.
Labhart, A.: Klinik der inneren Sekretion, 2. Aufl. Springer, Berlin 1971.
Martin-du-Pan, R., L. Vollenweider: Med. Trib. med. News (N.Y.) 2 (1967), 1.
Nichols, T., u. Mitarb.: J. clin. Endocr. 25 (1965), 343.
Orth, D. N., D. P. Island: J. clin. Endocr. 29 (1969), 479
Pichler, E., E. Heinkele, H. Ender: Wien. klin. Wschr. 82 (1970), 900.
Retiene, K., T. Frohns, F. Schulz: Verh. dtsch. Ges. inn. Med. 73 (1967), 990.
Di Raimondo, V. C., P. H. Porsham: Metabolism 7 (1958), 5.
Winkler, G., M. Herrmann: Verh. dtsch. Ges. inn. Med. 73 (1967), 658.

Physiologische Regulation

Cortisol und Corticosteron werden unter dem Einfluß des adrenokortikotropen Hypophysenvorderlappenhormons (ACTH) gebildet, welches seinerseits durch zwei Neurosekrete aus dem Hypothalamus (Corticotropin-releasing-factors = CRF) gesteuert wird. ACTH führt zur progressiven Transformation der Zellen in der Nebennierenrinde und aktiviert die entsprechenden Fermente, welche für die Synthese dieser Hormone verantwortlich sind. Über den Wirkungsmechanismus von ACTH gibt es bisher nur Theorien, aber noch keine bewiesenen Tatsachen. Die tägliche Sekretionsrate an ACTH beträgt 0,5–1 Einheit. Die Produktion unterliegt ebenfalls dem zirkadianen Rhythmus; sie ist morgens am höchsten und um Mitternacht am geringsten.

Zwischen Nebennierenrinde, Hypophysenvorderlappen und hypothalamischen Zentren besteht ein Reglerkreis mit gegenseitiger Beeinflussung, der den Organismus vor einem Überangebot ebenso wie vor einem Defizit an diesen Hormonen schützt (ausführliche Darstellung s. S. 28 ff.). Im Streß kommt die Hormonmehrbildung dadurch zustande, daß das Großhirn die Formatio reticularis und das limbische System, welche normalerweise einen hemmenden Einfluß auf den Hypothalamus ausüben, ausschaltet, so daß mehr CRF und damit vermehrt ACTH und Cortisol gebildet werden. In der akuten Phase kommt die Produktion allerdings wahrscheinlich auf einem schnelleren Wege zustande. Man nimmt an, daß Adrenalin hier einen direkten Einfluß auf die Rindenhormonproduktion hat.

Hormontransport im Blut

Das unter ACTH-Einfluß gebildete Cortisol wird, sofern es nicht sofort ins Gewebe eindringt, im Blut an α-Globulin gebunden; das sind etwa 90–95% der Blutkortikosteroide. In dieser Form (genannt Transcortin oder Corticosteroid binding globulin [CBG]) ist es biologisch inaktiv, d. h. es ruft keine Stoffwechselwirkungen (und damit auch keine therapeutischen Effekte) hervor und es besitzt auch keine Hemmwirkung gegenüber dem HVL. Das α-Globulin hat aber nur eine beschränkte Kapazität; steigt die Cortisolkonzentration über 20 μg/100 ml, so findet eine Bindung an Albumin statt. Die physiologische Bedeutung des Transcortins beruht in einer Pufferwirkung: Es gleicht rasche Schwankungen des Cortisolspiegels aus. Der Anteil des freien und damit stoffwechselaktiven Cortisols, welches normalerweise nur etwa 10% beträgt, kann bis zu 30% ansteigen.

Beeinflussung der Hormonbildung

Das gesamte System HT-HVL-NNR wird, da es ja zur Streßadaptation dient, von vielfältigen Reizen beeinflußt. Jede körperliche Arbeit führt zur Mehrbildung (Valentin u. Mitarb. 1965). Hydrotherapeutische Anwendungen erhöhen die Cortisolsekretionsrate beträchtlich (Göbel u. Mitarb. 1965). Eine eiweißreiche Ernährung und Verwendung von Kapsikumgewürzen (Paprika, Chillies) führen zur Hormonmehrproduktion. Während diese Effekte als günstig angesehen worden sind, stellten jüngst Kershbaum u. Mitarb. (1968) fest, daß Rauchen über die thalamische oder hypophysäre Regulation den Glukokortikoidspiegel im Blut um 27–77% erhöhe. Die Autoren nehmen an, daß die dadurch mobilisierte, nicht benötigte Glukose zu Fett umgewandelt werde und auf diese Weise das Rauchen zur Arterioskleroseentstehung beitrage. Unter Hungerbedingungen geht die Hormonbildung zurück, während die Reaktionsfähigkeit des Systems erhalten bleibt (Voigt u. Mitarb. 1967).

Auch medikamentös kann die Hormonbildung beeinflußt werden: Morphine, Barbiturate, Reserpin hemmen die CRF-Bildung (Richter 1963, 1964, 1967, Gaunt 1965, 1966). Die ACTH-Bildung kann durch Adrenalin und das antidiuretische Hormon gefördert werden. Adrenostatische Pharmaka werden auf S. 25 genannt.

Hormonabbau

Auf die biochemischen Vorgänge des Hormonstoffwechsels kann hier nicht eingegangen werden. Für die praktischen Bedürfnisse ist aber wichtig zu bedenken, daß die Hormone nicht nur ständig gebildet, sondern auch ständig abgebaut werden. Die teilweise oder vollständige Inaktivierung geschieht in der Leber mit nachfolgender Bindung an Schwefelsäure oder Glukuronsäure. Es wird aber auch freies Cortisol – wenn auch in sehr kleinen Mengen – mit dem Urin ausgeschieden. Wichtig ist weiterhin, daß die synthetischen Derivate nur zum Teil dem gleichen Stoffwechselweg folgen, und das oft mit veränderter Geschwindigkeit. Die Halbwertszeit für Cortisol im Plasma beträgt etwa 110 Minuten; die synthetischen Derivate haben durchweg eine längere Halbwertszeit.

Literatur

Abbo, F. E., P. D. Meyer: Amer. J. clin. Nutr. 19 (1966), 232, ref. Med. u. Ernähr. 8 (1967), 67.

Atria, A.: Endocrine Function Tests. Thomas, Springfield 1970.

Boyer, J.: Presse méd. 79 (1971), 1097.

Catt, K. J.: Lancet 1970/1275.

Gaunt, R.: Exp. Med. Surg. Suppl. 23 (1965), 76, ref. Kongr. Zbl. inn. Med. 286 (1966), 533.

Göbel, P., M. Franke, W. B. Schill: In: Radionuklide in der klinischen und experimentellen Onkologie. Schattauer, Stuttgart 1965.

Gwinup, G.: Metabolism 19 (1965), 1282.

Hübener, H. J., W. H. Staib: Biochemie der Nebennierenrindenhormone. Thieme, Stuttgart 1965.

James, V. H. T., J. Landon: Endocrinology. Churchill, London 1968.

Jenkins, J. E., P. A. Sampson: Brit. med. J. 1967/II, 205.

Karl, H. J., L. Raith: Ges. Nuklearmed. Lausanne 1965; Gastroenterologie 13 (1967), 193.

Kershbaum, A., D. J. Pappajohn, S. Bellet, M. Hirabayashi, H. Shaftiha: J. Amer. med. Ass. 203 (1968), 113.

Nabarro, J. D. N.: Proc. royal Soc. Med. 62 (1969), 351.

Neher, R., A. Wettstein: Helv. chim. Acta 42 (1959), 132.

Nowakowski, H.: Therapiewoche 18 (1968), 724.

Raith, L., H. J. Karl: Klin. Wschr. 44 (1966), 298.

Richter, R. H. H.: Therap. Umschau 20 (1963), 180.

Richter, R. H. H.: Therap. Umschau 20 (1963), 572.
Richter, R. H. H.: Therap. Umschau 21 (1964), 465.
Richter, R. H. H.: Therap. Umschau 24 (1967), 40.
Schally, A. V., A. J. Kastin: Triangel 9 (1969), 19.
Singer, B.: Brit. med. J. 1972/36.
Valentin, H., G. Lehnert, W. Mücke, H. Deutzmann: Münch. med. Wschr. 107 (1965), 1334.
Voigt, K. D. u. Mitarb.: Klin. Wschr. 45 (1967), 924.
Werning C., W. Siegenthaler: Klin. Wschr. 49 (1972), 375.
Winkelmann, W.: Internist 12 (1971), 193.
Yates, F. E. u. Mitarb.: Fed. Amer. Soc. Exper. Biol. 28 (1969), 71.

Embryonale und fetale Entwicklung der Nebenniere

Die erste Anlage der Nebenniere erscheint etwa zwischen dem 25. und 32. Schwangerschaftstag. Die Anlagen wachsen sehr schnell, erreichen die Größe der Niere und übertreffen sie sogar. Während der Fetalentwicklung differenziert sich die Nebennierenrinde in zwei Schichten. Schon in dieser Phase lassen sich Steroidhormone aus der NN extrahieren. Es handelt sich vorwiegend um Androgene, welche aus der breiten Innenzone stammen; in der schmalen Außenzone werden nur geringe Mengen Glukokortikosteroide gebildet. Die Bedeutung dieser Hormone für die fetale Entwicklung ist nicht bekannt. Eine ACTH-Produktion besteht während der Fetalzeit nicht; seine Bildung wird wahrscheinlich durch mütterliche und plazentare Steroide gebremst. Die Versorgung des Feten mit Kortikosteroiden erfolgt durch die Mutter und sie befindet sich damit auch unter dem homöostatischen Kontrollmechanismus der Mutter.

Nebenniere beim Neugeborenen und Kind

Am Ende der Schwangerschaft ist die Nebenniere ein mächtiges Organ. Nach der Geburt geht das Gewicht erheblich zurück, weil die fetale Innenzone der Involution anheimfällt. Obgleich die Außenzone ständig wächst, verlieren die NN im Laufe der ersten 3 Monate etwa 50 % ihres Gewichts. Erst mit dem Untergang der fetalen Innenzone entwickelt sich das Markgewebe; eine scharfe Grenze zwischen Mark und Rinde sieht man erst am Ende des 1. Lebensjahres. Um diese Zeit beginnt auch die Entwicklung der Zona glomerulosa.

Entsprechend dieser geweblichen Entwicklung vollzieht sich die Funktion der Nebenniere. Die 17-Ketosteroide sind in Blut und Urin des Neugeborenen hoch, fallen aber schon in den ersten Lebenstagen ab. Die Glukokortikosteroide steigen an und erreichen in der 2. Lebenswoche die Werte, welche während des ganzen Lebens bestehen. Die Produktion an Kortikoiden entspricht in Relation zur Körperoberfläche der des Erwachsenen, so daß kein „physiologischer Neugeborenen-Addison" besteht. Der Stoffwechsel der Kortikoide ist allerdings beim Neugeborenen anders als im späteren Leben. Das Neugeborene bildet auch schon Aldosteron.

Der nächste entscheidende Wandel geschieht erst in der Pubertät. Mit der Entwicklung der Zona reticularis produziert die NN wieder – wie in der Fetalzeit – Androgene.

Literatur

Dhom, G.: Die Nebennierenrinde im Kindesalter. Springer, Berlin 1965 (dort auch ausführliche Literaturhinweise).
Gemzell, C. A., R. Klein, C. J. Migeon: In Endocrine and Genetic Diseases of Childhood, hrsg. von L. J. Gardner: Saunders, London 1969.
Haggenmüller, F.: Med. Welt 21 (1970), 1825.

NNR-Hormonproduktion im Alter

Aus der Tatsache, daß die Ausscheidung der 17-Ketosteroide vom 40. Lebensjahr an bei beiden Geschlechtern kontinuierlich zurückgeht, hat man früher geschlossen, daß die Nebennierenfunktion mit zunehmendem Alter „erlösche". LEHOTZKY (1941) glaubte, daß darauf sogar die Ursache des Alterns und schließlich des Todes beruhe.

Da die 17-Ketosteroide in erster Linie die Ausscheidungsprodukte der Androgene darstellen, gibt ihre Ausscheidung lediglich Auskunft über den Hoden und die Zona reticularis der NNR. Es ist heute erwiesen, daß die Zona fasciculata im Laufe des Lebens keine Veränderungen durchmacht und daß die Produktion der Glukokortikosteroide von den ersten Lebenstagen an bis ins hohe Alter gewährleistet ist. Auch die ACTH-Bildung läßt nicht nach; ebensowenig die Ansprechbarkeit der NNR auf ACTH. Die Tagesrhythmik der ACTH- und Cortisolbildung ist erhalten, wenn auch vielleicht geschwächt. Möglicherweise ist aber die Gewebsutilisation der Hormone vermindert, wie das auch von den Schilddrüsenhormonen bekannt ist. Der Abbau in der Leber und die Ausscheidung durch die Nieren kann im Alter vermindert sein. Daraus könnte sich ein erhöhter Blutspiegel ergeben, welcher seinerseits die ACTH-Produktion bremst, so daß im Falle eines Streß eine verminderte Antwort resultieren kann.

Literatur

Blichert-Toft, B., M. Blichert-Toft: Acta Endocr. 64 (1970), 410.

Geyer, G.: In: Scriptum Geriatricum 1967; Verlag: Öster. Ges. f. Geriatrie, Wien 1967.

Green, M. F., M. Friedmann: Geront. clin. (Basel) 10 (1968), 334.

Jensen, H. K., M. Blichert-Toft: Acta Endocr. 64 (1970), 431; 66 (1971) 25.

Kaiser, H.: »Scriptum Geriatricum 1967«, 249 Verlag Österr. Ges. Geriatrie, Wien 1967.

Kaiser, H.: Act. geront. 1 (1971), 197.

Karl, H. J.: Internist 8 (1967), 102.

Querido, A., A. P. van Seters: The function of the adrenal cortex in old age. In: The Human Adrenal Cortex, hrsg. von G. E. W. Wolstenholme, R. Porter. Little Brown, Boston 1967.

Wenz, Th., H. Loewit: »Die Nebennierenrinde«. In: Handbuch der praktischen Geriatrie Bd. II, hrsg. von Doberauer. Enke, Stuttgart 1967.

Synthetische Cortisonderivate

Die bereits erwähnte Tatsache, daß die Glukokortikosteroide auch den Mineralhaushalt beeinflussen, hat sich für die Therapie häufig sehr nachteilig ausgewirkt. Da jeder Natriumretention eine Wasserretention folgt, traten bei Patienten, die mit diesen Hormonen behandelt wurden, nicht selten Ödeme auf; sogar lebensbedrohliche Lungenödeme wurden beobachtet. Außerdem konnte man natürlich Heilmittel, welche u. U. zu Ödembildung führen, bei vielen Krankheiten von vornherein nicht verwenden. Daneben war oftmals auch der Kaliumverlust eine peinliche Komplikation. Selbst eine streng natriumarme und kaliumreiche Ernährung – soweit überhaupt durchführbar – bot keinen ausreichenden Schutz.

Aus diesem Grunde wurde schon seit vielen Jahren versucht, das Cortisonmolekül so abzuwandeln, daß die therapeutisch wichtigen Wirkungen erhalten bleiben, die Mineralwirkungen aber wegfallen. Sehr viele Verbindungen wurden geschaffen und erprobt. 1955 gelang es einer amerikanischen Forschergruppe, das Cortison durch Einwirkung von Mikroorganismen zu dehydrieren. Es entstand ein Präparat, das in therapeutischen Dosen den Mineral- und Wasserhaushalt kaum beeinflußt und das außerdem 4- bis 5mal stärker wirksam ist als Cortison. Dieses Dehydrocortison wurde Prednison genannt. Dieselbe Dehydrierung am Hydrocortison vorgenommen, führte zu Dehydro-hydrocortison, welches die Bezeichnung Prednisolon erhielt. Diese beiden Derivate haben sich im Laufe der Jahre in aller Welt hervorragend bewährt und können auch heute noch als die Standardpräparate für die Steroidtherapie angesehen werden.

In dem Bemühen, die entzündungshemmenden Eigenschaften weiter zu verstärken bzw. die Präparate noch „ungefährlicher" zu machen, wurden immer weitere Veränderungen am Molekül vorgenommen. Die Wirkungsverstärkung ist als solche freilich noch kein Vorteil, weil es letztlich gleichgültig ist, ob in einer Tablette 5 mg oder 0,5 mg eines bestimmten Wirkungsstoffs enthalten sind. Im übrigen sind die stärkeren Derivate deshalb keineswegs ungefährlicher; es hat sich im Gegenteil ergeben, daß die fluorierten Präparate die größte Zahl von Nebenwirkungen hervorrufen. Sie sind daher zumindest für eine längerdauernde Behandlung weniger geeignet.

So entstanden inzwischen folgende handelsüblichen Präparate für die Allgemeinbehandlung (die ausschließlich für die lokale Therapie entwickelten Derivate bleiben hier unberücksichtigt):

6α-Methyl-prednisolon	
9α-Fluor-16α-hydroxy-prednisolon	= Triamcinolon
9α-Fluor-16α-methyl-prednisolon	= Dexamethason
9α-Fluor-16β-methyl-prednisolon	= Betamethason
6α-Fluor-16α-methyl-prednisolon	= Paramethason
16-Methylen-prednisolon	= Prednyliden
6α-Fluor-16α-methyl-1-dehydro-corticosteron	= Fluocortolon

PS: Fluocortolon ist ein Abkömmling des an sich nicht entzündungshemmenden NNR-Hormons Corticosteron; es entspricht aber in der Therapie etwa dem Prednison.

Eine Darstellung der besonderen Eigenschaften und speziellen Indikationen der einzelnen Derivate findet sich auf S. 61 ff.

Kortikoide oder ACTH?

Während zur Substitutionsbehandlung bei primärer NNR-Insuffizienz ACTH überhaupt nicht in Frage kommt, könnte man bei pharmakodynamischen Indikationen eine indirekte Cortisoltherapie mittels ACTH in Betracht ziehen.

Der Vorteil wäre, daß sich keine sekundäre NNR-Insuffizienz mit allen ihren möglichen Komplikationen, insbesondere dem Rezidiv beim Absetzen, einstellen kann. Außerdem löst die ACTH-Therapie weniger Störungen von seiten des Magen-Darm-Kanals aus. Auch scheint die Häufigkeit von Nebenerscheinungen insgesamt geringer. Bei Kindern spielt eine große Rolle, daß das Wachstum nicht oder zumindest nur weniger gehemmt wird. Die gleichzeitige Anregung der Androkortikosteroidbildung hätte den weiteren Vorteil einer gleichzeitigen anabolen Therapie.

Diesen Vorteilen steht eine Reihe von Nachteilen gegenüber. Die ACTH-Therapie ist an eine intramuskuläre Injektion gebunden. Bei längerdauernder Behandlung können sich Antikörper bilden, so daß die Wirkung paralysiert wird (Glass u. Mitarb. 1971). Ob durch exogene ACTH-Zufuhr die endogene Hormonbildung gehemmt wird, ist noch nicht entschieden (Reisert u. Mitarb. 1970, Walser u. Mitarb. 1968). Sicher ist aber, daß unter dem Einfluß von Corticotropin in der NNR auch vermehrt Corticosteron gebildet wird, welches stark mineralaktiv ist und zur Ödembildung führt. Schließlich ist der erheblich höhere Preis einer ACTH-Behandlung gegenüber einer Therapie mit Kortikoiden zu berücksichtigen.

Dagegen ist eine früher häufige und oftmals gefährliche Komplikation der Corticotropin-Behandlung, das Auftreten allergischer Reaktionen auf das tierische Produkt, seit das synthetische ACTH (Synacthen, Cortrophine-Z) Eingang in die Therapie gefunden hat, wenn nicht völlig verschwunden, so doch ganz erheblich seltener geworden. Dieses nur aus den ersten 24 der physiologischerweise 39 Aminosäuren zusammengesetzte Präparat hat sich im übrigen zur i. v. Injektion oder als i. m. Depotpräparat hervorragend bewährt.

ACTH wird nach wie vor von einzelnen Autoren bei der Behandlung neuromuskulärer Erkrankungen bevorzugt (z. B. Kaeser 1964, Thorn 1966). Bei der chronischen Polyarthritis und beim Asthma bronchiale bietet es Vorteile, wenn bei einem Patienten gleichzeitig ein Ulkus bestand oder besteht. Auch bei Patienten, welche wegen eines Cortisonschadens plötzlich von dieser Therapie abgesetzt worden waren und dann ein schweres Rezidiv z. B. der chronischen Polyarthritis erlebten, verwenden wir bevorzugt Corticotropin.

In der Dauertherapie ist es fast immer möglich, von anfänglich täglicher Anwendung auf eine intermittierende Behandlung überzugehen. Es empfiehlt sich, die Intervalle langsam zu vergrößern, d. h. einige Male jeden 2., dann jeden 3., schließlich jeden 4., 5. oder 6. Tag zu spritzen.

Wir haben eine Reihe von chronischen Polyarthritikern unter einer Dauerbehandlung mit 1 mal/Woche einer Injektion von Synacthen-Depot. Dabei ist interessant, daß die physiologische Wirkung auf die Cortisolproduktion nur maximal 2 Tage anhält, die Patienten aber oft erst vom 4. Tag ab verstärkt Beschwerden bekommen. In den letzten Tagen vor der erneuten Injektion läßt sich eine vermehrte Einnahme von sog. Antirheumatika nicht vermeiden. Sicher ist jedenfalls, daß eine derartige Therapie nur ein Minimum an Risiko für den Patienten mit sich bringt. Da der Preis dieser Therapieform immer noch etwa das Doppelte einer Kortikoidbehandlung ausmacht, wird diese Anwendung auf besondere Fälle beschränkt bleiben müssen.

Literatur

Arzneimittelbrief V (1971), 1, 4.

Bacon, P. A., J. R. Daly, A. B. Myles, O. Savage: Ann. rheum. Dis. 27 (1968), 7.

Daly, J. R., D. Glass: Lancet 1971/I, 7697; 476.

El-Shaboury, A. H.: Brit. med. J. 1968/III, 653.

Geyer, G.: Landarzt 45 (1969), 1714.

Geyer, G., E. E. Reimer: Wien. klin. Wschr. 82 (1970), 324.

Glass, D., J. R. Daly, G. Nuki: Ann. rheum. Dis. 30 (1971), 589.

Goverde, B. C.: Organorama. Das Hormon 3 (1967), 4.

Kaeser, H. E.: De medicina tuenda 1 (1964), 22.
Kaiser, H.: Dtsch. med. Wschr. 94 (1969), 1771.
Lauritzen, Chr.: Hypophyse. In: Klinische Pharmakologie und Pharmakotherapie, hrsg. von H. P. Kuemmerle, E. R. Garrett, K. H. Spitzy: Urban & Schwarzenberg, München 1971.
Mackay, J. S., B. Sheridan, J. A. Weaver: Practitioner 205 (1970), 646.
Malone, D. N. S., J. A. Strong: Practitioner 208 (1972), 329.
Miller, J. H. D., R. Rahman, C. J. Vas, M. J. Noronha, L. A. Liversedge, W. R. Swinburn: Lancet 1970/IV, 700.
Nelson, J. K. u. Mitarb.: Lancet 1966, 78.
Reisert, P.-M., H. Schipper, E. Volles, H. Bauer: Klin. Wschr. 48 (1970), 351.
Stark, E., B. Varga: Zs. Acs.: J. Endocrin. 37 (1967), 245.
Thorn, G. W.: New Engl. J. Med. 274 (1966), 775.
Walser, A., P. Barthe, J. Schär: Schweiz. med. Wschr. 98 (1968), 1892.
Weissbecker, L. u. Mitarb.: Ärztl. Forsch. 21 (1967), 385.
Wolfromm, R., D. Herman: Semaine Hôp. Paris 43 (1967), 1252.

Allgemeine Indikationen für die Therapie mit NNR-Hormonen

Substitutionstherapie

Hormonal wirksame Substanzen werden in erster Linie dann eingesetzt, wenn der Organismus aus irgendwelchen Gründen nicht in der Lage ist, die notwendige Hormonmenge selbst zu produzieren – also wenn eine Unterfunktion der entsprechenden Drüse besteht. Das betrifft in diesem Zusammenhang alle Formen der Nebennierenrindeninsuffizienz. Die Anwendung von Cortisonpräparaten stellt in solchen Fällen eine *Substitutionstherapie* dar, deren Ziel die Deckung des aktuellen Defizits ist. Liegt eine organische Schädigung der Nebennierenrinde oder des Hypophysenvorderlappens vor, so ist eine Dauersubstitution erforderlich – vergleichbar der Insulinbehandlung des Diabetikers. Bei funktionellen Versagenszuständen dagegen ist nur eine vorübergehende Anwendung dieser Hormone erforderlich.

Pharmakodynamische Therapie

Wenn Cortisonderivate heute in großem Umfang bei den verschiedensten Krankheiten und innerhalb aller Fachgebiete der Medizin angewandt werden, so handelt es sich nicht darum, eine Unterfunktion der Nebennierenrinde auszugleichen. Man gibt vielmehr Dosen, welche weit über dem physiologischen Hormonbedarf liegen. Auf diese Weise ist es möglich, alle mesenchymalen Reaktionen zu bremsen, d. h. in erster Linie Entzündung, Exsudation und Proliferation zu unterdrücken sowie das Gewebe vor toxischen Auswirkungen zu schützen. Diese *pharmakodynamische Therapie* entfaltet also völlig unspezifische Wirkungen.

Hemmtherapie

Schließlich kann die Tatsache, daß die exogene Hormonzufuhr zu einer Hemmung der körpereigenen Produktion führt (ausführliche Darstellung der Zusammenhänge auf Seite 28 ff.), therapeutisch ausgenützt werden. Die Hemmtherapie kommt besonders bei gewissen Überfunktionszuständen der Nebennierenrinde (S. 22 ff) in Frage.

Terminologie*

Unter Kortikosteroiden versteht man alle physiologischen Hormone der Nebennierenrinde mit ihren Untergruppen: Gluko-, Mineralo- und Androkortikosteroide.

Es wurde empfohlen, statt Glukokortikosteroide Glukokortine und statt Mineralokortikosteroide Halokortine zu sagen. Diese Bezeichnungen haben sich jedoch nicht durchgesetzt.

Während der Ausdruck Kortikosteroide den physiologischen Hormonen vorbehalten ist, bezeichnet man als Kortikoide die synthetischen Derivate. In der biochemischen Literatur wird der Terminus Kortikoide allerdings auch für die unwirksamen Metaboliten der physiologischen Hormone verwendet.

Unter Cortisonderivaten versteht man alle Abwandlungen der Glukokortikosteroide. Hierfür hat sich auch die Bezeichnung Cortisone (Plural) bzw. Cortisole (als den Abwandlungen des Cortisol) sowie – sprachlich am korrektesten – Cortisonoide eingeführt.

Für die Behandlung mit Cortisonderivaten werden auch folgende, zum Teil allerdings unexakte Termini gebraucht:

Cortisontherapie
Cortisonoidtherapie
Kortikosteroidtherapie
Kortikoidtherapie
Glukokortikoidtherapie
Steroidtherapie
Rindensteroidtherapie
Steroidhormontherapie
Nebennierenrindenhormontherapie.

Substitutionstherapie

Zu einem Ausfall der Nebennierenrindentätigkeit kann es grundsätzlich aus zwei verschiedenen Ursachen kommen. Entweder ist die Nebennierenrinde selbst erkrankt (primäre Nebennierenrindeninsuffizienz) oder sie arbeitet nicht, weil ihr infolge Funktionsausfalls der Hypophyse oder der übergeordneten Areale keine Produktionsimpulse zugehen (sekundäre Nebennierenrindeninsuffizienz). Beide Formen können absolut oder relativ auftreten, je nachdem, ob sich Insuffizienzerscheinungen schon unter normalen Lebensbedingungen oder erst bei erhöhter Beanspruchung einstellen.

* Die Schreibweise wird so gehandhabt, daß alle Eigennamen unverändert bleiben (z. B. Cortison), alle eingedeutschten Ausdrücke aber phonetisch geschrieben werden (z. B. Kortikoide).

Morbus Addison und Addison-Krise

Ursachen

Die primäre absolute Insuffizienz der Nebennierenrinde entspricht dem *Morbus Addison.* Ursache ist in 40–60 % – offenbar in Amerika häufiger als in Europa – der Fälle eine sog. primäre, zytotoxische oder idiopathische Nebennierenatrophie auf dem Boden der Bildung von organspezifischen Antikörpern (daher auch die Bezeichnung: Autoimmunadrenalitis); seltener geworden ist die in früheren Jahren überwiegende tuberkulöse Ätiologie; in 10 % der Fälle beruht die Erkrankung auf Karzinommetastasen, Blutungen (z. B. unter Antikoagulantien [Hazard u. Mitarb. 1971]) oder Mykosen (Hill u. Wheeler 1965) und ausnahmsweise auf Enterokokkenbefall (Sulser 1965). In jedem Falle tritt das klinische Bild erst auf, wenn 9/10 der Nebennierenrinde zerstört sind.

Klin. Bild

Die Erkrankung entwickelt sich meist chronisch, mit zunehmender Erschöpfung und Schwäche (Adynamie), Gewichtsabnahme, Appetitlosigkeit und Magen-Darm-Störungen. Objektiv findet man die charakteristischen und diagnostisch so wichtigen Pigmentierungen, eine Hypotonie, Hypoglykämie und Störungen im Mineralhaushalt (Erniedrigung des Blutnatrium- und Blutchlorspiegels sowie Erhöhung des Blutkalium- und oft auch des Blutkalziumspiegels).

Eine *Diagnosenstellung* ex juvantibus darf mit derartig differenten Hormonpräparaten nicht betrieben werden, weshalb in jedem Verdachtsfalle weitere und eingehende Untersuchungen zu fordern sind.

Klinische Diagnostik

Die *Hypoglykämieneigung* des Patienten mit Nebennierenrindeninsuffizienz kann durch ein Blutzuckertagesprofil nachgewiesen werden; nötigenfalls kann sie entweder durch einen Fastenversuch oder durch den Insulin- bzw. Rastiontest provoziert werden. Die beiden letzteren Versuche sind jedoch nicht ungefährlich und müssen daher der Klinik vorbehalten bleiben.

Besser geeignet sind die Wasserversuche, welche bei Addison-Kranken eine Neigung zur Wasserretention erkennen lassen. Besonders bewährt hat sich der Robinson-Keppler-Power-Test: Der Patient nimmt ab 18 Uhr keine Flüssigkeit mehr zu sich; die Urinmenge von 22–7 Uhr wird gesammelt und gemessen. Am Morgen erhält der Kranke einen Wasserstoß (20 ml pro kg Körpergewicht) und sammelt den Urin in stündlichen Portionen. Bei Addison-Kranken übersteigt keine der 1-Stunden-Portionen die Nachtmenge; beim Gesunden ist mindestens eine der 1-Stunden-Portionen größer als die Nachtmenge.

Hormonanalysen im Harn

Während diese indirekten Teste unspezifisch und daher mit vielen Unsicherheitsfaktoren belastet sind, kommt der *Bestimmung der Kortikosteroidausscheidung* im Urin eine größere Beweiskraft zu. Der Bestimmung der 17-Ketosteroidausscheidung im Harn, welche früher eine große Rolle spielte, kommt keine entscheidende Bedeutung zu, da nur ein Teil der 17-Ketosteroide aus dem Abbau von Glukokortikosteroiden, die Mehrzahl aber von Androgenen stammt. Die Methode hat noch Bedeutung für die Diagnose und Therapiekontrolle des adrenogenitalen Syndroms.

Die größte Aussagekraft hat die Bestimmung der 17-Hydroxykortikosteroide (Porter-Silber-Chromogene) im Urin, da damit nur Cortison und Cortisol und einige ihrer direkten Abbaustufen erfaßt werden: Normalwerte sind 3–13 mg/24 Std. Typisch für Unterfunktion sind Werte unter 0,2/24 Std. freie Hydroxykortikosteroide bzw. unter 3 mg/24 Std. konjugierte Hydroxykortikosteroide. Beweisend ist die Ausscheidung von 0 bis 30 µg/24 Std. Cortisol (normale Ausscheidung 700–100 µg/24 Std.). Für die Durchführung gibt es allerdings verschiedene Modifikationen, so daß man sich in der Bewertung immer an die Normwerte des jeweiligen Laboratoriums halten muß.

Die Steroidausscheidung im Harn unter Ruhebedingungen ist aber bei über der Hälfte der Addison-Fälle normal (Pfeiffer 1971). Zuverlässiger ist deshalb die Bestimmung der Funktionskapazität der Nebennierenrinde durch einen ACTH-Test. Dabei werden heute die über 4–8 Stunden laufenden ACTH-Dauerinfusionen nicht mehr verwendet, da sich herausgestellt hat, daß die Kurzteste eine gleich gute Aussagekraft haben. Man untersucht zunächst die 24-Stunden-Steroidausscheidung unter Ruhebedingungen und vergleicht sie mit der Ausscheidung nach ACTH-Gabe (0,25 mg Synacthen i. v. oder 1 mg Depot-Synacthen i. m. führen zur maximalen Stimulation der NNR). Bei Gesunden steigt die Hormonausscheidung mindestens auf das Doppelte, oft auf das 3- bis 4fache an.

Hormonanalysen im Blut

Die Analyse der Plasmakortikosteroide ist seit Einführung der fluorometrischen Untersuchungsmethode (Sweat 1952, Silber 1958, De Moor 1960, Mattingly 1962) wesentlich vereinfacht worden. Bestimmt werden die 11-Hydroxykortikosteroide. Die Methode erfaßt das unkonjugierte (also biologisch aktive) Cortisol und Corticosteron. Zeitaufwand und Kosten sind gering, so daß sich dieses Verfahren auch für ambulante Untersuchungen sowie zur Schnelldiagnose, z. B. während einer Operation (s. S. 191 f.), eignet.

Zu untersuchen sind der Morgenwert und das Verhalten des Tagesrhythmus durch mehrfache Bestimmungen (wobei sich für die klinische Routine die Bestimmung des 8- und 18-Uhr-Wertes als meist ausreichend herausgestellt hat).

Die Sicherung der Diagnose einer Unterfunktion ist aber auch bei Plasmaspiegeluntersuchungen nur durch Prüfung der Funktionsreserve mittels ACTH-Test möglich. Die einfachste und genügend zuverlässige Methode ist die morgendliche Blutabnahme am nüchternen Patienten zur 11-Hydroxykortikosteroid-Bestimmung; sofort anschließend werden 0,25 mg Synacthen i. v. injiziert; Kontrolle des Plasmaspiegels nach 30 Minuten. Während bei Gesunden der Wert auf das Doppelte ansteigt, zeigen Patienten mit Nebennierenrindeninsuffizienz keinen oder nur einen ganz geringen Anstieg.

Ein ganz spezifischer Nachweis von Kortikosteroiden im Blut gelingt nur mit Hilfe der aufwendigen chromatographischen Verfahren, Papierchromatographie nach Gödicke (1966) und Gericke (1966), Gaschromatographie nach Patti u. Mitarb. (1966), Dünnschichtchromatographie nach Günther u. Mitarb. (1967). Auch die Bestimmung der Steroidsekretionsraten mit Hilfe des Isotopenverdünnungsprinzips ist für den klinischen Bedarf zu anspruchsvoll (Bethge 1970).

Andere Funktionsteste

Um bei intakter NNR-Funktion die ACTH-Reserve der Hypophyse zu testen, kann der *Metopirontest* herangezogen werden. Dafür ist als Voraussetzung eine mehr oder weniger normale Ausscheidung von 17-Hydroxykortikosteroiden im Urin und ein normaler ACTH-Test. Die Hemmung der Cortisolsynthese durch 2tägige Verabreichung von jeweils 4stündlich 750 mg Metopiron führt bei intakter Hypophysenvorderlappenfunktion zu vermehrter ACTH-Bildung und damit zur Produktion von Cortisolvorstufen, die mit der 17-OH-Kortikoidbestimmung erfaßt werden können (Anstieg der Ausscheidung auf das Doppelte). Fehlt dieser Anstieg der Kortikoide nach Metopiron, so kann auf eine mangelnde HVL-Funktion geschlossen werden.

Metopirontest

Vasopressintest

Besteht bei normalem ACTH-Test der Verdacht auf eine HVL-Insuffizienz, so kommt auch der Vasopressin-Test in Frage. Vasopressin stimuliert entweder direkt den HVL oder die Bildung von CRF. Nach Bestimmung der Plasmakortikosteroide erhält der Proband eine zweistündige Infusion von 6 bis 10 E Octapressin (je nach Körpergewicht) in physiologischer Kochsalzlösung. Nach Beendigung der Infusion wird die 2. Blutentnahme vorgenommen. Bei intaktem HVL steigt die Steroidproduktion auf das Doppelte an (Müller 1967, Landon u. Mitarb. 1965).

Von großer praktischer Bedeutung sind Testverfahren, welche die Frage klären, ob ein Patient streßfähig ist, d. h. ob er auf einen Streß (z. B. eine geplante Operation) mit einer entsprechenden Steroidhormonbildung reagieren kann. Diese Teste prüfen also nicht nur die NNR-Funktion, sondern das Funktionieren des gesamten Systems HT-HVL-NNR.

Insulintest

Am meisten verwendet wird der Insulintest. Injiziert man einem Patienten 0,1 – 0,15 E/kg Altinsulin i. v., so reagiert er mit einer Hypoglykämie. Diese wirkt als Streß und führt 30 – 90 Minuten nach der Injektion zu einem signifikanten Anstieg der Plasmacortisolwerte.

Pyrogentest

Eine ähnliche Wirkung übt auch die i. v. Injektion eines Pyrogens aus. 3 Stunden nach der Injektion von 0,2 mg Pyrexal wird bei intaktem System eine erhebliche Steigerung der Plasmakortikosteroide gefunden.

ACTH-Bestimmung

Die ACTH-Bestimmung im Blut ist bisher nur biologisch oder radio-immunologisch möglich. Die Verfahren sind kompliziert und eignen sich daher heute noch nicht für die klinische Routinediagnostik.

Therapie des Morbus Addison

Das fortschreitende Krankheitsbild des Morbus Addison war früher absolut infaust. Durch richtige *Hormonsubstitution* können die Patienten heute nicht nur am Leben erhalten, sondern auch wieder voll leistungsfähig werden. Da die Ursache in einer Zerstörung der Nebennierenrinde liegt, bedürfen diese Kranken einer Dauersubstitution. Die Ersteinstellung sollte am besten in einer Klinik durchgeführt werden.

Für die Substitutionstherapie eignen sich die physiologischen Hormone Cortison und Cortisol am besten. Alle synthetischen Derivate kommen wegen ihrer veränderten Stoffwechselwirkungen nicht in Frage. Ob man nur mit Glukokortikosteroiden oder gleichzeitig mit Mineralhormon substituiert, hängt davon ab, in welchem Ausmaß eine Störung des Mineralhaushaltes besteht. Die alleinige Verabreichung von Cortisol ist oftmals ausreichend, die ausschließliche Gabe von Aldosteron bzw. DOCA jedoch nicht, da sie nie zu einem genügenden Substitutionseffekt führt. Man kann zwar mit dem Mineralhormon einen Kranken am Leben erhalten, die volle Leistungsfähigkeit jedoch gewährleistet erst die Substitution mit Glukokortikosteroiden.

Da die Nebennierenrinde unter normalen Bedingungen pro Tag etwa 110 µg Aldosteron und 20 mg Cortisol produziert, ergeben sich als Richtlinien für die Dauertherapie:

20–30 mg Hydrocortison täglich und 0,05–0,2 mg 9α-Fluorcortisol (Astonin-H) als mineralwirksame Substanz, da Aldosteron für die orale Behandlung nicht in Frage kommt.

Die Glukokortikosteroiddosis soll – ihren Wirkungsbedingungen entsprechend – über den Tag verteilt werden, wobei es sich empfiehlt, den physiologischen Rhythmus zu berücksichtigen, d. h. die größte Dosis morgens zu geben. Man gibt daher z. B. nach SCHWARZ u. Mitarb. (1967):

morgens 15 mg Cortisol,
mittags 5 mg Cortisol,
abends 10 mg Cortisol.

Die Mineralhormondosierung muß besonders vorsichtig gewählt werden, da Überdosierung schnell zu Ödembildung, Hochdruck, Muskelschwäche, Hypokaliämie und Herzinsuffizienz sowie schließlich zu vorzeitiger Arteriosklerose führen kann (QUINODOZ u. Mitarb. 1964).

Dosierung bei zusätzlichen Belastungen

Da die gesunde Nebennierenrinde bei allen stärkeren Belastungen *(Streß-Situationen)* vermehrt Hormon ausschüttet, muß man sich auch mit der Dauertherapie solchen Bedarfsänderungen anpassen. Bei körperlichen Anstrengungen, großer Hitze, fieberhaften Erkrankungen, Operationen und ähnlichen Belastungen muß der Mehrbedarf durch entsprechende Erhöhung der Dosierung gedeckt werden. Die Patienten müssen darüber aufgeklärt werden, um selbst zu lernen, wie sie ihren Hormonbedarf anzupassen haben. Dosisüberschreitungen bis zu 100–150 mg muß der Patient selbst durchführen können. Selbstverständlich erfordert jede ernsthafte Erkrankung eines Addison-Kranken die sofortige Aufnahme in ein Krankenhaus.

Verhalten bei Operationen

Operationen bieten für den Addison-Patienten kein erhöhtes Risiko, wenn richtig vorgegangen wird (LABHART 1971):

a) *kleiner Eingriff* (z. B. Zahnextraktionen):

   1 Stunde vorher 75–100 mg Hydrocortison per os;

b) *großer operativer Eingriff* unter Narkose:

Operationstag: von Narkosebeginn an über 8 Stunden 100 mg Cortisolhemisukzinat in 1000 ml Infusion (750 ml 5% Glucose, 250 ml 0,9% NaCl). Dieselbe Infusion in den folgenden 16 Stunden. Bei Kreislaufkomplikationen Noradrenalin bzw. Angiotensin zusetzen.

1. postoperativer Tag: Dauerinfusion mit 100 mg Cortisol,

2. postoperativer Tag: gleiche Infusion oder wenn möglich 4 × 25 mg Cortisol oral,

3. postoperativer Tag: 3 × 25 mg Cortisol oral, dann Abbau auf die frühere Erhaltungsdosis.

Morbus Addison und Gravidität

Die *Schwangerschaft* stellt ein gewisses Risiko für addisonkranke Frauen dar. Während der Gravidität ist deshalb auf besonders exakte Einstellung der Therapie zu achten. Auch wenn sich die Situation unter dem Einfluß von Steroidhormonen aus der Plazenta bessert, soll die Substitutionsdosis beibehalten werden (de Gennes u. Leprat 1967). Bei Auftreten einer Hyperemesis ist auf ausreichende Salzzufuhr und Erhöhung der Hormondosen zu achten.

Die Geburt soll auf normalem Wege erfolgen. Bei Geburtsbeginn wird die Cortisondosis auf das 3–5fache erhöht und u. U. intravenös verabreicht. Erst 3–4 Tage post partum geht man stufenweise wieder auf die vorherige Substitutionsdosis zurück. Das Neugeborene einer substituierten Addisonpatientin bedarf im Gegensatz zu einer mit pharmakodynamischen Dosen behandelten Mutter (s. S. 44) keiner Cortisontherapie (Osler 1962).

Risiken der Addison-Therapie

Verschiedentlich wurden Bedenken geäußert, ob nicht durch Verabreichung eines Cortisonpräparates eine dem Morbus Addison gelegentlich zugrunde liegende *Tuberkulose* aktiviert werden könne. Diese Bedenken sind im allgemeinen unberechtigt. Bei M. Addison wird ja nur substituiert, d. h. der krankhaft gesenkte Blutspiegel normalisiert. Ein normaler Blutspiegel ist aber erst die optimale Voraussetzung zur Heilung, auch der Tuberkulose. Natürlich ist nach einer Tuberkulose und deren eventueller Aktivität zu forschen und gegebenenfalls eine tuberkulostatische Therapie einzuleiten. Auch kann sich bei aktiver oder unter Cortisolbehandlung fortschreitender Tuberkulose die Notwendigkeit ergeben, die Patienten nur mit Mineralokortikoiden zu substituieren.

Addison-Krise

Wird bei plötzlich auftretendem Mehrbedarf an Hormonen die Dosierung nicht angepaßt, so kann eine *Addison-Krise,* der akute Nebennierenzusammenbruch, die Folge sein. Die Krise kann aber auch spontan auftreten, d. h. einen Morbus Addison einleiten. Dieser Zustand, der mit akutem Kreislaufverfall und Bewußtseinsstörungen einhergeht, ist unmittelbar bedrohlich.

Therapie: Die Behandlung muß bei Verdacht sofort, d. h. noch vor Krankenhauseinweisung, begonnen werden. Es empfiehlt sich jedoch, zuvor ein Röhrchen Blut abzunehmen und dies mit dem Patienten in die Klinik zu schicken, damit zu Vergleichszwecken die Ausgangswerte der Elektrolyte und evtl. der Plasmakortikoide bestimmt werden können.

Am Beginn der Therapie soll die intravenöse Zufuhr eines Cortisonpräparates (100 mg Hydrocortison bzw. wenn nicht verfügbar 50 mg Prednisolon) und eines Mineralhormons (0,5 mg Aldosteron) stehen. Gleichzeitig ist für reichliche Zufuhr von Flüssigkeit, Salz und Zucker zu sorgen. Dies geschieht in der Klinik in Form einer Dauerinfusion, zu Hause bzw. vor dem Kliniktransport evtl. in oraler Zufuhr. Die Flüssigkeitsmenge soll 2,5–3,5 l in den ersten 24 Stunden betragen. Man hüte sich aber vor Überwässerung, insbesondere vor Überladung des Organismus mit freiem Wasser (Glukose). Selbstverständlich dürfen keine K-haltigen Lösungen verabreicht werden. In manchen Fällen müssen zu Beginn der Behandlung zusätzlich Kreislaufmittel (Noradrenalin als Dauerinfusion) gegeben werden. Die Weiterführung der Behandlung hängt von den Ergebnissen der Kreislauf-, Zucker- und Elektrolytuntersuchungen sowie der Flüssigkeitsbilanz ab. Ziel muß es sein, die Erhaltungsdosis in etwa einer Woche zu erreichen.

Latenter Morbus Addison

Die primäre relative Nebenniereninsuffizienz, die auch als *latenter Morbus Addison* bezeichnet wird, manifestiert sich nur unter besonderen Belastungen, wie Überanstrengungen, Infekten, Traumen, Operationen u. ä. Substitution ist nur bei entsprechenden klinischen Befunden erforderlich.

Literatur

Alsfeldt, V. H.: Symposium: Clinical methods for evaluating the function of the adrenal cortex: ref. Scand. J. clin. Lab. Invest. 19 (1967), Suppl. 100, 130.

Beaulieu, E.-E. u. Mitarb.: Presse méd. 75 (1967), 809.

Bethge, H.: Klin. Wschr. 48 (1970), 317.

Bricaire, H. u. Mitarb.: Ann. Endocr. (Paris) 27 (1966), 173.

Dörner, G., F. Stahl: Dtsch. med. Wschr. 90 (1965), 1917.

Forster, R.: Praxis 55 (1966), 1446.

Genant, H. K. u. Mitarb.: Metabolism 16 (1967), 189.

De Gennes, L., J. Leprat: Méd. et Hyg. (Genève) 25 (1967), 24.

Geyer, .: Wien. klin. Wschr. 78 (1966), 454.

Gödicke, W., U. Gericke: Dtsch. Ges. Wesen 21 (1966), 1212.

Günther, O., M. Büchner, W. Hubl, H. Weiss: Z. ges. inn. Med. 22 (1967), 750.

Guisan, M., M. Ribas-Mundo, A. Labhart: Schweiz. med. Wschr. 99 (1969), 1341.

Hazard, J., G. Ricordeau, J.-L. Prudhommeaux: Presse méd. 79 (1971), 962.

Heni, F.: Dtsch. med. Wschr. 93 (1968), 180.

Hill, G. J., H. H. B. Wheeler: Cancer 18 (1965), 1467.

Irvine, W. J., A. G. Stewart, L. Scarth: Clin. exp. Immunol. 2 (1967) 31.

James, V. H. T., J. Landon: Triangel 7 (1966), 320.

Karl, H. J.: Mkurse ärztl. Fortbild. 20 (1970), 373.

Labhart, A.: Klinik der inneren Sekretion. Springer, Berlin 1971.

Landon, J., V. H. T. James, D. J. Stocker: Lancet 1965/II, 1156.

Luton, J.-P., H. Saltiel: Presse méd. 77 (1969), 1104.

Mattingly, D.: J. clin. Path. 15 (1962), 374.

Müller, J.: Schweiz. med. Wschr. 97 (1967), 1359.

Musa, B. U., J. T. Dowling: J. Amer. med. Ass. 201 (1967), 633.

Nielsen, E., V. H. Alsfeldt: Symposion clinical methods for evaluating the function of the adrenal cortex; ref.: Scand. J. clin. Lab. Invest. 19 (1967) Suppl. 100, 131.

Otto, H., C. Mineker, R. Späthe: Dtsch. med. Wschr. 91 (1966), 934.

Patti, A. A., T. F. Frawley, A. A. Stein: Amer. J. clin. Path. 45 (1966), 1942; ref. Kongr. Zbl. gesinn. Med. 286 (1966), 530.

Pfeiffer, E. F.: Dtsch. med. Wschr. 96 (1971), 791.

Quinodoz, J. M., M. Jenny, R. S. Mach: Schweiz. med. Wschr. 94 (1964), 1581.

Rüppell, V., H. Noltenius: Med. Welt (1969), 1397.

Ruf, K.: Schweiz. med. Wschr. 96 (1966), 684.

Silber, R. H.: Meth. biochem. Anal. 14 (1966), 63.

Sulser, H.: Schweiz. med. Wschr. 95 (1965), 1298.

Schwarz, K. u. M.: Med. Klin. 62 (1967), 551.

Tamm, J.: Dtsch med. Wschr. 91 (1966), 937.

Visser, H. K. A.: Triangel 7 (1966), 220.

Weissbecker, L.: Internist 6 (1965), 420.

Wood, I. B. u. Mitarb.: Lancet 1865/I, 243.

Hypophysenvorderlappeninsuffizienz

HVL-Insuffizienz

Die sekundäre absolute Insuffizienz der Nebennierenrinde ist Folge des Ausfalls von ACTH, also einer Insuffizienz des Hypophysenvorderlappens. Das Krankheitsbild hat nicht die gleichen Symptome wie der Morbus Addison; es fehlen die typische Pigmentierung und die Störungen des Elektrolythaushaltes mit ihren Auswirkungen auf den Blutdruck. Das liegt daran, daß das für die Pigmentierung verantwortliche Melanophorenhormon der Hypophyse mit dem ACTH korreliert ist und bei ACTH-Mangel ebenfalls fehlt, und daran, daß die Mineralhormone der NNR vom HVL unabhängig sind. Die Differentialdiagnose zwischen einer primären und einer sekundären NNR-Insuffizienz wird auch noch dadurch erleichtert, daß sich in der Mehrzahl der Fälle eine globale Hypophysenvorderlappeninsuffizienz findet, d. h. daß durch gleichzeitigen Ausfall der anderen glandotropen Hormone sich auch die Symptome einer Hypothyreose und einer Hypogonadie einstellen. Während gelegentlich Kombinationen von Ausfall des thyreotropen und adrenokortikotropen Hormons bzw. des gonadotropen und thyreotropen Hormons beobachtet worden sind – ursächlich wird eine hypothalamische Schädigung angenommen –, gehören ein isolierter Ausfall des ACTH und damit eine isolierte Nebennierenrindeninsuffizienz zu den Seltenheiten. Borer u. Mach (1963) weisen darauf hin, daß partielle hypophysäre Insuffizienz häufig nur das Vorstadium einer sich langsam entwickelnden totalen Insuffizienz ist.

In diesem Zusammenhang muß noch angemerkt werden, daß es auch eine Kombination von Schilddrüsen- und Nebennierenrindenunterfunktion ohne hypophysäre Störung gibt, das sog. *Schmidtsche Syndrom,* welches bereits 1926 beschrieben worden ist und wahrscheinlich auf einer Autoimmunerkrankung beruht (Guisan u. Mitarb. 1969).

Sheehan-Syndrom

Als typisch für die Hypophysenvorderlappeninsuffizienz gilt das von *Sheehan beschriebene Syndrom,* welches in der überwiegenden Mehrzahl der Fälle durch eine postpartal auftretende ischämische Nekrose des Vorderlappens bedingt ist. Charakteristisch ist, daß dabei – im Gegensatz zu der früheren Auffassung von der Simmondsschen Kachexie – keine Abmagerung auftritt, die Haut einen ausgesprochen alabasterfarbenen Ton annimmt, die Scham- und oftmals auch die übrigen Körperhaare ausfallen, die Schweiß- und Talgsekretion versiegt und sich die Symptome eines Myxödems (Kälteempfindlichkeit, Verlangsamung) sowie der Gonadenatrophie (Amenorrhöe, Libidoverlust) einstellen.

Eine HVL-Insuffizienz kann aber auch durch Thrombose der Sinus cavernosi, durch Meningitis basalis, durch Granulom (Lues, Tbc, Sarkoidose) oder einen Tumor bzw. nach operativer Entfernung oder Bestrahlung der Hypophyse auftreten. Die endokrine Symptomatik ist dabei die gleiche.

Magersucht

Ob es darüber hinaus auch noch Fälle mit *Magersucht* gibt, ist fraglich. Man nimmt heute allgemein an, daß diese zum Bilde der Anorexia nervosa gehören, also psychogener Natur sind. Die Differentialdiagnose ist dann schwierig, wenn sich im Gefolge einer Anorexie Sekundärstörungen der Genitalfunktion, eine Erniedrigung des Grundumsatzes und ein Absinken der NNR-

Aktivität einstellen – also Symptome, die den Verdacht auf eine primäre Hypophysenerkrankung lenken. Hier kann das Verhalten der Pubes-, Axillar- und Augenbrauenbehaarung entscheidend sein. Im übrigen kann die Differentialdiagnose durch entsprechende Hormonanalysen (Radiojodstoffwechselstadium, Cortisolspiegel mit ACTH-Test) meist ohne Schwierigkeiten gesichert werden.

Die Diagnose der Hypophysenvorderlappeninsuffizienz mit klassischer Symptomatik im Anschluß an eine schwere, mit starkem Blutverlust einhergehende Geburt ist nicht schwierig. Bei vollständiger oder teilweiser Latenz der beweisenden Symptome ist die systematische Anwendung aller Funktionsprüfungen des Hypophysenvorderlappens indiziert, was nur im Rahmen einer klinischen Untersuchung möglich ist.

Therapie der HVL-Insuffizienz

Die Therapie der *Hypophysenvorderlappeninsuffizienz* muß die fehlenden Hormone substituieren, in erster Linie das Nebennierenrindenhormon – hier aber nur das Glukokortikosteroid und nicht das Mineralhormon, weil ja dessen vom Hypophysenvorderlappen unabhängige Funktion nicht wesentlich gestört ist. Weiterhin muß auch das Schilddrüsenhormon und gelegentlich das Sexualhormon ergänzt werden. Da sich die Hypophysenfunktion beim Sheehan-Syndrom, sofern keine völlige Zerstörung vorliegt, gelegentlich wieder erholt, empfiehlt Weissbecker (1967), zunächst für einige Wochen bis Monate ACTH und evtl. auch TSH (thyreotropes Hormon) zu geben. Nur wenn die Hypophyse ihre Funktion nicht wieder aufnimmt bzw. wenn sie zerstört oder entfernt ist, solle man eine Dauersubstitution mit den entsprechenden peripheren Hormonen betreiben. Borer u. Mach (1963) betonen, daß eine Hypophysenhormontherapie praktisch undurchführbar sei, weil die peripheren Drüsen nicht ausreichend reagieren, diese Präparate nur parenteral appliziert werden können und sehr teuer sind sowie schließlich, weil sich meist schnell eine Inaktivierung durch Antihormone einstellt.

Zur Substitution empfehlen sich Dosen von 25 mg Cortisol anfangs und 12,5 mg später (oder 10 bzw. 5 mg Prednisolon). Die Schilddrüsenhormonsubstitution soll immer erst nach Beginn der NNR-Hormonsubstitution begonnen werden. Es soll – wie bei jeder Hypothyreose – besonders vorsichtig eingeschlichen werden. Man beginnt mit 0,05 mg L-Thyroxin oder $^1/_4$ Tablette eines Thyroxin-Trijodthyronin-Kombinationspräparates (Novothyral) und steigert im Laufe von Monaten bis zur individuell erforderlichen Dosis (0,1–0,3 mg L-Thyroxin bzw. $^1/_2$–$1^1/_2$ Tabletten Novothyral). Bei jüngeren Menschen werden auch die Sexualhormone substituiert; beim Mann am besten einmal monatlich 250 mg Testosteron-Depot und bei der Frau die kombinierte Östrogen-Gestagen-Anwendung in zyklusgerechter Weise.

Die Dosierung muß selbstverständlich individuell angepaßt werden. Sie muß auch an zusätzliche Belastungen adaptiert werden, allerdings nur mit der Kortikoiddosis (Vorgehen wie auf S. 16), nicht mit dem Schilddrüsenhormon. Weiter ist zu bedenken, daß beide Hormone katabol auf den Eiweißhaushalt einwirken, so daß – sofern nicht überhaupt eine Therapie mit Keimdrüsenhormonen indiziert ist – die Verabreichung eines Anabolikums empfehlenswert erscheint.

Hyperemesis gravidarum

Schon in früheren Jahren konnte nachgewiesen werden, daß die *Hyperemesis gravidarum* häufig mit einer Minderfunktion an NNR-Hormonen vergesellschaftet ist (ANSELMINO 1936, STAEMMLER 1956). An Empfehlungen zur Steroidtherapie hat es nicht gemangelt. Sie ist aber später aus Furcht vor teratogenen Schäden wieder verlassen worden.

Neuerdings haben KÜNTZEL und LAURITZEN (1969) nachgewiesen, daß bei der Hyperemesis gravidarum eine sekundäre Funktionsminderung der NNR besteht, d. h. daß das Organ funktionstüchtig ist, aber nicht genügend Produktionsimpulse bekommt. Ursache ist eine verminderte ACTH-Freisetzung durch das Hypophysen-Zwischenhirn-System. Diese Störung wird vom 4. Schwangerschaftsmonat an durch das Einsetzen der fetalen Nebennierenrindenfunktion ausgeglichen. Aus diesem Grunde ist nach LAURITZEN die ACTH-Anwendung die beste und zugleich eine nebenwirkungsfreie Therapie dieser Schwangerschaftserkrankung.

Relative NNR-Insuffizienz

Ob es eine relative NNR-Insuffizienz (sog. benigne Hypadrenie oder Addisonismus) gibt, ist sehr fraglich. Müdigkeit, Hypotonie und Neigung zu Hypoglykämie sind durchaus unspezifische Symptome, die allein die Annahme einer verminderten NNR-Funktion nicht erlauben. Selbst wenn die Basis-Cortisol-Sekretion solcher Patienten niedrig ist – wie z. B. auch bei Anorexia nervosa –, so zeigt sich auf ACTH-Stimulation ein völlig normales Verhalten. Bei solch einer Situation kann niemals ein bedrohlicher Zustand entstehen (LABHART 1971). Hormontherapie ist deshalb nicht nur nicht nötig, sondern sogar kontraindiziert.

Auch noch nicht über jeden Zweifel erhaben, aber doch wahrscheinlich ist, daß eine gesunde NNR durch dauernden oder übermäßigen Streß so »ausgepumpt« werden kann, daß sie nur noch eine verminderte Reaktionsfähigkeit aufweist. Solche Fälle sind bei chronischer Herzinsuffizienz, bei Unterernährung und konsumierenden Krankheiten sowie bei schweren Hyperthyreosen beobachtet worden. Trotzdem dürften solche Situationen zu den Seltenheiten gehören, weshalb auch mit der therapeutischen Anwendung von Kortikosteroiden Zurückhaltung geübt werden sollte (s. hierzu auch Kapitel Schock S. 156 ff.).

Literatur

Anselmino, K. J.: Arch. Gyn. 161 (1936), 273.
Ducommun, P.: Méd. et Hyg. (Genève) 25 (1967), 327.
Frahm, H.: Med. Welt 17 (1966), 235.
Gilbert-Dreyfus: Les Glandes endocrines. L'Expansion, Paris 1962.
Guisan, M., M. Ribas-Mundo, A. Labhart: Schweiz. med. Wschr. 99 (1969), 1341.
Jores, A., H. Nowakowski: Praktische Endocrinologie, 2. Aufl. Thieme, Stuttgart 1964.
Karl, H. J.: Internist 8 (1967), 102.
Kerkhoven, P., Chr. Hedinger: Schweiz. med. Wschr. 97 (1967), 263.
Künzel, W., Ch. Lauritzen: Endocrinologie 54 (1969), 392.
Labhart, A.: Klinik der inneren Sekretion, 2. Aufl. Springer, Berlin 1971.
Lauritzen, Chr: Pers. Mitteilung.
Mach, R.-S.: Praxis 54 (1965), 1382.
Quinodoz, J. M. u. Mitarb.: Schweiz. med. Wschr. 94 (1964), 1581.
Sheehan, H. L.: Zbl. inn. Med. 22 (1967), 785.
Staemmler, H. J.: Z. Geburtsh. Gynäk. 145 (1956), 288.
Weissbecker, L.: Dtsch. med. Wschr. 92 (1967), 310.

Hemmtherapie

Adrenogenitales Syndrom

Angeborenes AGS

Bei Kindern, bei Mädchen häufiger als bei Knaben, besteht manchmal eine *angeborene Störung in der Cortisolsynthese:* Ein Fermentmangel verhindert die Überführung von 17-OH-Progesteron in Cortisol. Auf den Cortisolmangel reagiert die Hypophyse mit vermehrter ACTH-Produktion. Das vermehrt vorhandene ACTH führt zu einer Hyperplasie der Nebennierenrinde, die infolge der Störung der Cortisolsynthese nun in erheblich vermehrtem Maße Cortisolvorstufen und Androgene produziert. Es handelt sich also um ein Krankheitsbild, das sowohl als partielle Über- wie als partielle Unterfunktion der Nebennierenrinde angesprochen werden kann. Der Überschuß an Androgenen hemmt nun weiter die gonadotropen Hormone des Hypophysenvorderlappens, so daß eine Störung der normalen Pubertätsentwicklung die Folge ist. Auf diese Weise entsteht das *kongenitale adrenogenitale Syndrom.*

Die Störung führt bei männlichen Kindern zu einem vermehrten Peniswachstum, etwa vom zweiten Lebensjahr an, und zur Entwicklung des Skrotums, jedoch ohne Wachstum der Hoden. Bei Mädchen beginnt etwa um das dritte Lebensjahr das Wachstum der Klitoris und der Schambehaarung. Später stellen sich auch Achselbehaarung und vom 9.–10. Lebensjahr an Bartwachstum ein. Die Kinder bleiben wegen vorzeitigen Epiphysenschlusses klein. Ihre geistige Entwicklung entspricht jedoch im Gegensatz zu der vorausgeeilten Sexualentwicklung ihrem tatsächlichen Alter.

In allen diesen Fällen kann heute, gewissermaßen mit der Sicherheit eines Experimentes, ein therapeutischer Erfolg erzielt werden. Durch eine Dauerbehandlung mit Kortikoiden wird einerseits das fehlende Glukokortikoid ersetzt und gleichzeitig die überschießende ACTH-Produktion gehemmt, wodurch die vermehrte Ausschüttung von Androgenen sistiert. Wird die Behandlung so eingestellt, daß die 17-Ketosteroidausscheidung im Urin normalisiert wird, so bilden sich sämtliche Krankheitserscheinungen zurück; lediglich die Klitorishypertrophie bedarf meistens einer operativen Korrektur.

Dosierung: Von pädiatrischer Seite werden Cortisol bzw. Prednison/Prednisolon den anderen synthetischen Präparaten, insbesondere den fluorierten (speziell dem Triamcinolon; Green u. Mitarb. 1961, Prader u. Zachmann 1971) vorgezogen. Die Dosierung muß sich nach dem Alter des Patienten und der Höhe der 17-Ketosteroidausscheidung richten. Sie beträgt im Mittel (nach Helwig):

1. Lebensjahr	1– 3 mg Prednison/die,
2.– 4. Lebensjahr	2– 4 mg Prednison/die,
5.–10. Lebensjahr	5–10 mg Prednison/die,
ab 10. Lebensjahr	10–15 mg Prednison/die.

Bierich (1970) empfiehlt 20–30 mg/m²/Tag Hydrocortison, wobei ²/₃ morgens und ¹/₃ nachmittags eingenommen werden sollen.

Erworbenes AGS

Ein *erworbenes adrenogenitales Syndrom* führt beim erwachsenen Mann zu einer Hypervirilität bei jedoch kleinen Hoden und bei der Frau zur Virilisierung mit Bartwuchs, Amenorrhöe und Sterilität. Das Syndrom kann entweder durch eine Hypertrophie oder einen androgenproduzierenden Tumor der Nebennierenrinde bedingt sein. Der Mißerfolg einer Hormontherapie ist für die Differentialdiagnose bedeutsam. Besteht ein Tumor, so muß dieser operativ entfernt werden.

Dosierung: Wegen seiner besonders starken Hemmwirkung auf den Hypophysenvorderlappen wird beim Erwachsenen Dexamethason bevorzugt. Man gibt im allgemeinen 0,75–2,0 mg täglich.

Salzverlustsyndrom

Das *Salzverlustsyndrom der Neugeborenen* stellt eine Sonderform des adrenogenitalen Syndroms in Kombination mit Natriumverlust dar. Auch hier liegt eine unvollständige Synthese der Nebennierenrindenhormone zugrunde, wobei ein natriumdiuretischer Faktor gebildet wird. Das Zustandsbild ist sehr bedrohlich; es entwickeln sich Anorexie, Erbrechen, Durchfälle und die Kinder gedeihen nicht. Unter Abfallen der Natrium- und Ansteigen der Kaliumwerte entwickelt sich eine Azidose und die Kinder geraten in eine Krise. Das Bild erinnert an eine Pylorusstenose, kann jedoch von dieser durch die Veränderungen an den Genitalorganen unterschieden werden.

Therapie des akuten Zustandes: NaCl-Infusion, insgesamt 4-6 g NaCl in 24 Stunden, Aldosteron 0,05–0,1 mg in 24 Stunden und Cortisol 10–20 mg in 24 Stunden.

Ist die akute Phase überwunden, so ist eine *Dauertherapie* erforderlich: Dabei müssen täglich etwa 2–4 g Kochsalz, 0,15–0,3 mg/m² 9α-Fluorcortisol (Astonin-H) und jeweils so viel Glukokortikosteroid zugeführt werden, daß die 17-Ketosteroidausscheidung im Harn normal bleibt.

Hirsutismus

Eine Übergangsform zum adrenogenitalen Syndrom stellt wahrscheinlich der so häufige *Hirsutismus* der Frauen dar. Es besteht eine typisch männliche Behaarung im Gesicht, an Brust und Bauch, unter welcher die Frauen oft psychisch außerordentlich leiden; nicht selten ist das Bild mit einer Akne kombiniert. Andere Virilisierungszeichen bestehen nicht; manche Patientinnen haben Zyklusstörungen.

Wichtigste ärztliche Aufgabe ist nach PRADER (1971) der Ausschluß einer schweren endokrinen Störung (NNR-Hyperplasie, NNR-Tumor, Stein-Leventhal-Syndrom, virilisierender Ovarialtumor und Cushing-Syndrom). Die Untersuchung ergibt meist normale bis hochnormale oder gering erhöhte 17-Ketosteroidwerte. Man nimmt heute an, daß die Ursache dieser Störung in einer adrenalen Hyperreaktivität besteht.

Besteht gleichzeitig eine Amenorrhöe, so ist eine Indikation für die Kortikoidbehandlung gegeben: 5–10 mg Prednison täglich über lange Zeit. In vielen Fällen läßt sich eine Normalisierung des Zyklus und eine Besserung des Hirsutismus erreichen. KARL u. RAITH (1970) haben mit zuverlässigem Erfolg das nebenwirkungsärmere 6-Dehydro-16-methylen-hydrocortison in einer Dosierung von 5–10 mg/die verwendet.

Neuerdings werden auch Ovulationshemmer angewendet (HUSMANN 1967). Auch die sog. Antiandrogene könnten bei dieser Indikation von Interesse sein; entsprechende Erfahrungen fehlen jedoch noch (GÖBEL 1968).

Dexamethason-Hemmtest

Die Möglichkeit, durch Kortikoidgabe den endogenen Funktionskreis HT-HVL-NNR zu hemmen (s. S. 28), wird seit langem diagnostisch ausgenützt. Es ergibt sich nämlich, daß bei der NNR-Überfunktion der endogene Rhythmus der Hormonbildung aufgehoben ist und daß sich die Überproduktion gar nicht oder nur vermindert supprimieren läßt. Daraus kann man auf das Vorliegen eines Cushing-Syndroms schließen. Da Dexamethason dasjenige Kortikoid mit der stärksten Hemmwirkung ist und dessen Abbauprodukte weder mit der Plasmacortisolbestimmung nach dem Nachweis der 17-Hydroxykortikosteroide im Harn erfaßt werden, wird es bevorzugt für diese Zwecke verwendet (daher der Name Dexamethason-Hemmtest).

Technik

Die *Originalmethode* nach LIDDLE (1960) erfordert eine 4tägige Sammlung des 24-Stunden-Urins und die jeweilige Bestimmung der 17-OH-Kortikosteroide. Am 2. und 3. Tag werden alle 6 Stunden je 0,5 mg Dexamethason (also insgesamt pro Tag 2 mg) verabreicht. Normalerweise ist dann am 4. Tag die Urinausscheidung der Kortikoide auf unter 50% abgefallen, bei NNR-Überfunktion aber nicht. Ist solcherart das Cushing-Syndrom bewiesen, wird der Versuch mit einer Tagesgabe von 8 mg in gleicher Weise wiederholt. Ein Abfall auf etwa 50% des Ausgangswertes spricht für eine NNR-Hyperplasie, eine völlige Unbeeinflußbarkeit für ein Adenom oder ein Karzinom. Die letztere Differenzierung ist aber natürlich nicht sehr zuverlässig.

Der Test wurden von PAVLATOS u. Mitarb. (1965) sowie NUGENT u. Mitarb. (1965) erheblich vereinfacht, nachdem einmal bekannt war, daß die NNR-Funktion – entsprechend ihrem endogenen Rhythmus – durch mitternächtliche Steroidgabe am stärksten unterdrückt wird und zum zweiten die bereits erwähnten fluorometrischen Methoden (s. S. 14) die Blutkortikosteroide auf einfache Weise bestimmen lassen.

Schnelltest

Der *Schnelltest* wird folgendermaßen durchgeführt: Morgens um 8 Uhr wird bei dem betreffenden Patienten eine Plasmacortisolbestimmung vorgenommen. In der folgenden Nacht um 24 Uhr nimmt der Patient 1 mg Dexamethason ein; am nächsten Morgen um 8 Uhr erfolgt die zweite Blutentnahme. Findet sich ein Cortisolwert von unter 5 µg/100 ml, ist eine NNR-Überfunktion ausgeschlossen; unter 10 µg/100 ml bzw. bei weniger als der Hälfte des ersten Wertes ist sie wenig wahrscheinlich; beim Cushing-Syndrom findet man im allgemeinen Werte über 20 µg/ml. Bei Werten über 10 µg/100 ml müssen jedoch weitere Untersuchungen, insbesondere ein voller Dexamethason-Hemmtest, vorgenommen werden.

Die Methode hat sich als Screening-Test sehr gut bewährt.

NNR-Hemmung bei Überfunktionszuständen

Da es möglich ist, durch Kortikoide die Hormonproduktion zu hemmen, hat man natürlich auch versucht, diesen Weg für die Therapie der Überfunktion zu beschreiten. Das geht aber nicht, weil sich die überfunktionierende NNR durch Steroide nicht in diesem Umfang hemmen läßt.

Synthetische Steroide

Nach tierexperimentellen Untersuchungen war es möglich, mit gut tolerablen Dosen von 6-Dehydro-16-methylen-hydrocortison die ACTH-Bildung nahezu vollständig zu blockieren (BERTHOLD u. Mitarb. 1969). Erste Erfahrungen beim Menschen schienen diese Ergebnisse zu bestätigen (RAUSCH-STROOMAN 1967, 1968). Bei kritischen Nachprüfungen haben sich aber die Hoffnungen, auf diese Art und Weise das Cushing-Syndrom konservativ behandeln zu können, nicht erfüllt (KÖBBERLING u. Mitarb. 1971, RAITH 1972). Das Derivat eignet sich lediglich zur Behandlung des Hirsutismus (s. S. 23).

Metopiron

Das die Bildung von Cortisol, Cortison und Aldosteron blockierende Metopiron ist für die länger dauernde Therapie ungeeignet, da es via ACTH-Überproduktion zur Ausschüttung von mineralaktiven Metoboliten (11-Desoxycorticosteron) führt und seine Wirkung auch nur kurzfristig anhält.

Synthetische Adrenostatika

Andere synthetische Adrenostatika wie Amphenon B (HENI 1966) oder der Insektizidabkömmling o, p DDD (GEYER 1967, TEMPLE u. Mitarb. 1969, MULLER 1969, MULLER u. Mitarb. 1970, CANLORBE u. Mitarb. 1971, ORTH u. LIDDLE 1971) sind so toxisch, daß ihr Einsatz nur bei hormonal aktiven Karzinomen, welche nicht operationsfähig sind, bzw. bei Rezidiven und Metastasen verantwortet werden kann.

Dagegen hat sich neuerdings Aminoglutethimide (Elipten) in einer Dosierung von 750–1000 mg/die sowohl beim Cushing-Syndrom als auch beim Conn-Syndrom als wirksam erwiesen, ohne daß es zu ernsteren Nebenwirkungen gekommen ist (RAITH 1972, MAREK u. Mitarb. 1971). Freilich eignet sich auch dieses Präparat nur zur präoperativen Behandlung bzw. bei Rezidiven nach einer (heute als ungenügend angesehenen) subtotalen Adrenalektomie.

Chirurgische Therapie

So bleibt für die Therapie des Cushing-Syndroms immer noch die *Chirurgie* (Entfernung eines Adenoms oder doppelseitige totale Adrenalektomie mit nachfolgender Substitutionsbehandlung bei Hyperplasie) die Therapie der Wahl. In einem kleinen Prozentsatz der Fälle entwickelt sich später ein Hypophysentumor, der – rechtzeitig erkannt – der Strahlentherapie zugeführt werden soll (LABHART 1969).

Literatur

Berthold, K., A. Arimura, A. v. Schally, R. Petty, J. G. Rausch-Stroomann: Acta endocr. (Kbh.) Suppl. 138 (1969), 28.
Bierich, J. R.: Mkurse ärztl. Fortb. 20 (1970), 383.
Canlorbe, P., J. Vassal, J. Job: Nouvelle Presse méd. 1 (1971), 149.
Geyer, G.: Med. Klin. 62 (1967), 556.
Göbel, P.: Therapiewoche 18 (1968), 729.
Helwig, H.: Mschr. Kinderhk. 114 (1966), 261.
Husmann, F.: Münch. med. Wschr. 109 (1967), 2124.
Karl, H. J., L. Raith: Klin. Wschr. 48 (1970), 347.

Köbberling, J., A. von zur Mühlen, M. Hüfner: Acta endocrin. Suppl. 152 (1971) 92.
Labhart, A.: Dtsch. med. Wschr. 94 (1969) 36.
Liddle, G. W.: J. clin. Endocr. 20 (1960), 1539.
Marek, J., K. Horky, H. Vrbova, I. Gregrova, Z. Matys: Endokrinologie 58 (1971), 234.
McHardy-Young, S. u. Mitarb.: Brit: med. J. 1967/II, 740.
Muller, M.: Méd. et Hyg. Genève) 28 (1970), 1305.
Muller, M., H. Steiner, B. Ruedi: Schweiz. med. Wschr. 100 (1970), 1478.
Nugent, S. A., T. Nichols, F. H. Tyler: Arch. int. Med. 116 (1965), 172.
Orth, D. N., G. W. Liddle: New Engl. J. Med. 285 (1971), 243.
Pavlatos, F. Ch. u. Mitarb.: J. Amer. med. Ass. 193 (1965), 720.
Prader, A. M. Zachmann: Das adrogenitale Syndrom. In: Klinik der inneren Sekretion, hrsg. von A. Labhart. Springer, Berlin 1971.
Raith, L.: Dtsch. med. Wschr. 97 (1972), 475.
Rausch-Stroomann, J.-G.: Acta endocr. (Kbh.) Suppl. 119 (1967), 35.
Rausch-Stroomann, J.-G., R. Petry, G. Trenkner: Dtsch. med. Wschr. 93 (1968) 2324.
Schteingart, D. E. u. Mitarb.: J. Amer. med. Ass. 198 (1966), 1007.
Seidensticker, J. F. u. Mitarb.: J. Amer. med. Ass. 202 (1967), 87.
Staub, J. J., M. Philbert, J. P. Luton, H. Bricaire: Praxis 57 (1968) 1398.
Temple, T. E., D. J. Jones, G. W. Liddle, R. N. Dexter: New Engl. J. Med. 281 (1969), 801.

Pharmakodynamische Therapie

Die Kortikosteroide unterdrücken Entzündung, Exsudation und Proliferation sowie toxische Gewebsauswirkung, wenn sie in entsprechender, d. h. in unphysiologisch hoher Dosierung verabreicht werden (Mechanismus s. S. 39). Da aber allen jenen Krankheiten, die man auf solche Art behandeln will, kein Mangel an Nebennierenrindenhormonen zugrunde liegt, führt diese Therapie zu einer künstlichen Erhöhung des Hormonblutspiegels. Wird die Therapie über längere Zeit und in höheren Dosen durchgeführt, so hat die Erhöhung des Blutspiegels eine Vielzahl von Auswirkungen auf das Endokrinium und den Stoffwechsel. Außerdem können die angestrebten geweblichen Auswirkungen ein unerwünschtes Ausmaß annehmen. Verschiedene Organsysteme können beeinflußt und sogar geschädigt werden. Die Therapie ist weiterhin mit einer Reihe von Risiken belastet, deren Ursache bisher noch ungeklärt ist. Schließlich können subjektive Besserungen eine Heilung vortäuschen und dadurch eine Verschlechterung der Grundkrankheit provozieren.

Erst die Kenntnis all dieser Auswirkungen setzt den Arzt in die Lage, im Einzelfall die Indikation für den Einsatz dieser Mittel abzuwägen, die Therapie richtig zu überwachen bzw. sich bemerkbar machende Schäden rechtzeitig zu erkennen.

Aus Gründen der besseren Übersicht werden die möglichen Auswirkungen und Schäden in 8 Kapitel unterteilt. Anschließend werden die sich daraus ergebenden Kontraindikationen für eine pharmakodynamische Therapie, die Vorsichtsmaßnahmen während der Behandlung und die evtl. Therapieschäden besprochen.

Literatur

AMA Drug Evaluations 1971: Chapter 35: Adrenal Corticosteroids and Corticotropin Amer. Med. Ass., Chicago 1971.
Begemann, H., W. Kaboth: Internist 8 (1967), 85.
Bickel, G.: Méd. et Hyg. (Genève) 25 (1967), 338.
Bock, H. E.: Mkurse ärztl. Fortb. 15 (1965), 165.
David, D. S., M. H. Grieco, P. Cushman: J. chron. Dis. 22 (1970), 637.
Geisler, L.: Mkurse ärztl. Fortb. 19 (1969), 493.
Hoffmeister, W.: Therapiewoche 17 (1967), 1899.
Jacobi, J., A. Böttcher: 21 (1971), 1475.
Kaiser, H.: Nebennierenrinde. In: Klinische Pharmakologie und Pharmakotherapie, hrsg. von H. P. Kuemmerle, E. R. Garett, K. H. Spitzy. Urban & Schwarzenberg, München 1971.
Lowney, E. D.: Arch. Derm. 99 (1969), 587.
Scriba, P. C., K. Schwarz: Mkurse ärztl. Fortb. 20 (1970), 129.
Systemic Corticosteroid Therapy: Brit. med. J. 1969/IV, 5675; 92.

Auswirkungen einer pharmakodynamischen Therapie

Auswirkungen auf das Endokrinium

Cushing-Syndrom

Ein spontan erhöhter Blutspiegel an Nebennierenrindenhormon führt zu dem Krankheitsbild des Cushing-Syndroms. Bei langfristiger hochdosierter Therapie mit einem Kortikoid werden sich daher zwangsläufig Cushing-Symptome – Akne, Vollmondgesicht, Stammfettsucht, Muskelschwäche, Bluthochdruck, Osteoporose, Diabetes, Störungen der Sexualfunktion – einstellen („Para-Cushing", Cushingoid, Therapie-Cushing).

Hirsutismus

Besonders bei Frauen nach der Menopause entwickelt sich oftmals ein Hirsutismus, Partialsymptom des Cushing-Syndroms. Diese Erscheinung darf, obwohl sie nicht gefährlich ist, nicht unterbewertet werden; einmal leiden die Frauen sehr darunter und zum zweiten ist der Hirsutismus neben den Knochenveränderungen die einzige nicht mehr reversible Nebenwirkung der Steroidtherapie. Man sollte daher bei Frauen mit der Dosis besonders vorsichtig sein und beim ersten Auftreten dieser Erscheinung die Dosis noch weiter reduzieren.

Grenzdosis

In jahrelanger Erfahrung hat sich herausgestellt, daß es für die langfristige Kortikoidtherapie eine Grenzdosierung gibt, unterhalb welcher das Auftreten eines Cushing-Syndromes und überhaupt von ungünstigen Effekten der Therapie selten ist.

Diese Grenzdosen sind selbstverständlich für den Einzelfall nicht verbindlich, da die Toleranz individuell außerordentlich unterschiedlich ist; es gibt Patienten, welche über lange Zeit 30 mg Prednison ohne Cushing-Symptome tolerieren, und andere, bei welchen sich schon bei 7,5 mg deutliche Störungen bemerkbar machen. Schließlich ist auch die individuelle Toleranz gegenüber den verschiedenen Präparaten unterschiedlich; nicht selten verschwinden Cushing-Symptome, wenn man von einem Präparat auf die äquivalente Dosis eines anderen umsetzt. Deshalb stellen die unten angegebenen Dosen keine Absolutwerte, sondern nur unverbindliche Hinweise dar.

Als *Grenzdosen für die Langfristtherapie* gelten:

Prednison/Prednisolon	7,5 mg
6α-Methylprednisolon	6 mg
Triamcinolon	6 mg
Dexamethason	1,5 mg
Betamethason	1 mg
Paramethason	3 mg
16-Methylenprednisolon	9 mg
Fluocortolon	7,5 mg

Slocumb u. Mitarb. (1957) in den USA haben noch niedrigere Grenzdosen angegeben, und zwar für Prednison/Prednisolon bei

Kindern	<2 mg
Jugendlichen	2 –3 mg
Frauen in der Menopause	3,5–5 mg
jungen Frauen	5 –5,6 mg
Männern	6,5–9 mg

Steuerung der NNR-Funktion

Die Nebennierenrinde bekommt bekanntlich ihre Produktionsimpulse durch den *Hypophysenvorderlappen* mittels des adrenokortikotropen Hormons (ACTH). Die ACTH-Bildung wird aber durch Neurosekrete aus dem Hypothalamus (Corticotropin-releasing-factors [CRF]), welche über ein spezielles Gefäßsystem mit der Adenohypophyse verbunden sind, stimuliert (Guillemin 1965).

Zwischen CRF, ACTH und Cortisol bestehen Wechselbeziehungen. Nimmt der Cortisolbestand im Organismus ab, so wird über den Hypothalamus die Hypophyse zu einer enormen Mehrproduktion von ACTH (bis zum 50–100fachen) angeregt. Das im Blut nun vermehrt vorhandene ACTH führt innerhalb von Sekunden zu einer Neubildung von Cortisol in der Nebennierenrinde. Ist der normale Blutspiegel wieder erreicht, so läßt die CRF- und ACTH-Bildung nach und die Cortisolproduktion sistiert. Diese negative Rückkoppelung ist innerhalb von 15 Sekunden wirksam.

Die Mehrproduktion von Cortisol während eines Streß kann allerdings nicht auf diese Weise erklärt werden, da es bei Streßbelastung nicht zu einem Absinken des Blutspiegels, sondern sofort zu einem Anstieg (wenngleich wahrscheinlich zunächst über eine Hemmung des Abbaus in der Leber) kommt. Die genauen Zusammenhänge sind noch nicht bekannt. Möglicherweise regt das in solchen Situationen vermehrt produzierte Nebennierenmarkhormon Adrenalin die Bildung von CRF im Hypothalamus an, welches dann die ACTH-Produktion stimuliert. Die schematische Zusammenstellung der Zusammenhänge in Abb. 1–3 ist daher nur bedingt richtig. Sie soll lediglich diejenigen Zusammenhänge veranschaulichen, welche Konsequenzen für die Durchführung und Überwachung der Therapie haben.

Einfluß der Therapie auf NNR und HVL

Wird durch eine pharmakodynamische Therapie der Cortisolspiegel über längere Zeit künstlich erhöht, so fehlt der Reiz für die ACTH-Produktion. Die Folge ist schon nach wenigen Tagen ein *Versiegen der körpereigenen Cortisolherstellung.* Die Nebennierenrinde „schläft". Die 11-OH-Kortikosteroidkonzentration im Blut nimmt mit zunehmender Dauer der Therapie ab. Gleichzeitig geht die Konzentration wichtiger Fermente in der Zona fasciculata der NNR (z. B. der 3-β-OH-Steroiddehydrogenase und der Glukose-6-Phosphat-Dehydrogenase) deutlich zurück (Meusers 1966). Parallel dazu findet man eine Verminderung des Kernvolumens in der Zona fasciculata (Herrmann 1965, Kracht 1958 a, b; 1959). Da es aber ein biologisches Prinzip ist, daß Organe, die nicht in Funktion sind, atrophieren, so stellen sich in der Nebennierenrinde regressive Veränderungen ein.

Gibt man eine Woche lang 15 mg Prednison in drei Dosen über den Tag verteilt, so entsteht eine NNR-Insuffizienz für mehrere Tage. Führt man diese Therapie über 15–20 Wochen weiter, so entsteht eine maximale NNR-Atrophie, welche monatelang anhält (LABHART 1971). Bei niedrigen Dosen ist die Gefahr einer NNR-Atrophie auch bei langfristiger Behandlung erheblich geringer; als Grenzdosis sieht BETHGE (1971) 7,5 mg Prednison/die an. Nach Untersuchungen von COPEMAN u. SAVAGE (1964) beginnt bei einer Behandlung über 15 Monate eine zusätzliche Funktionsschädigung des HVL; vom 35. Behandlungsmonat an hatten alle Patienten eine gestörte ACTH-Bildung. Die Restitution der NNR kann bis zu 9 Monaten, diejenige des HVL bis zu 3 Monaten dauern (GRABER u. Mitarb. 1965). Selbstverständlich gibt es hinsichtlich der Hemmwirkung erhebliche individuelle Unterschiede (BETHGE 1971).

Es ist also kein Zweifel, daß in Abhängigkeit von Dosis und Zeit eine erhebliche Beeinträchtigung des HVL-NNR-Systems resultiert. Diese Probleme haben die Wissenschaftler jahrelang beschäftigt. Das Ergebnis eingehender Untersuchungen ist glücklicherweise, daß die Atrophie im allgemeinen reversibel ist. Einem bleibenden Schaden braucht man selbst bei jahrelanger Verabreichung von Kortikoiden kaum zu befürchten.

Interkurrente ACTH-Gaben während einer Steroidbehandlung vermögen das Auftreten einer Atrophie nicht zu verhindern, ja sie führen sogar zu einer Verlängerung der Restitutionsphase des Hypothalamus-HVL-NNR-Systems (HERRMANN u. Mitarb. 1965, CARTER u. JAMES 1970). KLIMA u. ORT (1966) haben überdies in einem Fall nach 6jähriger wegen Nephrose durchgeführter Steroidtherapie durch einmalige ACTH-Gabe Nekrosen in Nierenrinde, Lunge und Magen-Darm-Kanal mit tödlichem Ausgang beobachtet. Aus diesen Gründen wird eine interkurrente ACTH-Therapie heute von allen Experten abgelehnt. Dagegen sollte alles getan werden, um eine NNR-Atrophie mit ihren Folgen zu vermeiden. Das kann heute durch geeignete Behandlungsschemata weitgehend erreicht werden (s. S. 68 ff.).

Das „Schlafen" der Nebennierenrinde während exogener Zufuhr eines Cortisonpräparates hat aber für die praktische Durchführung wichtige Konsequenzen.

Absetzmanöver

Setzt man eine Kortikoidbehandlung abrupt ab, so ist der Organismus plötzlich ohne das lebensnotwendige Hormon. Das Bild der akuten Addison-Krise kann auftreten. Denn bis es via Hypothalamus-Hypophyse zu einer Ankurbelung der körpereigenen Cortisolproduktion und zu einer funktionellen Restitution kommt, vergeht verständlicherweise einige Zeit. Solche Komplikationen können vermieden werden, wenn man sich langsam „ausschleicht", d. h. wenn man die Dosis im Verlauf von mehreren Tagen – bei monate- oder jahrelanger Therapie sogar über mehrere Wochen bis Monate – schrittweise reduziert. Während dieses Absetzen im Bereich der hemmenden Kortikoiddosen, d. h. oberhalb von 15 mg Prednison, relativ schnell erfolgen kann, sind von dieser Grenzdosis ab nur ganz kleine Schritte erlaubt (s. auch S. 32). Dadurch kommt bis zum endgültigen Absetzen die körpereigene Funktion wieder in Gang.

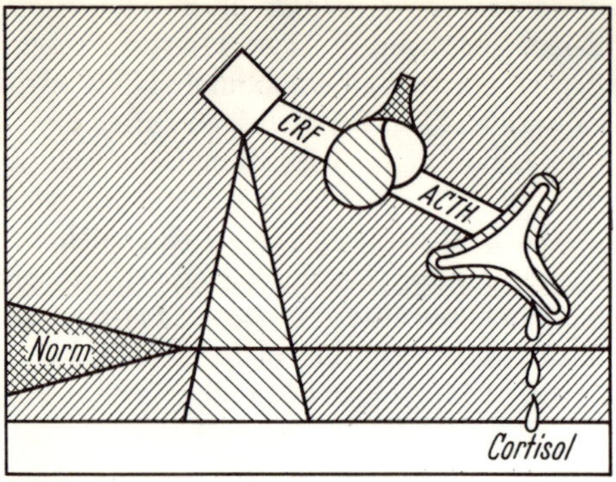

Abb. 1. Das Absinken des Cortisolspiegels unter die Norm stellt den Reiz für die Bildung der Corticotropin-releasing-factors (CRF) im Hypothalamus dar. Unter dessen Einfluß wird im HVL ACTH gebildet, welches in der NNR die Cortisolproduktion anregt.

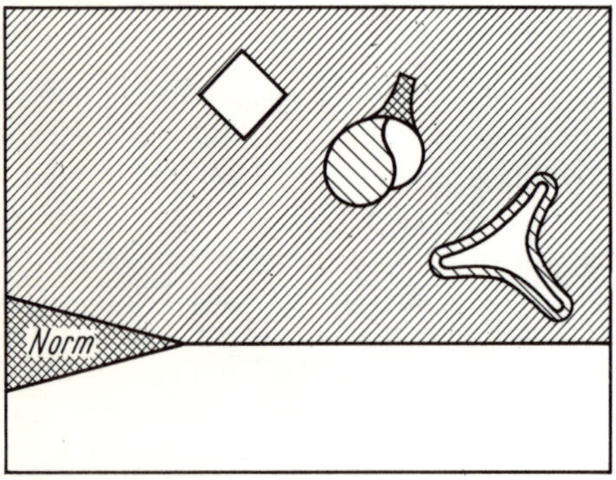

Abb. 2. Ist der Cortisolspiegel wieder normalisiert, sistiert die CRF- und damit die ACTH-Bildung, so daß kein weiteres Cortisol produziert wird.

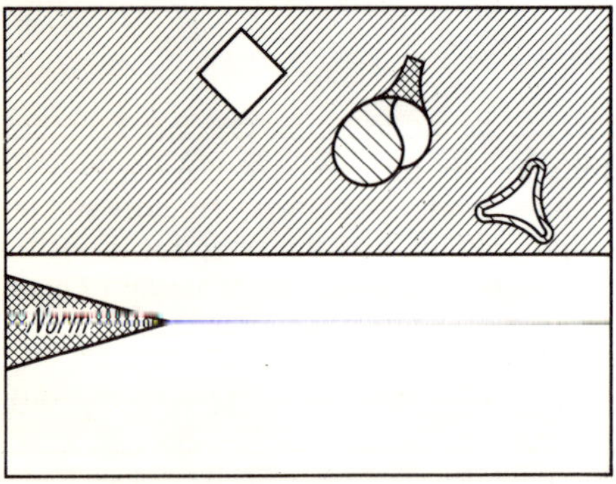

Abb. 3. Wird der Cortisolspiegel künstlich erhöht, werden die körpereigenen Funktionen ruhiggestellt. Bei länger dauernder Inaktivität treten vor allem in der NNR regressive Veränderungen auf und es entwickelt sich eine Atrophie des Organs.

Meist dauert es nur 2–3 Tage nach dem Absetzen, bis wieder ein normaler Cortisolspiegel besteht. Während dieser, wenige Tage dauernden, hypadrenen Phase treten erfahrungsgemäß keine ernsten endokrinen Komplikationen auf.

Man hat dennoch immer wieder nach Möglichkeiten gesucht, die Restitutionsphase der Nebennierenrinde zu verkürzen. Viele Jahre gab man abschließend ACTH. Heute glaubt man, daß dadurch keine Beschleunigung möglich ist (HERRMANN 1965). Da ACTH in der Nebenniere nicht nur die Hormonproduktion, sondern auch die Eiweißsynthese, d. h. die Drüsenbildung selbst anregt, treten immer wieder und auch neuerdings Forscher für eine ACTH-Gabe während des Absetzens ein, sofern (und nur unter der Bedingung!) eine NNR-Atrophie durch entsprechende Untersuchungen (s. S. 14) nachgewiesen ist (DEGUILLAUME 1971, KYLE u. Mitarb. 1957, LIDDLE u. Mitarb. 1962, MIROUZE u. Mitarb. 1963, TUCCI u. Mitarb. 1965). Voraussetzung ist freilich, daß nur kleine Dosen, welche das übergeordnete Zentrum nicht hemmen, verabreicht werden. BETHGE (1972) empfiehlt, an 2 oder 3 Tagen der Woche morgens 1–2 E ACTH zu geben, und zwar so lange, bis der ACTH-Test normal ausfällt.

Man wird auf jeden Fall versuchen, die Nebennierenrinde durch unspezifische Reize, wie eine eiweiß- und kochsalzreiche Kost unter Paprika-Chillies-Zugabe (GLATZEL 1966) sowie durch vorsichtige körperliche Betätigung zu stimulieren. Anregend auf die Nebennierenrindenfunktion wirken auch unspezifische Reize, wie Wasseranwendungen im Sinne Kneipps bzw. kalte Duschen („Mikrostreß") (SCHREINER 1959) oder Thermalbäder (UNGHVARY u. Mitarb. 1965) und künstliches Fieber (PFEIFFER 1964).

Streß während Kortikoidtherapie

Wenn unter einer Dauertherapie mit Kortikoiden die Nebennierenrinde ihre Eigenfunktion einstellt, so befindet sich der Patient insofern in der gleichen Lage wie der dauersubstituierte Addison-Kranke, als er ganz von der exogenen Hormonzufuhr abhängig ist. Aus diesem Grunde muß auch hier – wie das für die Nebennierenrindeninsuffizienz besprochen worden ist – bei zusätzlichen Belastungen (fieberhafte Erkrankung, Unfall, Operation, starke körperliche Beanspruchung) die Dosis vorübergehend erhöht werden; sonst könnte Lebensgefahr drohen.

Wenn oben gesagt wurde, daß 2–3 Tage nach Absetzen einer Cortisontherapie wieder ein normaler Cortisolspiegel besteht, so wäre es ein verhängnisvoller Trugschluß, wollte man daraus ableiten, daß die Nebennierenrindenfunktion wieder völlig normal sei. Zwar produziert die Nebennierenrinde wieder so viel Hormon, um „unter normalen Lebensbedingungen" einen ausreichenden Blutspiegel aufrechtzuerhalten; sie kann aber noch mehrere Wochen bis Monate lang in ihrer wichtigsten Aufgabe eingeschränkt sein: in der Herstellung erheblich größerer Hormonmengen, die zur Überwindung von Streßsituationen nötig sind. Nach Untersuchungen mit dem sehr empfindlichen Insulin-Hypoglykämie-Test ist sogar erst nach einem Jahr mit einer völlig uneingeschränkten Funktion des Hypothalamus-HVL-NNR-Systems zu rechnen (LIVANOU u. Mitarb. 1967). Die Folge für den betroffenen Menschen wird sein, daß er noch lange Zeit nach Abschluß einer Kortikoidbehandlung bei zusätzlichen Belastungen durch eine relative Nebennierenrindeninsuffizienz bedroht werden kann. Therapeutische Konsequenz muß sein, daß in solchen Fällen die Steroidtherapie wieder aufgenommen wird, in bedrohlichen Fällen mit hohen Dosen intravenös.

Vermeidung einer NNR-Atrophie

Die NNR-Atrophie mit ihren unter Umständen deletären Folgen kann heute weitgehend verhindert werden, wenn die Steroidverabreichung den Tagesrhythmus respektiert, d. h. durch die sog. zirkadiane Therapie oder noch besser durch alternierende Behandlung (s. S. 69 f.).

Krankheitsrezidive beim Absetzen

Während der hypadrenen Phase nach Absetzen der Therapie kommt es nicht ganz selten zu einem *Krankheitsrezidiv*, besonders bei chronischen Erkrankungen, welche durch die Steroide nicht geheilt, sondern nur unterdrückt worden sind.

Am häufigsten findet man diese Komplikation bei der chronischen Polyarthritis (Bacon u. Mitarb. 1966, Geyer 1960, Daly u. Mitarb. 1967), aber auch bei der chronischen Hepatitis (s. S. 138). Wiederaufnahme der Steroidtherapie läßt sich nicht vermeiden. Es muß dann sehr langsam, evtl. nur um 1 mg Tagesdosis pro Woche (David-Chausé 1968), pro 14 Tage (de Sèze u. Caroit 1967) oder pro Monat (Bacon u. Mitarb. 1966) abgesetzt und gleichzeitig eine andere antirheumatische Therapie oder evtl. eine immunosuppressive Therapie eingeleitet werden. Da dieses Manöver 4–6 Wochen dauert, hat sich – sofern das Absetzen der Steroide schon einige Tage bis Wochen zurückliegt – die Anwendung von synthetischem ACTH bewährt. Es wird zunächst täglich 1 Amp. Synacthen-Depot verabreicht, dann werden die Injektionsintervalle allmählich vergrößert (s. S. 9 f.). Auf diese Weise vermeidet man eine Wiederaufnahme der Cortisontherapie mit ihrer Hemmwirkung auf das endokrine System und verhindert gleichzeitig ein erneutes Rezidiv beim Abbau. Das Manöver dauert nur etwa 2–3 Wochen (Kaiser 1968).

Cortisonentzugssyndrom

Nach Absetzen einer langfristigen Steroidtherapie treten manchmal Störungen des Allgemeinbefindens auf, deren Ursache und deren Zuordnung bisher noch nicht geklärt sind. Es handelt sich um Kopfschmerzen, Schwindel, Erbrechen, Anorexie, allgemeine Schwäche, Stimmungsschwankungen, Lethargie sowie oft auch Fieber – Erscheinungen, die sich nach Wiederaufnahme der Cortisontherapie sofort, meist aber auch ohne diese in wenigen Tagen wieder verlieren (Amatruda u. Mitarb. 1965, Hennemann u. Mitarb. 1955, Kindermann 1967, Spain 1967, Bickel 1967, Beickert 1969, Bethge 1967). Kindermann bezeichnet die Erscheinung als *„Cortisonentzugssyndrom"* und nimmt Identität mit dem oder zumindest Beziehungen zu dem von Slocumb 1953 erstmals beschriebenen Steroidpseudorheumatismus (s. S. 55) an.

Störungen der Schilddrüsenfunktion

Herrmann (1965) hat nachgewiesen, daß schon einmalige ACTH-Verabreichung zu einer *Hemmung des thyreotropen* Hormons führt, welche sich allerdings sehr schnell wieder normalisiert. Turiaf u. Mitarb. (1963) fanden bei Asthmatikern mit Cortisondauerbehandlung in fast der Hälfte der untersuchten Fälle eine verminderte ^{131}J-Fixation, allerdings ohne daß klinisch Ausfallerscheinungen bestanden hätten. OPIE u. OPIE (1965) beobachteten als Nebenwirkung einer Steroidtherapie das Auftreten eines Exophthalmus bei Hyperthyreose. Exophthalmus ohne Hyperthyreose sahen SLANSKY u. Mitarb. (1967) viermal während einer 3-12jährigen Steroidbehandlung. In einem Fall von BERNT (1967) war eine schnell wachsende Struma entstanden, welche operiert wurde und histologisch den Verdacht auf Basedow ergab. WERNER u. PLATMANN (1965) sowie OPPENHEIMER u. WERNER (1966) sahen bei Verabreichung hoher Steroiddosen (30 bis 100 mg Prednison/die) an hyperthyreote Patienten eine Besserung der Symptomatik sowie einen Abfall des serumgebundenen Jods (PBJ) und eine erhebliche Änderung in der Serumthyroxinbindung (Abfall der Globulin- und Anstieg der Präalbuminbindung), welche 4–6 Wochen über das Absetzen hinaus bestehen blieb.

Insgesamt dürften krankhafte Störungen der Schilddrüsenfunktion als Folge einer Steroidtherapie zu den Raritäten gehören.

Auswirkungen auf den Hoden
(W. NIKOLOWSKI)

Berichte über Nebenwirkungen am Hoden, insbesondere auch über eine negative Beeinflussung der Tubulusfunktion verdienen Beachtung, bedürfen jedoch der Überprüfung.

MACDONALD u. HECKEL (1956) fanden bei täglichen Gaben von 75 mg Cortison über 23 bis 334 Tage hinsichtlich Spermienzahl, Motilität und Morphologie keine Veränderungen während und nach der Therapie. WILKINS u. CARA (1954) berichteten über die Samenfadenbildung stimulierende Effekte, MADDOCK u. Mitarb. (1953) dagegen über ein Absinken der Spermiengesamtzahl (und über Hodenveränderungen). MANCINI u. Mitarb. (1966) fanden Minderung von Spermienzahl und Motilität bei täglichen Gaben von 30 mg Prednison über 1 Monat hin, wobei es zur Normalisierung erst nach 1/2 Jahr kam. MICHELSON u. Mitarb. (1955) berichteten ebenfalls über eine Bremsung der exkretorischen Hodenfunktion, des weiteren aber auch über ein gelegentliches Rebound-Phänomen, was sie in Zusammenhang mit einer Unterdrükkung der kortikalen Androgen- und Östrogenproduktion bringen.

Literatur

Amatruda, Th. T. u. Mitarb.: J. clin. Endocr. 25 (1965), 1207.
Bacon, P. A., A. B. Myles, C G. Beardwell, J. R. Daly, O. Savage: Lancet 1966/II, 935.
Beickert, A.: Dtsch. Ges. Wesen 24 (1969), 433.
Bernt, O.: Zbl. Chir. 92 (1967), 611; ref.: Kongr. Zbl. inn. Med. 295 (1967), 165.
Bethge, H.: Dtsch. med. Wschr. 96 (1971), 1254.
Bethge, H.: Internist 13 (1972), 270.
Bickel, G.: Méd. et Hyg. (Genève) 24 (1967), 338.
Bock, H. E.: Dtsch. med. J. 15 (1964), 707.
Bour, H. u. Mitarb.: Brit. med. J. 1966/II, 1408.
Carter, M. E., V. H. T. James: Ann. rheum Dis. 29 (1970), 409.
Claude, J. M., V. V. Weldon, H. G. Guild: Iatrogenic adrenal cortical suppression. In: Adolescont Endocrinology, hrsg. von F. P. Heald, W. Hung. Meredith, New-York 1970.
Copeman, W. S. C., O. Savage: Méd. et Hyg. (Genève) 22 (1964), 355.
Daly, J. R. u. Mitarb.: Ann. rheum. Dis. 26 (1967), 18.
David-Chaussé, J., G. Laporte: Rev. Rhum. 35 (1968), 429.
Deguillaume, R.: Presse méd. 79 (1971), 965.
Frawley, Th., F. H. Kistlet, Th. Shelley: Ann. N. Y. Acad. Sci. 82 (1959), 868.
Ganderton, M. A., V. H. T. James: Brit. med. J. 1970/II, 362.
Ganong, W. F. u. M.: Endocrinology 81 (1967), 1147.
Geyer, G.: Wien. klin. Wschr. 72 (1960), 293.
Glatzel, H., K. Hackenberg: Med. Welt 17 (1966), 2293.
Graber, A. L., R. L. Ney, W. E. Nicholson, D. P. Island, G. W. Liddle: J. clin. Endocr. 25 (1965), 11.
Guillemin, R.: Ver. dtsch. Ges. inn. Med. 71 (1965).
Hennemann, P. H. u. Mitarb.: J. Amer. med. Ass. 158 (1955), 384.
Herrmann, M. u. Mitarb.: Wachstumshormon. 11. Symp. Dtsch. Ges. Endokrin. Springer, Berlin 1965.

Herrmann, M.: Verh. dtsch. Ges. inn. Med. 71 (1965), 85.
Kaiser, H.: Dtsch. med. Wschr. 93 (1968), 49.
Kindermann, G.: Med. Klin. 62 (1967), 1623.
Klima, T., M. Ort: Mschr. Kinderheilk. 114 (1966), 38.
Kracht, J.: Medizinische (1959), 106.
Kracht, J.: Endokrinologie 35 (1958), 290.
Kracht, J.: Naturwissenschaften 45 (1958), 61.
Kyle, L. H., P. J. Meyer, J. J. Canary: New Engl. J. Med. 257 (1957), 57.
Labhart, A.: Klinik der inneren Sekretion, 2. Aufl. Springer, Berlin 1971.
Liddle, G. W., D. Island, C. K. Meador: Recent Progr. Hormone Res. 18 (1962), 125.
Livanou, T. u. Mitarb.: Lancet 1967/II, 856.
MacDonald, I. H., N. J. Heckel: J. Urol. 75 (1956), 527.
Maddock, Ch. L., Chase, W. O. Nelson: J. Lab. clin. Med. 41 (1953), 608.
Mancini, R. E., J. C. Lavieri, F. Muller, J. A. Andrada, D. J. Saraceni: Fertil. and Steril. 17 (1966), 500.
Meusers, P. J.: Histochemie 7 (1966), 50.
Michelson, L., S. Roland, P. Koets: Fertil. and Steril. 6 (1955), 493.
Mirouze, J. A. Satingher, C. Jaffiol: Ann. Endocrin. 24 (1963), 650.
Opie, W. H., L. H. Opie: S. Afr. J. med. 39/25 (1965), 577; ref. Excerpt. and Endocrinology 20 (1966), 279.
Oppenheimer, J. H., S. C. Werner: J. clin. Endocrin. 26 (1966), 715.
Schreiner, H. E.: Zbl. Haut- u. Geschl.-Kr. 104 (1959), 89.
Pfeiffer, F. H.: Therapiewoche 14 (1964), 720.
De Sèze, S., M. Caroit: Bréviaire de rhumatologie, 3. Aufl. L' Expansion, Paris 1967.
Slansky, H. H. u. Mitarb.: Arch. Ophtal. 77 (1967), 579; ref. J. Amer. med. Ass. 200 (1967), 185.
Slocumb, Ch. H., H. F. Polley, L. E. Ward: Prox. Mayo Clin. 32 (1957), 227.
Spain, D. M.: Iatrogene Krankheiten. Thieme, Stuttgart 1967.
Tucci, J. R. C. R. Meloni, G. G. Carreon., J. J. Canary: J. clin. Endocrin. 25 (1965), 823.
Turiaf, J., G. Basset, K. Georges, Y. Jeanjean, J. P. Battesti: Poumon 19 (1963), 10.
Unghvary, L. u. Mitarb.: Endokrnologie 47 (1965), 147.
Werner, S. C., St. R. Platman: Lancet 1965/II, 751.
Wilkins, L., J. Cara: J. clin. Endocr. 14 (1954), 287.

Veränderungen im Stoffwechsel

Zuckerstoffwechsel

Alle Kortikoide gehören zu derjenigen Gruppe von Hormonen der NNR, welche physiologischerweise den Blutzuckerspiegel erhöhen. Eine fortgesetzte Zufuhr höherer Dosen muß sich daher auf den Kohlenhydratstoffwechsel auswirken.

Steroiddiabetes

Ob es im Einzelfall zu einer Störung im Kohlenhydratstoffwechsel kommt oder nicht, hängt in erster Linie davon ab, ob der Patient noch Insulinreserven hat, um die im Durchschnitt zu erwartende Erhöhung des Blutzuckers um 10 bis 20% abzufangen (LABHART 1971). Das heißt also, daß eine diabetische Reaktion nur bei Prädiabetikern oder Anlageträgern zu erwarten ist (CREUTZFELDT 1969). Bei latenten Diabetikern wird man mit einer Manifestation rechnen müssen. Auch bei Leberkranken entwickelt sich häufiger eine Kohlenhydratstoffwechselstörung. Natürlich spielen auch Dosis und Dauer der Steroidtherapie eine Rolle. Weniger bedeutsam ist dagegen das verwendete Kortikoid, wenngleich den fluorierten Präparaten, speziell Dexamethason, eine stärkere diabetogene Wirkung zugeschrieben wird.

Aus diesen Gründen ist verständlich, daß die Angaben über die Häufigkeit des Steroiddiabetes in der Literatur außerordentlich schwanken, zwischen 1–27,8 % bei „normalen Dosen" (SCHUBERT u. SCHULTE 1963), bis zu 50 % bei extrem hohen Dosen (1–3 g Prednisolon/24 Stunden) (MIROUZE u. Mitarb. 1969).

Wegen der Vielfalt der Faktoren kann eine Prognose über die Diabetesgefährdung im Einzelfall kaum gestellt werden. Das ist nicht so bedenklich, da der Steroiddiabetes mit Insulinbehandlung gut kompensiert werden kann und nach Absetzen der Kortikoide wieder verschwindet bzw. in die Latenz zurücktritt. Wichtig ist nur, daß man an diese Gefahr denkt, bevor Komplikationen eingetreten sind, besonders bei adipösen und alten Patienten.

Diabetes mellitus

Bei Diabetikern führt die Verabreichung eines Steroidhormons fast immer zur Stoffwechselentgleisung; diese kann jedoch durch entsprechende Erhöhung der Insulindosis – allerdings meist nicht durch die peroralen Antidiabetika – abgefangen werden. Da die diabetogene Wirkung bei Zuckerkranken individuell sehr verschieden ist und im Einzelfalle nicht vorausgesehen werden kann, empfiehlt sich klinische Stoffwechselüberwachung. Jedenfalls stellt der Diabetes heute keine Kontraindikation gegen eine indizierte Cortisontherapie mehr dar. Bedeutsam ist auch, daß der Diabetes durch eine vorübergehende Steroidtherapie in seiner Schwere nicht verändert wird, d. h. daß nach Absetzen der Kortikoide dieselbe Glukosetoleranz besteht wie zuvor (Guivarch u. Mitarb. 1967).

Literatur

Bethge, H.: Klin. Wschr. 48 (1970), 317.
Creutzfeldt, W.: Kongress der deutschen Diabetes-Gesellschaft Ulm, 1969, ref. Selecta 34 (1969), 1915.
Guivarch, J., M. Riahi, M. Charlier: Sem. Hôp. Paris (Ann. Péd.) 43 (1967), 1033/P., 273/P, 278.
Itsumi, H., J. Osaka: Cy Med. Centre 1966, 15/4, 159; ref. Excerpta Med. Endocrin. 21 (1967), 359.
Kaiser, H.: Dtsch. med. Wschr. 96 (1971), 1482.
Kleinbaum, H.: Msch. Kinderheilk. 114 (1966), 10.
Labhart, A.: Klinik der inneren Sekretion, 2. Aufl. Springer, Berlin 1971.
Mirouze, J., C. Mion, B. Roquefeuil: Sem. Hôp. Paris 45 (1969), 1673.
Schubert, G. E., H. D. Schulte: Dtsch. med. Wschr. 88 (1963), 1174.
Takač, A., W. Bruns, H.-G. Langsch, K. Vetter, G. Kublun: Dtsch. Z. Verdau.- u. Stoffwechselkr. 25 (1965), 312.

Eiweißhaushalt

Aus der Tatsache, daß die Erhöhung des Kohlenhydratumsatzes zum Teil auf Kosten des *Eiweißhaushaltes* geht (Glukoneogenese), ergibt sich, daß die Kortikosteroide schon physiologischerweise den Eiweißhaushalt ungünstig beeinflussen. Sie tun dies in zweierlei Weise: in Form eines katabolen und in Form eines antianabolen Effektes.

Unter einer pharmakodynamischen Steroidtherapie muß man mit einem Anstieg der Stickstoff-Harnstoff-Ausscheidung im Urin rechnen. Der Proteinbestand von Muskulatur, Knochen und Haut wird verringert; dagegen findet sich vermehrt Eiweiß in den Eingeweiden, vor allem in der Leber; dort wird es desaminiert (katabole Wirkung.)

Gleichzeitig werden weniger Aminosäuren in das Stützgewebe eingelagert; sie gelangen mehr in die Serumeiweißkörper und in die Leber, wo sie abgebaut werden (antianaboler Effekt).

Die Kortikoide beeinflussen darüber hinaus aber auch die Fibroblasten; ihre Zahl wird verringert. Die Folge ist eine Hemmung der in den Fibroblasten stattfindenden Kollagensynthese, woraus sich wiederum ergibt, daß der Kollagengehalt des Bindegewebes abnimmt. Schließlich beeinflussen die Steroide auch die interfibrilläre Grundsubstanz. Sie vermindern den Polymerisationsgrad und hemmen die Bildung von Hexosamin und Hyaluronsäure, woraus eine verminderte Schwefeleinlagerung in die Stützgewebe resultiert.

Zusammenfassend ist also festzuhalten, daß durch eine Steroidbehandlung eine erhebliche Störung des Eiweißstoffwechsels resultiert. Nicht immer ergeben sich daraus Krankheitserscheinungen; die Störung sollte aber dennoch bedacht werden, vor allem bei älteren Menschen und bei Grundkrankheiten, welche zu Eiweißverlust führen.

Osteoporose

Eine mit der Wirkung auf den Eiweißhaushalt zusammenhängende, wahrscheinlich allerdings komplexere Störung ist die *Osteoporose*. Sie wird auf S. 48 ff. unter den Knochenschäden abgehandelt.

Myopathie

Mit der katabolen Wirkung der Kortikoide hängt auch die *Cortison-Myopathie* zusammen. Diese Nebenwirkung, welche sich bei Langfristbehandlung mit allen Kortikosteroiden einstellen kann, wurde früher kaum beobachtet, ist aber heute relativ häufig, seit in zunehmendem Maße 9α-fluorierte Kortikoide (Triamcinolon, Dexamethason und Betamethason) verwendet werden (Kaiser u. Hochheuser 1972). Die Myopathie beruht auf einer Störung des Muskelstoffwechsels auf subzellulärer Ebene; elektronenmikroskopisch und histochemisch können charakteristische Veränderungen nachgewiesen werden.

Die Myopathie entwickelt sich schleichend, schmerzlos und symmetrisch; sie ist charakterisiert durch Schwäche und Atrophie der Hüftgürtel- und in der Hälfte der Fälle auch der Schultergürtelmuskulatur. Die Patienten können nicht mehr Treppen steigen, vom Stuhl aufstehen, sich nicht mehr vom Liegen aufrichten und sind schließlich wie gelähmt. Die Diagnose wird durch diese anamnestischen Angaben und den Nachweis einer oft hochgradigen und immer weit über das z. B. bei der chronischen Polyarthritis übliche Maß hinausgehenden Muskelatrophie gestellt.

Biochemische und elektromyographische Untersuchungen können die Diagnose nicht sichern. Die Biopsie mit Lichtmikroskopie ist nur zur Abgrenzung gegenüber entzündlichen Muskel- und Gefäßerkrankungen brauchbar.

Die Myopathie ist in einigen Monaten reversibel, wenn die Steroidtherapie abgesetzt wird. Ist dies nicht möglich, so muß zumindest auf ein nicht 9α-fluoriertes Präparat umgesetzt und die Dosis reduziert werden; evtl. kommt auch ein Übergang auf ACTH in Frage. Dann ist die Rückbildung meist nicht vollständig und dauert auch länger. In jedem Falle ist reichliche Eiweißzufuhr, Gabe von Anabolika und intensive Heilgymnastik zu empfehlen.

Im übrigen sei darauf hingewiesen, daß das am häufigsten für die Myopathie verantwortliche Präparat Triamcinolon bei intramuskulärer bzw. subkutaner Injektion auch unmittelbare Schäden am Gewebe hervorrufen kann. Die Gefahr ist bei Kindern und Jugendlichen besonders groß, was sich aus einer Reihe derartiger Beobachtungen in jüngster Zeit ergibt (Lit. s. b. Kaiser 1972).

Literatur

Beckmann, R., E. Mölbert: Fortschr. Med. 83 (1965), 841.
Beckmann, R., V. V. Osten: Dtsch. med. Wschr. 91 (1966), 108.
Braun, S. u. Mitarb.: Sem. Hôp. Paris 41 (1965), 1717; ref. Schweiz. med. Wschr. 96 (1966), 674.
Engel, A. G.: Proc. Mayo Clin. 41 (1966), 785.
Kaiser, H.: Dtsch. med. Wschr. 97 (1972), 308.
Kaiser, H., W. Hochheuser: Münch. med. Wschr. 114 (1972), 269.
Williams, R. S.: Lancet 1959/I, 698.

Hautatrophie
(W. Nikolowski)

Von seiten des Hautorganes sind neben der sog. Steroid-Panniculitis (= sklerödemartig imponierende Schwellungen, basierend auf der Entfaltung pluripotenter Mesenschymzellen mit nachfolgender Transformation, vorwiegend periazinös [Korting 1963]) insbesondere atrophisierende Veränderungen zu beachten. TOURAINE u. Mitarb. (1968) fanden nach systemischer Verabreichung folgende vier Gruppen atrophisierender Zustände:

1. Strieae cutis distensae;
2. zirkumskripte Atrophieformen mit zigarettenpapierartig fältelbarer dünner Haut, namentlich an den Augenlidern, den Achselhöhlen und am Thorax;
3. diffus ausgedehnte Atrophie mit hochgradig verdünnter und glänzender Haut, durchscheinenden Venen sowie Purpura nach Mikrotraumen, namentlich an Unterarmen, Handrücken und Beinen;
4. allgemein verdünnte, etwas ichthyosiforme Haut.

Die kollagenen Fasern werden immer tangiert, während die elastischen Fasern lediglich bei den Striae verändert erscheinen. Allerdings wurden auch Elastikaveränderungen wie bei Pseudoxanthoma elasticum nach Kortikoidinfiltration beobachtet, und zwar bei Behandlung eines Lichen ruber planus (STREITMANN 1967). In die atrophisierenden Vorgänge können auch die Talgdrüsen einbezogen werden, weswegen gerade beim sebostatischen endogenen Ekzem Kortikoide im allgemeinen unerwünscht sind.

Literatur

Colomb, D.: Presse méd. 79 (1971), 1011.
Curtis, A. C., G. L. Stoker: XIII. Congr. int. derm., Bd. I. Springer, Berlin 1968 (S. 140).
Korting, G. W.: Therapiewoche 13 (1963), 173.
Streitmann, B.: Z. Haut- u. Geschl.-Kr. 42 (1967), I; ref. Zbl. Haut-Geschl.Krkh. 123 (1967/68), 16.
Touraine, R., M. Fournet, S. Belaich: XIII. Congr. int. derm., Bd. I. Springer, Berlin 1968 (S. 153).

Elektrolythaushalt

Daß das genuine Hormon Cortisol und sein Metabolit Cortison die typische *Mineralkortikoidwirkung* haben und deshalb zu Retention von Natrium und damit von Chlor und Wasser sowie zur Ausscheidung von Kalium führen, wurde bereits erwähnt. Bei Prednison/Prednisolon und allen neueren Derivaten, am meisten bei Triamcinolon, sind diese Wirkungen so abgeschwächt, daß Ödembildung bei den üblichen Dosen kaum in Erscheinung tritt.

Kaliumverlust

Dagegen muß bei langfristiger, hochdosierter Verabreichung aller Steroide, am stärksten wohl bei Dexamethason, mit einem gewissen Kaliumverlust gerechnet werden. Der Kaliumverlust braucht sich in leichteren Fällen weder in einer vermehrten Ausscheidung noch in einem Absinken der Serumwerte zu erkennen zu geben. Er betrifft in erster Linie den intrazellulären Kaliumgehalt.

Hochgradiger *Kaliummangel* führt zu allgemeiner und besonders zu Muskelschwäche bis zur Lähmung und zu Störungen der Reizausbreitung im Herzen. Das EKG zeigt typische Veränderungen, welche die Elektrolytstörung meist schon frühzeitig, besonders wenn sie akut auftritt, erkennen lassen: die T-Welle flacht sich ab, wird schließlich negativ und geht in eine positive U-Welle über (gegensinnige TU-Anomalie); außerdem entwickelt sich in ausgeprägten Fällen ein vorzeitiger Einfall des zweiten Herztones (Hegglin-Syndrom).

Zur Prophylaxe des Kaliummangels empfiehlt sich kaliumreiche Kost; die pro Tag erforderlichen 40 mval Kalium sind enthalten z. B. in 100 g getrockneten Aprikosen, in 1 Pfund Bananen, in 2 Pfund Orangen oder 1 1/2 Pfund Äpfeln.

Ist bereits ein Kaliummangel eingetreten, müssen 60–80 mval Kalium = 4–6 g KCl täglich zugeführt werden; in noch stärkeren Defizitsituationen ist intravenöse Elektrolytzufuhr erforderlich, die jedoch nur bei laufender Kontrolle der Blutwerte durchgeführt werden darf.

Kalziumstoffwechsel

Steroide wirken nach Harnapp (1966) auf die Transportform des *Blutkalks*, das komplexgebundene Kalzium erhöhend, indem sie den Kalk aus den Knochen mobilisieren (s. Kapitel Osteoporose S. 48). Gleichzeitig steigt die Kalk- und ebenso die Phosphatausscheidung im Urin erheblich an. Da 90% des ausgeschiedenen Kalziums komplexgebunden sind, kommen Nierensteinbildungen selten vor (Harnapp 1966). Daß sie aber vorkommen können, beschreibt Kobayashi (1967). Er beobachtete bei 5 Kindern, welche langfristig Steroide erhalten hatten, das Auftreten von Kalziumphosphatsteinen in Zusammenhang mit einer stark erhöhten Kalziurie.

Die in ihrem Mechanismus nicht geklärte senkende Wirkung auf erhöhte Blutkalziumwerte wird zur Behandlung des Hyperkalzämiesyndroms genutzt (s. S. 169 f.).

Tetanisches Syndrom

Im Gegensatz zu der obengenannten den Blutkalziumspiegel steigernden Wirkung der Kortikoide stehen Beobachtungen über das Auftreten von hypokalzämischen *tetanischen Symptomen*. Croizat u. Mitarb. (1965) beobachteten bei 6 langfristig hochdosiert i. v. behandelten Patienten mit Hämopathien das Auftreten einer Tetanie. Kahn u. Mitarb. (1965) sahen bei einer seit 20 Jahren latent gebliebenen postoperativen Tetanie das erstmalige Auftreten schwerer Anfälle nach einer Steroidbehandlung. In der französischen Literatur wurden 1967 von Leydevant 15 Fälle gefunden und durch 9 eigene ergänzt; die Störung scheint also nicht so ganz selten zu sein.

Literatur

Croizat, P. u. Mitarb.: Marseille médical 102 (1965), 747.
Harnapp, G. O.: Arch. Kinderhk. 174 (1966), 112.
Kahn, A. u. Mitarb.: Endocrinology 75 (1964) 290; ref.: Excerpta Med. Endocrinology 19 (1965), 122.
Kobayashi, O.: Méd. et Hyg. (Genève) 25 (1967), 1090.
Leydevant, zit. nach N. Lery, L. Lery: Accidents thérapeutiques médicamenteux. Masson Paris 1970).

Fettstoffwechsel

Obwohl sich durch spontanen oder iatrogenen Hormonüberschuß unter dem Bild des Cushing-Syndroms bald eine erhebliche Fettsucht entwickelt, sind die Beziehungen der Kortikoide zum *Fettstoffwechsel* noch nicht klar überschaubar. Die Ergebnisse experimenteller Untersuchungen sind schon nach Versuchsanordnung und Tierspezies sehr unterschiedlich und erlauben keine Übertragung auf die Verhältnisse am Menschen.

Sicher scheint, daß es sich um eine indirekte Beeinflussung über den Kohlenhydratstoffwechsel handelt. Die vermehrte Zuckerbildung wird durch Insulinausschüttung überkompensiert, so daß es zu einem Fettansatz kommt.

Daß eine langfristige Steroidtherapie zu einem Anstieg der Lipide im Serum, speziell der Triglyzeride, führt, ist bekannt (Bagdade u. Mitarb. 1970, Holl-

MANN u. HEINGES 1971). Es scheint sich um eine Mobilisierung von Fettsäuren aus dem Fettgewebe zu handeln (JEANRENAUD 1966). Ob es dabei zu einer vermehrten Einlagerung in die Gefäßwände und damit zur Provokation einer Arteriosklerose kommt, ist nicht gesichert; KOLTERMANN (1971) hält es für wahrscheinlich, SPAIN (1967) dagegen nicht.

Nach FRIEDMANN u. Mitarb. (1967) senkt ACTH (im Gegensatz zu Cortisol) den erhöhten und den normalen Triglyzeridspiegel und wird deshalb von dieser Forschergruppe therapeutisch bevorzugt.

In seltenen Fällen kann sich eine mediastinale Lipomatose entwickeln (TEATES 1970).

Episternaler Fettkörper

LUCENA u. Mitarb. (1966) berichten über die Beobachtung einer *episternalen Fettansammlung* in einer Ausdehnung von 4 bis 6 cm ohne sonstige Fettverteilungsstörung und ohne Cushing-Symptomatik bei 3 Patienten (43, 51, 55 Jahre), welche höhere Steroiddosen über einige Monate erhalten hatten. Nach Absetzen bildete sich die Störung wieder zurück.

Literatur

Lucena, G. E. u. Mitarb.: New Engl. J. Med. 275 (1966), 834.
Bagade, J. D., D. Porte, jr., E. L. Bierman: J. Amer. med. Ass. 211 (1970), 313.
Dexter, R. N. u. Mitarb.: Endocrinology 81 (1967), 1185.
Friedmann, M. u. Mitarb.: J. clin. Endocr. 27 (1967), 775.
Hollmann, M., K. F. Weinges: Med. u. Ernähr. 12 (1971), 97.
Jeanrenaud, B.: 7. Jahrestg. d. Diabetes des Hôtel Dieu; ref. Med. Tribune 1 (1966).
Koltermann, O. G.: 35. Annual Meeting Amer. Rheumatism Ass.; ref. Med. Tribune 45 (1971), 15.
Lloyd, B. J. u. Mitarb.: Proc. Soc. exp. Biol. (N. Y.) 125 (1967), 1187.
Spain, D. M.: Iatrogene rKankheiten. Thieme, Stuttgart 1967.
Teates, C. D.: Radiology 96 (1970), 501.

Eingriffe in gewebliche Vorgänge

Entzündungshemmung

Wenn auch der Wirkungsmechanismus der pharmakodynamischen Therapie noch keineswegs ganz übersehen werden kann, so ist doch gesichert, daß der Angriffspunkt peripher im Gewebe liegt. Letztlich handelt es sich wahrscheinlich um einen Effekt auf molekularbiologischer Ebene durch Stabilisierung der Zell- und Organellenmembranen und Schutz der Lysosomen vor Zerstörung (LABHART 1971). Der entzündungshemmende Effekt kommt durch einen *Eingriff in alle Phasen der entzündlichen Gewebsreaktion* zustande. Voraussetzung ist, daß eine 4–12fach höhere Hormondosis, als sie der physiologischen Konzentration entspricht, gegeben wird. Dabei treten jedoch auch Wirkungen auf, welche vom therapeutischen Standpunkt aus als ungünstig angesehen werden müssen. Diese können Ursache von Komplikationen sein. Die entzündungshemmende Wirkung der Steroide unterscheidet sich in vieler Hinsicht vom Effekt anderer antiinflammatorisch wirkender Substanzen (SKIDMORE u. TRNAVSKY 1967). Die therapeutisch erwünschte Wirkung geht mit dem glykogenspeichernden Effekt parallel, sie ist also an die Stoffwechselwirkung gebunden. Man hat auch diskutiert, ob die Kortikoide die Wirkung natürlich vorkommender Entzündungsstoffe hemmen bzw. einen Antihistamineffekt im Gewebe besitzen. Letzte Klarheit über alle diese Fragen besteht noch nicht.

Literatur

Asboe-Hansen, G.: Federation Proc. 25 (1966), 1136.
Cline, M. J., K. L. Melmon: Science 153 (1966), 1135; ref.: Selecta 8 (1966), 2996.
Drews, J., A. Wacker: Dtsch. med. Wschr. 91 (1966), 178.
Grégoire, J., Cl. Labram, M. Gout, H. Lestradet: Sem. Hôp. Paris 42 (1966), 288.
Kröner, H., W. Staib: Hippokrates 38 (1967), 709.
Labhart, A.: Klinik der inneren Sekretion, 2. Aufl. Springer, Berlin 1971.
Maurer, R.: Med. Mschr. 21 (1967), 395.
Sekeris, E., N. Lang: Dtsch. med. Wschr. 90 (1965), 1727.
Skidmore, J. F., K. Trnavsky: Some Aspects of anti-inflammatory Drugs, Piestany (CSSR) 1967.

Infektionsrisiko

In der Exsudationsphase werden Leukozytenaustritt und Phagozytose gehemmt; dadurch können sich *bakterielle Erreger und Toxine ausbreiten* – eine u. U. deletäre Komplikation. Deshalb dürfen Kortikosteroide bei bakteriellen Infektionen nur mit gleichzeitiger gezielter antibiotischer Therapie verabreicht werden. Auf latent vorhandene bakterielle Infektionen ist besonders zu achten (Tuberkulose, Nebenhöhlen-, Gallenblasen-, Bronchiektasen-, Harnweginfektionen, Osteomyelitis usw.). Die Pyelonephritis, die häufigste Nierenerkrankung, kann unterhalten und chronisch werden; Fabre (1964) stellte in 17% von 148 autoptisch gesicherten Fällen von Pyelonephritis eine vorausgegangene Steroidtherapie fest (s. auch Provokationstest S. 148). Offenbar im Zunehmen sind Exazerbationen unbekannter oder als abgeheilt angesehener Tuberkulosen (Pfaffenberg 1967, Kropp 1969, Werner u. Prechtel 1968, Berger u. Zschoch 1966). Schaich u. Pitz (1968) empfehlen deshalb bei Langfristtherapie von tuberkulinpositiven Patienten eine INH-Prophylaxe. Allerdings weist Kropp (1969) darauf hin, daß eine INH-Prophylaxe die Exazerbation nicht immer verhindern kann, weshalb eine Zweier- oder Dreierkombination mit Tuberkulostatika empfohlen werden muß.

Auch mit Exazerbation einer Pilzinfektion muß gegebenenfalls gerechnet werden (Kelly 1964). Bassermann (1968) hat allerdings auch bei jahrelanger Kortikoidtherapie keine Mykosen gesehen und hält deshalb eine Prophylaxe mit Fungostatika nicht für gerechtfertigt.

Zahnherde gelten dagegen in diesem Sinne nicht als chronischer Infektionsherd; sie stellen daher weder eine Kontraindikation gegen eine Steroidtherapie dar noch erfordern sie besondere Schutzmaßnahmen (Kaiser 1969).

Behinderung der Immunvorgänge

Weiterhin behindern die Kortikoide die *Antikörperbildung* und damit die Immunitätsvorgänge, vermögen sie aber nicht völlig zu unterdrücken. Diese Wirkung kommt dadurch zustande, daß die Bindung Antikörper-Antigen blockiert wird, daß die Invasion antikörperhaltigen Gewebes durch sensibilisierte Zellen verhindert wird, daß die Bildung und Reifung von Lymphozyten und Plasmazellen sowie deren Ausschüttung gehemmt wird und schließlich dadurch, daß die bei Antigen-Antikörper-Reaktionen ablaufende Freisetzung von Kininen gehemmt wird (Labhart 1971). Bei Virusinfektionen, bei welchen es noch keine kausale Therapie gibt, ist die Überwindung des Infektes ausschließlich von der intakten körpereigenen Abwehr abhängig. Die Verabreichung von Steroidhormonen vor Beginn der Immunkörperbildung – d. h. praktisch etwa vor dem 4.–5. Krankheitstag – kann daher zu schwerwiegenden Komplikationen führen. Die praktischen Konsequenzen werden im Kapitel Infektionskrankheiten ausführlich besprochen.

Literatur

Bassermann, Fr. J.: Therapiewoche 18 (1968), 104.
Berger, R., H. Zschoch: Z. 125 (1966), 1.
Dettmer, N.: Dtsch. med. J. 9 (1958), 325.
Fabre, J.: Schweiz. med. Wschr. 94 (1964), 66.
Kaiser, H.: Dtsch. med. Wschr. 94 (1969), 1467.
Kelly, M.: Ann. gen. Pract. 9 (1964), 225.
Kropp, R.: Med. Klin. 64 (1969), 2183.
Labhart, A.: Klinik der inneren Sekretion, 2. Aufl. Springer, Berlin 1971.
Pfaffenberg, R.: Z. Tuberk. 127 (1967), 215.
Rentchnick, P.: Schweiz. med. Wschr. 95 (1965), 193.
Schaich, W., G. Pitz: Therapiewoche 18 (1968), 68.
Skidmore, J. F., K. Trnavsky: Some Aspects of antiinflammatory Drugs. Piestany (CSSR) 1967.
Werner, T., K. Prechtel: Münch. med. Wschr. 110 (1968) 1118.

Störung der Wundheilung

Aufgrund ihres negativen Einflusses auf den Eiweißhaushalt und ihrer Beeinträchtigung der Fibroblastenaktivität (s. S. 3) ist es verständlich, daß die Kortikosteroide in der Granulationsphase der Entzündung die Faserbildung und damit die Vernarbung behindern. Daraus resultiert, daß die *Wundheilung* beeinträchtigt werden kann. Diese Gefahr ist aufgrund experimenteller Untersuchungen schon lange bekannt. In praxi sind diese Komplikationen relativ selten (Steiner 1964, Rehder u. Enquist 1967, Mohing). Immerhin weist Prohaska (1966) darauf hin, daß der Vernarbungsgrad eines nicht Vorbehandelten vom 9. Tag bei Patienten mit Dauercortisontherapie erst am 16. Tag erreicht wird. Green (1965) beobachtete bei 38 unter Cortisondauertherapie durchgeführten großen Operationen (Splenektomie, Kolektomie) dreimal einen Platzbauch.

Dennoch darf diese mögliche Gefahr nicht von einer indizierten Operation abhalten. Im übrigen ist eine einmalige Gabe – und wahrscheinlich auch eine kurzfristige Therapie – hinsichtlich der Wundheilung ungefährlich (Lindner 1964, Mohr 1967).

Als Vorsichtsmaßnahme bei Operationen eines Patienten mit Dauercortisonbehandlung empfiehlt Steiner (1964) die Hautnähte bis zum 15. Tag post operationem zu belassen.

Literatur

Ehers, P. N.: Langenbecks Arch. klin. Chir. 301 (1962), 740.
Green, J. P.: Brit. J. Surg. 52 (1965), 523, ref. Z. org. Chir. 190 (1966), 11.
Härtel, P., G. Maurer: Cortisonschäden in der Chirurgie. Enke, Stuttgart 1969.
Lindner, A.: Wien. med. Wschr. 114 (1964), 771.
Maurer, G.: Arch. klin. Chir. 319 (1967), 147.
Mohing, W.: Pers. Mitteilung.
Mohr, H.-J.: Hippokrates 38 (1967), 125.
Prohaska, J. V.: J. Amer. med. Ass. 195 (1966), 42.
Rehder, E., I. F. Enquist: Arch. Surg. 94 (1967), 74; ref. Z. org. Chir. 194 (1967) 263.
Sedlarik, K.: Zbl. Chir. 96 (1971), 1139.
Steiner, H.: Z. ärztl. Fortb. 53 (1964), 283.

Ulkusentstehung

Seit Beginn der Cortisonära gilt als gesichert, daß diese Therapie die Bildung von Magen- und Zwölffingerdarmgeschwüren begünstigt. Es ist bekannt, daß es bei zu Magengeschwürsbildung Disponierten u. U. in wenigen Tagen zu einer Ulkusmanifestation, zu einer Blutung oder zu einer Perforation kommen kann; man spricht von Steroidulkus. Neuere Untersuchungen haben aber wieder Zweifel an dieser als gesichert angesehenen Tatsache aufkommen lassen.

Man nahm aufgrund von Tierversuchen an, daß die Steroide die Säureproduktion vermehren; Hirschowitz u. Mitarb. (1955), Beck u. Mitarb. (1960), Rausch-Stroomann (1966) konnten diese Annahme für den Menschen nicht bestätigen. Neuerdings hat allerdings Seifert (1970, 1971) nachgewiesen, daß es bei hohen Dosen (100 mg Prednisolon/die über eine Woche) –

jedoch nicht bei allen Probanden – zu einer Säurestimulierung kam, welche bei gleicher Dosis Fluorcortolon geringer war. Strickland u. Mitarb. (1969) gaben 20 mg Prednisolon über einen Monat und fanden einen zwar geringen, aber im Vergleich zu einer nicht mit Steroiden behandelten Kontrollgruppe signifikanten Anstieg der Säurekonzentration, allerdings ohne histologische Veränderungen der Schleimhaut und ohne daß ein Ulkus entstanden wäre.

Für die Entstehung des Steroidulkus wurde auch eine Verminderung der Schleimproduktion bzw. eine Änderung in der Zusammensetzung des Magenschleimes postuliert; Desballetts u. Menguy (1967) konnten diese Vermutung entkräften.

Sogar die aus dem Wirkungsprinzip der Kortikoide abzuleitende Verminderung der Regenerationsfähigkeit des Magenschleimhautepithels wurde nach Untersuchungen von Janowitz u. Mitarb. (1958) fragwürdig.

Histologische Untersuchungen in der Mayo-Klinik konnten keinen Unterschied zwischen Steroidulkus und spontan entstandenem Geschwür nachweisen (Garb u. Mitarb. 1965). Kiersner (1966) bestätigt diese Tatsache und fand im übrigen bei 57 Steroidulzera auch keine Korrelation zu dem eingenommenen Steroidpräparat, zur Dosis und Dauer der Therapie. Martin u. Menguy (1970) konnten allerdings experimentell eine Hemmung der Regeneration der Oberflächenzellen nachweisen. Verschiedene Statistiken ergaben, daß Ulzera hauptsächlich bei steroidbehandelten Rheumatikern auftraten; zwischen chronischer Polyarthritis und Ulkusentstehung bestehen aber auch ohne therapeutische Einflüsse direkte Beziehungen (Gilbert 1966, Atwater u. Mitarb. 1965, Bowen u. Mitarb. 1960, Cooke 1967). Gilbert fand bei mit Salizyl behandelten Rheumatikern 1,4 %, bei Phenylbutazon therapierten 1,8% und bei unter Steroiden stehenden 2,7% Ulzera.

Man muß also mit Menguy (1967) sagen, daß die Ulkusentstehung durch Steroide noch nicht wissenschaftlich gesichert ist. An der klinischen Erfahrung gehäufter Magenbeschwerden und Auftreten eines Ulkus, evtl. mit Komplikationen, kann trotzdem kein Zweifel sein.

Deshalb sollten Patienten mit Ulkusanamnese von einer längerdauernden Cortisontherapie ausgeschlossen werden; außerdem muß bei jeder Behandlung auf Magenbeschwerden besonders geachtet werden. Wendenburg u. Lassrich (1967) empfehlen bei Dauertherapie regelmäßige Routineröntgenuntersuchungen des Magens, weil das Steroidulkus manchmal keine Beschwerden macht. Magenempfindlichen verordnet man von vornherein zusätzlich ein Antazidum.

Am gravierendsten sind Perforationen eines Ulkus während einer Steroidtherapie, weil sie meist die typische Symptomatik vermissen lassen. Die entzündungshemmende Wirkung der Kortikoide verhindert im Beginn das Auftreten einer Peritonitis mit dem für die Indikationsstellung für den Chirurgen so wichtigen „bretttharten Bauch“. Ein stärkerer, in kurzer Zeit nicht verschwindender Bauchschmerz sollte daher unter den gegebenen Umständen Anlaß zu einer Laparotomie sein. Wenn die typischen klinischen Zeichen ausgebildet sind, ist meist so viel Zeit vergangen, daß der Eingriff das Leben des Patienten nicht mehr retten kann.

In diesem Zusammenhang muß darauf hingewiesen werden, daß auch andere Perforationen durch Steroide larviert verlaufen können; Pfarschner

(1967) beschrieb die symptomlose Perforation eines Kolonkarzinoms mit Ausbildung eines retroperitonealen Senkungsabszesses.

Obwohl diese Störungen Folge der allgemeinen Hormonwirkung sind, treten sie erfahrungsgemäß bei parenteraler Anwendung der Kortikoide seltener auf. Dies hängt offenbar mit der geringeren Konzentration im Magen zusammen. Durch Übergang auf intravenöse oder intramuskuläre Applikation, notfalls auch durch rektale Anwendung, kann daher eine absolut indizierte Behandlung – selbst bei bestehender Kontraindikation von seiten des Magens – risikoärmer durchgeführt werden. Dies sollte jedoch der Klinik vorbehalten bleiben.

Die Häufigkeit von Magenerscheinungen ist vielleicht bei den verschiedenen Präparaten unterschiedlich. Unter 6-Methylprednisolon, 16-Methylenprednisolon und Fluorcortolon scheinen sie seltener aufzutreten als bei den übrigen Kortikoiden.

Akute Pankreatitis

Im Zusammenhang mit den möglichen Komplikationen von seiten des Magens sei darauf hingewiesen, daß LINDNER (1964) 6mal unter Prednisontherapie einer Leberzirrhose eine tödliche *Pankreasnekrose* beobachtet hat. Ähnliche Beobachtungen sind inzwischen von verschiedenen Seiten gemacht worden (z. B. GÜLZOW 1967, RIEMENSCHNEIDER u. Mitarb. 1968). Bei plötzlich auftretenden Beschwerden im Oberbauch während einer Steroidtherapie denke man also nicht nur an ein Ulkus, sondern auch an die Möglichkeit einer Pankreatitis. GÜLZOW hat diesen Fragen eine Studie gewidmet und kommt zu dem Schluß, daß unter Kortikoiden funktionelle und morphologische Veränderungen am Pankreas auftreten können, die man als metabolische Pankreatitis deuten muß. Die Einwirkung geht offensichtlich über den Proteinstoffwechsel und die Enzyme und entspricht vermutlich den Vorgängen, welche zur Ulkusbildung führen. Bei Pankreasgesunden dürften keine Störungen zu erwarten sein; das Auftreten dieser Komplikation setzt eine latente Pankreaserkrankung voraus. Die Komplikation ist insgesamt selten und berechtigt nicht, von einer indizierten Steroidtherapie abzusehen.

Literatur

Altwater, E. C., E. S. Mongan, D. R. Wieche, R. F. Jacox: rch. intern. Med. 115 (1965), 185.
Beck, I. T., H. W. Fletscher, R. D. McKenna, H. Griff: Gastroenterology 38 (1960), 740.
Bowen, R. jr. u. Mitarb.: Proc, Mayo Clin. 35 (1960), 537.
Cooke, A. R.: Gastroenterology 53 (1967), 506.
Cooke, A. R.: Amer. J. dig. Dis. 12 (1967), 323.
Desbaillets, L., R. Menguy: Amer. J. dig. Dis. 12 (1967), 582.
Garb, A. E., E. H. Soule, L. G. Bartholomew, J. D. Cain; Arch. int. Med. 116 (1965), 12.
Gilbert, F. B.: Acta rheum. scand. 12 (1966), 112.
Gülzow, M.: Z. ges. inn. Med. 22 (1967), 161.
Halter, F.: Jahresversammlung der Schweiz. Ges. f. Gastroenterologie.
Hirschowitz, B. J., D. H. D. Streeten, H.-M. Pollard, H. Boldt: J. Amer. med. Ass. 158 (1955), 27.
Janowitz, H. D., V. A. Weinstein, R. G. Sehar, C. F. Cereghini, F. Hollander, Gastroenterology 34 (1958), 749.
Kiersner, J. B.: Gastroenterology 51 (1966) 403.
Lindner, H.: Dtsch. med. Wschr. 89 (1964), 833.
Lindner, H.: In: Pathogenese, Diagnostik, Klinik und Therapie der Erkrankungen des exokrinen Pankreas, (hrsg. von Henning u. Mitarb., Schattauer, Stuttgart 1964.
Martin, M., R. Menguy: Gastroenterology 58 (1970), 329.
Menguy, R.: Amer. J. dig. Dis. 12 (1967), 749.
Pfarschner, W.: Med. Klin. 62 (1967), 1391.
Rausch-Stroomann, J.-G.: Gastroenterology 105 (1966), 65.
Riemenschneider, T. A. u. Mitarb.: Pediatrics 41 (1968), 428.
Roberts, A. H.: Brit. med. J. 1970/I, 95.
Seifert, E.: Med. Welt 21 (1970), 2127.
Seifert, E.: Med. Mitt. Schering 32 (1971), 2.
Strickland, R. G., J. M. Fisher, K. B. Taylor: Gastroenterology 56 (1969), 675.
Wendenburg, H. H., M. A. Lassrich: Med. Klin. 62 (1967), 418.

Mißbildungen

Da auch die Entwicklung eines Feten von der Proliferationsfähigkeit des Gewebes abhängig ist, hat man die Frage, ob die Cortisonbehandlung einer Schwangeren zu Schädigungen oder *Mißbildungen des Feten* führen könne, seit Jahren mit großer Aufmerksamkeit verfolgt. Nachdem BAXTER u. FRASER 1950 im Tierexperiment erstmalig die teratogene Wirkung von Cortison beobachtet hatten, ist das Auftreten von Gaumenspalten bei Mäusen und Ratten mehrfach bestätigt worden (z. B. APGAR 1966, WALKER 1967). Nach WALKER bestehen auch deutliche Unterschiede in der teratogenen Wirkung der einzelnen Kortikoide: Bei äquivalenten Dosen war Triamcinolon am stärksten, Dexamethason und Prednison fast gleich schädlich, Cortison und Betamethason wesentlich weniger nachteilig und Methylprednisolon sogar ohne teratogenen Effekt. Allerdings konnten die Ergebnisse der Autoren, welche sehr hohe Dosen und diese gleich zu Beginn der Gravidität gegeben hatten, von anderen Untersuchern nicht bestätigt werden (z. B. KALTER u. WARKANY 1959, LOHMEYER 1962).

Beim Menschen sind bisher nur in Einzelfällen Gaumenspalten beobachtet worden. BONGIOVANNI u. MCPADDEN (1960) fanden bei 260 mit Cortison behandelten Frauen zwei Fälle, wobei die Mütter beider hohe Dosen in den ersten 3 Schwangerschaftsmonaten genommen hatten. Man hat dagegen eingewendet, daß es sich dabei um die „normale Rate“ an Gaumenspalten handle. FRASER (1962) glaubt dies nicht; er meint, daß am Zusammenhang kein Zweifel sein könne, wenngleich die Gefahr insgesamt gering sei.

Behandlung Schwangerer

Demgegenüber weisen viele Geburtshelfer darauf hin, daß sie keine Schäden beobachtet haben und daß aus diesem Grunde die Schwangerschaft keine Kontraindikation gegen eine begründete Cortisontherapie darstellt (ROLF 1966, STEVANOVIC 1966, MULLER u. Mitarb. 1965, DÖRING 1965). STAMM (1970) faßt die Stellungnahme in dem lapidaren Satz zusammen: Kortikoidtherapie der Mutter ist schadlos. Dennoch raten alle, bei Schwangeren die Indikation besonders streng zu stellen, die Behandlung mit möglichst niedrigen Dosen und so kurz wie möglich durchzuführen. Besondere Zurückhaltung ist in den ersten 3 Monaten der Gravidität, also vor der Ausbildung der kindlichen Organe, zu empfehlen. Keinesfalls darf aber auf eine vital indizierte Steroidtherapie aus Angst vor derartigen Schäden verzichtet werden.

Neugeborenes einer cortisonbehandelten Mutter

Von besonderer Bedeutung ist in diesem Zusammenhang, daß die Cortisonbehandlung einer Frau gegen Ende der Schwangerschaft zu einer Hemmung des Hypophysen-Nebennierenrinden-Systems auch beim Kinde führen kann: Das *Neugeborene* kann also mit den *Erscheinungen einer Nebennierenrindeninsuffizienz* zur Welt kommen. Wenn dies auch nicht in jedem Falle eintritt (STAEMMLER 1960), so liegen doch Einzelbeobachtungen hierüber vor (HOTTINGER 1963, LOHMEYER 1962, OPPENHEIMER 1965, MCKAY 1969). Wenn also das Kind einer cortisonbehandelten Mutter nicht richtig gedeiht oder gar in einen bedrohlichen Zustand gerät, muß man sofort eine Substitutionstherapie einleiten. Nach HOTTINGER soll man täglich 10 mg Cortison geben und die Behandlung nach wenigen Tagen vorsichtig abbauen.

Literatur

Any Questions: Brit. med. J. 1967/IV, 469.
Apgar, V.: Anästhesist 15 (1966), 289.
Arzneimittelbrief 2 (1968), 7.
Baxter, H., F. C. Fraser; zit. nach J. U. S. Harris, J. Ross: Lancet 1956/I, 1045.
Bongiovanni, A. M., A. J. McPadden: Fertil. and Steril. 11 (1960), 181.

Döring, G. K.: Dtsch. med. Wschr. 90 (1965), 1789.
Fraser, F. C.: Brit. med. J. 1962/II, 479.
Fraser, F. C., B. E. Walker, D. G. Trasler: Pedriatrics Suppl. 19 (1957), 782.
Funck, H., H. Kaiser, E. Scheidle, K. Voelker, O. Weickert: Münch. med. Wschr. 107 (1965), 1694.
Helwig: Ther. d. Gegenw. 106 (1967), 628.
Hottinger, A.: Schweiz. med. Wschr. 93 (1963), 201.
Kalter, H., J. Warkany: Physiol. Rev. 39 (1959), 69.
Lohmeyer, H.: Med. Welt 13 (1962), 2613.
Mc.Kay: Texbook of Pediatrics. Saunders, 1969.
Merz, W. R., K. Garder: Rev. méd. Suisse rom. 84 (1964), 89.
Muller, P. u. M.: Soc. Nation. Gynéc. et Obst. de Strasbourg; ref.: Presse méd. 73 (1965), 2639.
Oppenheimer, E. H.: Johns Hopk. Hosp. Rep. 114 (1964), 146; ref. Kongr.-Zbl. ges. inn. Med. 272 (1965), 119.
Rolf, B. B.: Amer. J. Obstet. Gynec. 95 (1966), 339.
Staemmler, H.-J.: Klin. Wschr. 38 (1960), 97.
Stamm, H.: Med. Klin. 65 (1970), 1809.
Stevanović, D. V.: Hautarzt 17 (1966), 118.
Walker, B. E.: Proc. Soc. exp. Biol. (N.Y.) 125 (1967), 1281.
Warell, D. W., R. Taylor: Lancet 1968/I, 117.
Yackel, D. B., R. D. Kempers, W. M. MacConnahey: Amer. J. Obstet. Gynec. 96 (1966).

Wachstumsstörungen

Da Hemmung des Wachstums und der Knochenentwicklung zum klinischen Bild des spontanen Cushing-Syndroms gehören, ist es nicht verwunderlich, daß ein therapeutisch induzierter Hyperkortizismus diese „Nebenwirkung“ ebenfalls aufweist.

Das Wachstum wird durch eiweißanabole Hormone gefördert; in erster Linie durch das somatotrope Hormon des Hypophysenvorderlappens (STH), in der Pubertätsphase auch durch die in Gonaden und Nebennierenrinde produzierten Androgene. Ein Überschuß an katabol wirksamen Hormonen, wie den Glukokortikosteroiden, führt dagegen zur Wachstumshemmung.

Hartog u. Mitarb. (1964), Frantz u. Rabkin (1964) sowie Stempel u. Mitarb. (1968) nehmen eine Hemmung der STH-Produktion durch die Kortikoide an, weil sie eine verminderte hormonale Antwort auf Insulinhypoglykämie fanden. Die meisten Experten stehen jedoch auf dem Standpunkt, daß die Bildung des Wachstumshormons nicht behindert wird, sondern daß die Kortikoide die Empfindlichkeit des peripheren Gewebes für den Wuchsstoff vermindern (Morris u. Mitarb. 1968, Martin u. Mitarb. 1968, Root u. Mitarb. 1969, Thorn 1970).

Im übrigen werden auch steroidinduzierte Störungen des Knorpelstoffwechsels (Wells u. Kendall 1940) sowie eine Behinderung der enteralen Kalziumresorption und damit ein Anti-Vitamin-D-Effekt (Thorn 1970) für die Wachstumshemmung mitverantwortlich gemacht.

Schon seit 1956 weiß man durch die Untersuchungen von Blodgett u. Mitarb., daß nach Absetzen einer Steroidtherapie das Wachstum nachgeholt werden kann, sofern das physiologische Skelettwachstum noch nicht beendet ist. Freilich kann das Wachstum in Einzelfällen auch nach Beendigung der Steroidtherapie ausbleiben (Friedman u. Strang 1966).

Wichtig ist, daß die Wachstumshemmung von Dosis und Dauer der Steroidtherapie, vom Präparat, der Art und dem Zeitpunkt der Steroidapplikation sowie schließlich auch vom Alter und Geschlecht des Patienten und der Grundkrankheit abhängig ist.

Selbstverständlich sollte bei Kindern eine Langzeitbehandlung, wenn irgend möglich, vermieden werden. Das läßt sich bei schwerem Asthma, bei progressiver chronischer Polyarthritis und nephrotischem Syndrom häufig nicht erreichen.

Dann sollten zumindest keine fluorierten Präparate gegeben werden, da diese eine stärker katabole Wirkung haben (Laron u. Pertzelan 1968) und es sollten keine Depotpräparate i. m. appliziert werden (STEMPEL u. Mitarb. 1968).

Es kann heute als erwiesen gelten, daß die Wachstumshemmung geringer ist, wenn eine Steroiddauertherapie nach dem Vorschlag von LANGE u. Mitarb. (1959) intermittierend durchgeführt wird. Die heute als optimal angesehene alternierende Therapie (d. h. Steroidgabe nur jeden 2. Tag) ist ja auch wegen der geringeren Hemmwirkung auf den Hypophysenvorderlappen und damit der Vermeidung vieler Komplikationen anzustreben.

Auch scheint die Dauertherapie mit ACTH das Wachstum weniger stark zu behindern als die Anwendung synthetischer Glukorkortikoide (FRIEDMAN u. STRANG 1966, STOEBER 1969, THORN 1970).

Durch exogene Zufuhr von Wachstumshormon kann die Wachstumshemmung dagegen nicht verhindert werden, wie sich das aus den oben gemachten Ausführungen ergibt. Von Anabolikagaben ist abzuraten, da sie das Wachstum nicht begünstigen, aber zum vorzeitigen Epiphysenschluß führen (LENNOCH u. Mitarb. 1968). Eher scheint eine Vitamin-D-Behandlung günstig (THORN 1970), doch ist auch hierüber das letzte Wort noch nicht gesprochen.

Literatur

Blodgett, F. M., L. Burgin, D. Lezzoni, D. Gribetz, N. B. Talbot: New Engl. J. Med. 254 (1956), 636.
Breuer, H.: Dtsch. med. Wschr. 90 (1965), 277.
Frantz, A. G., M. T. Rabkin: New Engl. J. Med. 271 (1964), 1375.
Friedman, M., L. B. Strang: Lancet 1966/II, 568.
Harter, J. G., W. J. Reddy, G. W. Thorn: New Engl. J. Med. 269 (1963), 591.
Hartog, M., M. A. Gaafar, R. Frazer: Lancet 1964/II, 376.
Lange, K., G. Treser, L. Slobody, E. Wassermann: Dtsch. med. Wschr. 84 (1959), 1442.
Laron, Z., A. Pertzelan: J. Pediat. 73 (1968), 774.
Lennoch, F. u. Mitarb.: Wien. med. Wschr. 118 (1968), 1099.
Martin, M. M., F. Gaboardi, S. Pedolsky, S. Raiti, P. L. Calcagno: New Engl. J. Med. 279 (1968), 273.
Morris, H. G., J. R. Jorgensen, H. Elrick, R. E. Goldsmith: J. clin. Invest. 47 (1968), 436.
Morris, H. G., J. R. Jorgensen, S. A. Jenkins: J. clin. Invest. 47 (1968), 427.
Norman, A. P.: In: Recent Advances in Paediatrics, 3. Aufl., hrsg. von D. Gardiner. Churchill, London 1965.
Root, A. W., A. M. Bongiovanni, W. R. Eberlein: Pediatrics 75 (1969), 826.
Shahidi, N. T., J. R. Crigler: J. Pediat. 70 (1967), 233; ref.: Zbl. Kinderheilk. 103 (1967), 48.
Stempel, R. S., B. Sheiholislam, H. E. Lebovitz, E. Allen, R. C. Francs: J. Pediat. 78 (1968), 767.
Stoeber, E.: Vortrag 12. Internat. Rheumatologie-Kongreß Prag 1969 (Abstracts).
Thorn, G. W.: Schweiz. med. Wschr. 100 (1970), 1625.
Wells, B. B., E. C. Kendall: Proc. Mayo Clinic 15 (1940), 324.

Beeinflussung von Psyche und Nervensystem

Einfluß auf die Psyche

Ein stimulierender *Einfluß auf die Psyche* gilt als typische Wirkung einer pharmakodynamischen Kortikosteroidtherapie. Er wird in 30–50% der behandelten Patienten beobachtet (ROOS 1965) und hängt neben der Persönlichkeitsstruktur auch von Höhe und Dauer der Medikation sowie vom verwendeten Präparat ab (s. u.). Vor allem bei chronisch Kranken ist diese Wirkung meist erfreulich. Sie kann aber übersteigert auftreten und zu psychomotorischer Unruhe und Ideenflucht führen; nach ROOS beträgt die Häufigkeit dieser Erscheinungen etwa 5%. Noch seltener (unter 1% nach BLEULER [1961] sowie KLEINSORGE [1966]) wurden allerdings unter höher dosierter Dauertherapie Psychosen, überwiegend Depressionen, beobachtet. Es handelt sich hierbei nicht um eine echte „Cortisonpsychose", sondern um unspezifische psychische Störungen, wie sie auch bei anderen medikamentösen Behandlungen gelegentlich auftreten, und zwar im Sinne des akuten exogenen Reaktionstypus BONHOEFFER. Die Störung hat immer eine gute Prognose. Hinzuziehung eines Psychiaters und langsames Absetzen der Steroidtherapie sind erforderlich. WEINGÄRTNER (1965) hat darauf hingewiesen, daß depressive Zustände auch bei prämorbid gesunden Kindern vorkommen können; auch bei ihnen war die Prognose günstig.

Zu berücksichtigen ist weiterhin, daß die psychomotorisch anregende Wirkung bei Dexamethason am stärksten ist, bei 6-Methylprednisolon und 16-Methylenprednisolon dagegen praktisch ganz fehlt. Gegebenenfalls wird sich also ein Präparatewechsel empfehlen.

Jedenfalls sollte man bei Patienten mit einer psychiatrischen Anamnese eine Dauertherapie nach Möglichkeit vermeiden; eine absolute Kontraindikation ergibt sich daraus jedoch nicht.

Nicht zu unterschätzen ist natürlich auch die Frage einer Gewöhnung an Kortikoide, welche schließlich zur Abhängigkeit führen kann, so daß – wie KLEINSORGE (1966) schreibt – „der Gebrauch des Terminus Sucht nur noch eine Frage der Definition ist“. Auch hierbei handelt es sich sicher um präformierte Persönlichkeiten, welche genau so gut von anderen Medikamenten abhängig werden können. Eine echte Sucht im pharmakologischen Sinn gibt es bei den Kortikoiden nicht, weshalb auch der von JESSERER (1971) geprägte Ausdruck Cortisonismus (in Anlehnung an Alkoholismus und Morphinismus) in dieser Form sicher nicht berechtigt ist.

Vegetative Störungen

Daß eine so eingreifende Therapie bei labilen Patienten gelegentlich zu *vegetativ-nervösen Störungen* und Beschwerden (Schlafstörungen, Nervosität, Herzklopfen, Schwitzen u. a.) führen kann, ist nicht verwunderlich. Diese Erscheinungen sind grundsätzlich harmlos und erfordern keine Unterbrechung der Therapie. Gegebenenfalls verordnet man ein leichtes Sedativum.

Literatur

Bleuler, M.: Praxis 50 (1961), 249.
Breuer, H.: Dtsch. med. Wschr. 90 (1965), 277.
Jesserer, H.: Therapiewoche 21 (1971), 1884.
Kleinsorge, H.: Therap. d. Gegenw. 105 (1966), 670.
Pohl, Ö., G. Haits: Nervenarzt 37 (1966), 406.
Roos, W.: Med. Welt 1965, 2167.
Suchenwirth, R.: Med. Welt (1968), 598.
Steinbach, M.: Med. Welt 17 (1966), 294.
Weingärtner, L.: Arch. Kinderheilk. 172 (1965), 117.

Hirndruck

Hauptsächlich von kinderärztlicher Seite wird immer wieder einmal darauf hingewiesen, daß sich im Verlauf einer langfristigen Kortikoidtherapie bzw. beim Reduzieren der Dosis ein typisches *Hirndruckbild* – sog. Pseudotumor cerebri – entwickeln kann. Es treten Kopfschmerzen, Übelkeit und Erbrechen auf – Symptome, welche mit der Grundkrankheit nichts zu tun haben. Objektiv findet man Papillenödem, gesteigerten Liquordruck, allgemeine EEG-Veränderungen. In schweren Fällen können Gesichtfeldeinschränkungen, Hirnnervenlähmung, Bewußtseinstrübung und Krämpfe auftreten. Das Syndrom ist bei Erwachsenen sehr selten (IVEY u. DEN BESTEN 1969).

Die Ursache dieser Störung ist nicht geklärt; ein Zusammenhang mit dem sog. Entzugssyndrom (s. S. 32) ist möglich. Auffallend ist, daß in vielen Fällen Triamcinolon verwendet wurde.

Die Prognose ist meist gut; ECKLER u. Mitarb. (1966) haben allerdings 2 Todesfälle im Hirndruck beobachtet.

Tritt die Symptomatik ohne Dosisreduktion auf, so wird man die Steroidtherapie langsam absetzen und insbesondere von Triamcinolon auf ein anderes Steroid umsetzen. Sind die Erscheinungen durch eine Verminderung der Dosis ausgelöst worden, empfiehlt sich vorübergehende Wiederaufnahme der früheren Erhaltungsdosis und ganz langsame Dosisreduktion sowie ebenfalls Umsetzen auf ein nicht fluoriertes Steroid.

In diesem Zusammenhang sei auf die kuriose Tatsache hingewiesen, daß der Hirndruck auch als Indikation für eine Steroidtherapie angesehen wird (s. S. 174).

Literatur

Chaptal, J.: Presse méd. 73 (1965), 2173.
Eckler, E.: D. Schönberg, J. R. Bierich: Mschr. Kinderheilk. 114 (1966), 271.
Editorial: Lancet 1964/II, 1052.
Ivey, K. J., L. Den Besten: J. Amer. med. Ass. 208 (1969), 1698.
Jolly, H.: Lancet 1960/I, 42.
Laurance, B. M.: Lancet 1960/I, 701.
Sneddon, I. B.: Lancet 1960/I, 42.
Turiaf, J., G. Basset, R. Georges, Y. Jeanjean, J. P. Battesti: Poumon 19 (1963), 10.
Walker, A. E., J. J. Adamkiewicz: J. Amer. med. Ass. 188 (1964), 779.
Warin, R. P., C. D. Evans: Lancet 1960/I, 42.

Auswirkungen auf das Skelettsystem

Osteoporose

Daß unter Steroidtherapie eine Osteoporose entstehen kann, ist schon sehr lange bekannt. Dennoch wird über ihre Ursache und ihre Häufigkeit immer noch diskutiert. Tatsache ist jedenfalls, daß die Osteoporose zu den gravierendsten Komplikationen einer Steroidtherapie gehört (LABHART 1966).

Jahrelang war man der Überzeugung, daß die Osteoporose – entsprechend der These von ALBRIGHT u. REIFENSTEIN (1948) – eine unmittelbare Folge der katabolen bzw. der antianabolen Wirkung der Steroide sei (s . S. 35), d. h. auf einem verminderten Aufbau der osteoiden Matrix beruhe. Andere Schulen (z. B. NORDIN 1962, HEARNY u. WHEDON 1958, HIOCO 1966) haben eine Störung des Kalziumstoffwechsels in den Vordergrund gerückt. Tatsächlich lassen sich eine verminderte Kalkresorption, ein verlangsamter Kalkumsatz und eine vermehrte Ca-Phosphatausscheidung unter Steroiden nachweisen. Dafür könnte der bekannte Anti-Vitamin-D-Effekt verantwortlich gemacht werden (KAPLAN, LÉRY u. LÉRY 1970).

JESSERER (1968) hat schon seit Jahren darauf hingewiesen, daß es sich bei der Steroidosteoporose nicht nur um eine Rarefikation des Knochens, sondern auch um eine qualitative Störung handle, das heißt, daß der neu entstehende Knochen eine abnorme morphologische und chemische Struktur aufweise. ELLEGAST (1966) konnte röntgenologisch bestätigen, daß die steroidbedingten Struktur- und Formveränderungen an Wirbelkörpern von der Involutionsosteoporose zu unterscheiden sind, da sie neben der Atrophie auch eine abnorme Knochenproliferation aufweisen. Außerdem fand ELLEGAST auch porotische Veränderungen am Schädel und an den Extremitätenknochen, welche üblicherweise bei der präsenilen Osteoporose nicht vorkommen. Schließlich kommt es nach Brüchen zu einer Pseudokallusbildung (DIHLMANN 1965), d. h. zu bandförmigen Verdichtungen in der Nähe der Abschlußplatten, welche einen „samtartigen“ Eindruck machen. JESSERER u. ZEITLHOFER (1967) haben auch den histologischen Nachweis dafür erbracht, daß das unter Kortikoideinfluß gebildete Stütz- und Bindegewebe zur Proliferation neigt, wenn es besonderer Beanspruchung ausgesetzt ist. Die Autoren sehen diese Tendenz zur Hyperplasie als Ausdruck einer Gewebsminderwertigkeit an.

Es handelt sich also bei der Steroidosteoporose zweifellos um einen von der Involutionsosteoporose verschiedenen Entstehungsmechanismus. Über ihre Häufigkeit sind die Meinungen ebenfalls geteilt. Nach VIGNON u. Mitarb. (1967) sind die mit Cortison behandelten Rheumatiker nicht häufiger von Osteoporose befallen als die nicht damit behandelten, aber sie haben – einmal davon betroffen – einen schwereren Verlauf. Nach RYCKEWAERT u. Mitarb. (1971) ist dagegen die Häufigkeit einer Osteoporose bei mit Cortison behandelten Rheumatikern signifikant größer als bei nicht mit Steroiden behandelten, insbesondere in der Gruppe der 40- bis 60jährigen. Auch SAVILLE (1970) fand eine deutliche Differenz: 28% bei den nicht mit Kortikoiden behandelten und 33% bei den mit Cortison behandelten. Interessant ist auch, daß das Risiko der Osteoporose nach RYCKEWAERT abhängig ist von Dosis und Dauer der Behandlung: 7 mg Prednison/die und mehr über 10 Jahre führen in allen Fällen zur Osteoporose.

LENNOCH u. Mitarb. (1968) sind der Ansicht, daß ältere Patienten mit einem ausgedehnten aktiven Rheumatismus, die dazu noch bettlägerig sind, erheblich häufiger und eher eine Osteoporose bekommen. Weniger porosegefährdet sind offenbar Asthmakranke, wie STRESEMANN und KROKOWSKI (1967) zeigen konnten. Betroffen sind vorwiegend ältere Menschen und Frauen, also diejenigen, welche physiologischerweise zur Osteoporose tendieren (DAMBACHER u. Mitarb. 1971). Im übrigen besteht sicher auch ein individueller Dispositionsfaktor, der freilich nicht zu erfassen ist (LABHART 1966).

Sicher ist jedenfalls, daß man im Hinblick auf die Osteoporose eine längerdauernde und hochdosierte Steroidtherapie wenn irgendmöglich vermeiden sollte. Das ist vor allem deshalb wichtig – und hierin besteht absolute Einigkeit unter den Fachleuten –, weil es keine Möglichkeit einer Prophylaxe und bisher auch keine wirksame Therapie der Steroidosteoporose gibt.

Man wird trotzdem Anabolika und Kalzium (2 g/die) verabreichen und sollte besonderen Wert auf körperliches Training legen. Die Vitamin-D-Therapie ist wieder verlassen worden, da sie wahrscheinlich mehr schadet als nützt (VITALLI 1967). Zu diskutieren ist sie nur, wenn eine Malaziekomponente (erhöhte alkalische Phosphatase) nachgewiesen werden kann (BULLAMORE u. Mitarb. 1970). Ob moderne Therapieversuche mit Phosphaten, Fluor oder Calcitonin einen Gewinn für die Osteoporosetherapie bringen, bleibt abzuwarten (DAMBACHER u. Mitarbeiter 1971). BEICKERT (1971) hat in einem Fall eine eindrucksvolle Besserung einer Steroidosteoporose durch 15monatige Verabreichung von 125 mg Natriumfluorid/die bei Fortsetzung der Prednisonbehandlung mit 12,5 mg/die beobachtet.

Literatur

Albright, F., E. Reifenstein: The Parathyroid Glands and Metabolic Disease. William & Wilkins, Baltimore 1948.
Beickert, A.: Dtsch. Ges. Wesen 26 (1971), 2398.
Bloch-Michel, H., A. Govins, H. Rozenbaum, N. Dussart: Sem. Hôp. 42 (1966), 7.
Bullamore, J. R., J. C. Callagher, R. Wilkinson, B. E. C. Nordin, D. H. Marschall: Lancet 1970/II, 535.
Dambacher, M. A., U. Steiger, H. G. Haas: Med. Klinik 66 (1971), 33.
Dihlmann, W.: Fortschr. Röntg. Str. 103 (1965), 308.
Ellegast, H.: Wien. klin. Wschr. 78 (1966), 903.
Hearny, R. P., G. D. Whedon: J. clin. Endocrin. 18 (1958), 1246.
Hioco, D.: Dtsch. med. Wschr. 91 (1966), 1079.
Jansen, H. H.: Therapiewoche 17 (1967), 1907.

Jesserer, H., J. Zeitlhofer: Arch. klin. Med. 213 (1967), 328.
Jesserer, H.: Therapiewoche 18 (1968), 1895.
Jesserer, H.: Pharmakotherapie des Bewegungsapparates. In: Klinische Pharmakologie und Pharmakotherapie, hrsg. von H. P. Kuemmerle, E. R. Garrett, K. H. Spitzy: Urban & Schwarzenberg, München 1971.
Kaiser, H.: Dtsch. med. Wschr. 92 (1967), 2364.
Kaplan, G.: Presse méd. 77 (1969), 1345.
Koshishi, Y., S. Umchara: Vortrag 12. Int. Rheum. Kongr. Prag.
Labhart, A.: Schweiz. med. Wschr. 96 (1966), 807.
Lennoch, F., C. Dostal, A. Vonkova: Wien. med. Wschr. 118 (1968), 1099.
Léry, N., L. Léry: Accidents thérapeutiques médicamenteux. Masson, Paris 1970.
Myles, A. B. u. Mitarb.: Brit. med. J. 1967/II, 509.
Nordin, B. E. C.: Schweiz. med. Wschr. 92 (1962), 892.
Nordin, B. E. C.: Triangel 6 (1964), 273.
Reisert, P. M.: Med. Klin. 61 (1966), 1021.
Ryckewaert, A., D. Kuntz, N. Debeyre, Ph. Pannequin, S. de Seze: Rev. Rhum. 38 (1971), 489.
Saville, P. D.: Ann. intern. Med. 73 (1970), 1038.
Schattenfroh, C., H. Buse: Dtsch. med. Wschr. 94 (1969), 1070.
Schmidt, U. J., G. Brüschke, G. Schneider, P. Reitzig, I. Kalbe: Dtsch. Ges. Wesen 25 (1970), 669.
Stresemann, E.: E. Krokowski: Klin. Wschr. 45 (1967), 564.
Vignon, G., D. Pansu, J.-C. Bied: Rev. lyon. Méd. 16 (1967), 529.
Vittali, P.: Münch. med. Wschr. 109 (1967), 218.

Osteopsathyrose

Unter Kortikoiden beobachtete man manchmal auch eine vermehrte Brüchigkeit von Knochen, ohne daß sich mit unseren heutigen Mitteln das Bild der Osteoporose erkennen läßt. Man spricht dann von *Osteopsathyrose* (Jesserer 1971).

Knochennekrosen

Die erstmalig von englischen Autoren (Chandler u. Wright 1958) und in der deutschsprachigen Literatur von Uehlinger 1964 als Cortisonschäden beschriebenen aseptischen Knochennekrosen am Hüft- und Schultergelenkkopf mit nachfolgender Gelenkzerstörung sind in der Zwischenzeit vielfach bestätigt worden. Während man zuerst glaubte, daß es sich um die Folgen lokaler Kortikoidapplikation handle, fand man die gleichen Veränderungen auch bei Kranken, welche wegen nicht-rheumatischer Erkrankungen mit Kortikoiden behandelt worden waren und schließlich sogar bei gar nicht mit Cortison behandelten Rheumakranken. Die Analyse des Prager Krankengutes durch Lennoch u. Mitarb. (1968) ergab, daß 54,5% von 215 Rheumatikern mit Hüftkopfnekrose niemals Steroide bekommen hatten. Ähnliche Erfahrungen machten die Finnen Virkkunen u. Mitarb. (1969). Von 120 Patienten mit Hüftkopfnekrose der Klinik Coste in Paris standen nur 28 unter Steroiddauertherapie. Trotzdem kann kein Zweifel sein, daß die Steroide zum mindesten *einen* pathogenetischen Faktor darstellen. Das ergibt sich z. B. aus der Beobachtung von Rodegerts (1969), daß ein 12jähriges Mädchen nach 5monatiger Kortikoidbehandlung wegen einer Colitis ulcerosa eine Hüftkopfnekrose bekam. Nach Ryckewaert (1971) ist die steroidinduzierte Osteonekrose bei niedrigdosierter Behandlung selten, dagegen häufiger bei langfristiger Verabreichung höherer Dosen, wie sie bei multipler Sklerose, Pemphigus und Lupus erythematodes gegeben werden.

Im übrigen können nicht nur der Hüftkopf und der Oberarmkopf, sondern auch – oft gleichzeitig – Knie-, Schulter- und Ellenbogengelenke Nekroseherde aufweisen (Kindermann u. Mitarb. 1971, Léry u. Léry 1970).

Man nimmt heute allgemein an, daß es sich ursächlich um Gefäßverschlüsse handelt. Uehlinger (1964) fand ein Ödem, welches zur Gefäßkompression führte. Jansen (1967, 1968) hat in zwei Fällen eine intraossäre obliterative Arteriopathie nachweisen können. Welfling (1966) sowie Lequesne u. Bensasson (1970) konnten Fettembolien als Ursache der steroidinduzierten Hüftkopfnekrose nachweisen und nahmen an, daß die provozierte Hyperlipidämie ursächlich von Bedeutung ist. Mau (1966) und Hipp (1966) haben Einengung oder Verschluß der Arteria circumflexa femoris bei der Hüftkopfnekrose angiographisch nachweisen können.

Aufgrund der Tatsache, daß die Pathogenese der Hüftkopfnekrose vielschichtig ist und im Einzelfall die Bedeutung einer Cortisontherapie gar nicht sicher abgewogen werden kann (zumal sich nach dem klinischen, röntgenologischen und histologischen Bild keine Besonderheiten erkennen lassen), sind Aussagen über die Häufigkeit dieser Steroidkomplikation kaum zu machen. Die klinische Erfahrung zeigt, daß sie glücklicherweise relativ selten ist. Auch die Angaben von KLÜMPER u. Mitarb. (1967), daß sich die kortikoidinduzierte Knochennekrose 3–13 Monate nach Beginn einer hochdosierten Therapie einstellt und das typische Bild 8–24 Monate nach Behandlungsbeginn erreicht, ist aus diesen Gründen unverbindlich. Allerdings ist auffallend, daß die betroffenen Patienten fast alle auch noch andere Cortisonschäden aufweisen, wie z. B. Cushing, Osteoporose, Myopathie, Diabetes (LÉRY u. LÉRY 1970).

Die primäre Auffassung, daß gerade die intraartikuläre Injektion die Entwicklung einer Hüftkopfnekrose auslösen oder forcieren kann, wird heute noch von JESSERER (1971) vertreten. LEQUESNE u. AMOUROUX (1970) bzw. LEQUESNE u. BENSASSON (1970) ebenso wie ROUX u. Mitarb. (1970) halten die pathogenetische Bedeutung dieser Injektionen für gering.

Daß freilich gehäufte intraartikuläre Injektionen vielleicht nur indirekt durch Überlastung wegen Schmerzfreiheit zu destruierenden Gelenkveränderungen führen können, haben erst jüngst wieder BENTLEY u. GOODFELLOW (1969) festgestellt.

Da die einmal eingetretene Knochennekrose irreversibel und daher nur noch einer operativen Korrektur zugänglich ist (COSTE 1965), stellt sie zweifellos den schwersten aller möglichen Cortisonschäden dar.

Septische Gelenkkomplikationen

Im Zusammenhang mit Gelenkschäden müssen auch *septische Komplikationen* erwähnt werden. Wenn solche nach intraartikulärer Injektion eines Kortikoids auftreten, kann man wohl eine Keimeinschleppung annehmen (s. S. 99 ff.). Es sind aber septische Gelenkerkrankungen mit Nekrose auch nach allgemeiner Steroidtherapie beobachtet worden (MILLS u. Mitarb. 1957, WESSEL u. Mitarb. 1968). SAUDAN u. CHAVANNES (1972) wiesen darauf hin, daß bei mit Cortison dauerbehandelten Rheumatikern durch Hautläsionen pathogene Keime eintreten und zu einer septischen Arthritis mit schlechter Prognose führen können. Wiederum ist interessant, daß STEIGER (1964) 4 Fälle von staphylogen-septischer Nekrose des Hüftgelenkes bei Arthrosekranken publizierte, welche niemals Cortison – weder allgemein noch lokal – erhalten hatten. RIMOIN u. WENNBERG (1966) betonen, daß die chronische Polyarthritis per se zu derartigen Komplikationen neige, ganz besonders bei älteren und dekrepiten Patienten.

Zusammenfassend ist also festzuhalten, daß bei Rheumatikern schwere Gelenkdestruktionen vorkommen können, zu deren Entstehung eine Kortikoidtherapie u. U. fördernd beitragen kann, für welche sie aber nicht die alleinige oder entscheidende Ursache zu sein braucht.

Wachstumsstörungen

Hemmung des Knochenwachstums bei Kindern kann ebenfalls die Folge einer Cortisonlangfristbehandlung sein. Wird die Behandlung vor Beendigung des Skelettwachstums abgebrochen, so ist die Störung reversibel (s. S. 45).

Veränderungen an Dentin und Zahnschmelz

LANZAVECCHIA u. Mitarb. (1967) haben erstmalig darauf hingewiesen, daß bei Kindern, welche über längere Zeit mit hohen Dosen von Kortikoiden behandelt werden, *Veränderungen an Dentin und Zahnschmelz* vorkommen können. Sie haben bei 43 Kindern 42mal solche Befunde erheben können. Weitere Beobachtungen dieser Art sind bisher nicht mitgeteilt worden.

Literatur

Albrecht, W. D.: Orthop. Traumat. 14 (1967), 430.
Bentley, G., J. W. Goodfellow: J. Bone Jt Surg. 51 (1969), 498.
Chandler, G. N., V. Wright: Lancet 1958/II, 661.
Chandler, G. N. u. Mitarb.: Brit. med. J. 1959/I, 952.
Coste, F. u. Mitarb.: Presse méd. 73 (1965), 263.
Dihlmann, D.: Fortschr. Röntgenstr. 103 (1965), 308.
Furst, C., W. K. Smily, B. M. Ansell: Ann. rheum. Dis. 25 (1966), 364.
Hipp, E.: Z. Orthop. 101 (1966), 547.
Jansen, H. H.: Therapiewoche 17 (1967), 1907.
Jansen, H. H.: Pers. Mitteilung Dez. 1967.
Jansen, H. H.: Pers. Mitteilung Jan. 1968.
Jesserer, .: Münch. med. Wschr. 17 (1971), 655.
Jesserer, H., H. Ellegast: Cortisonschäden am Skelett. In: Aktuelle Probleme der inneren Medizin, hrsg. von H. Krosch, W. Kaiser. Martin-Luther-Universität, Halle 1965.
Kaiser, H.: Dtsch. med. Wschr. 92 (1967), 2364.
Kindermann, G., F. Weber, H. Wenderoth: Med. Klin. 64 (1969), 1919.
Lanzavecchia, C. u. Mitarb.: Minerva pediat. 19 (1967), 13.
Leidholt, J. D. u. Mitarb.: J. Amer. med. Ass. 195 (1966), 37.
Lennoch, F., D. Dostál, A. Vonková: Wien. med. Wschr. 118 (1968), 1099.
Lequensne, M., M. Bensasson: Dtsch. med. Wschr. 95 (1970), 698.
Lequesne, M., M. Bensasson: Que penser des détériorations articulaires après cortisonothérapie locale? In: S. de Sèze: L'actualité rhumatologique. L'Expansion, Paris 1970.
Lequesne, M., J. Amouroux: Presse méd. 78 (1970), 1435.
Léry, N., L. Léry: Accidents thérapeutiques médicamenteux. Masson, Paris 1970.
Mau, H.: Z. Orthop. 101 (1966), 18.
Mills, L. C., B. F. Boysston, J. A. Greene, J. H. Moyer: J. Amer. med. Ass. 164 (1957), 1310.
Richard, R. D., T. A. Good: J. Pediat. 69 (1966), 735.
Rimoin, D. L., J. E. Wennberg: J. Amer. med. Ass. 196 (1966), 617.
Rodegerdts, U.: Z. Orthop. 106 (1969), 593.
Roux, J. P., M. Kerboul, M. Postel: Rev. Chir. orthop. 56 (1970), 39.
Ryckewaert, A., D. Kuntz, N. Debeyre, Ph. Pannequin, S. de Sèze: Rev. Rhum. 38 (1971), 489.
Saudan, Y., F. Chavannes: Praxis 61 (1972), 156.
Steiger, U.: Vortrag: Journées franco-italo-suisses du Rhumatologie, Lausanne 1964.
Uhelinger, E.: Schweiz. med. Wschr. 94 (1964), 1527.
Virkunen, M., H. Laitinen, E. Humar, P. Jokio: Acta Rheum. scand. 15 (1969), 90.
Welfing, J.: Presse méd. 74 (1966), 2091.
Zinn, W.: In: Modern trends in Rheumatology, 2. Aufl. Butterworth, London 1971.

Cortisonschäden am Auge

Steroidkatarakte

1960 machten BLACK u. Mitarb. erstmalig darauf aufmerksam, daß bei langfristiger allgemeiner Cortisontherapie *hintere subkapsuläre Linsentrübungen* auftreten können. Sie sind inzwischen in allen Ländern vielfältig bestätigt worden. Es handelt sich wahrscheinlich um die Folge einer Permeabilitätsstörung der Linsenkapsel und sich hieraus ergebende Elektrolytverschiebungen zwischen Linse und Kammerwasser.

Die Häufigkeitsangaben der Steroidkatarakte schwanken erheblich: GASTEIGER (1966) sah sie bei 30 von 72 langfristig behandelten Patienten, LEY u. Mitarb. (1965) fanden bei 59 Fällen keinen einzigen Katarakt. Nach LEYDHECKER (1972) ist mit Kataraktbildung bei 10% der über 1 Jahr mit Kortikoiden Behandelten zu rechnen.

Während BRAVER u. Mitarb. (1967) bei einer Behandlungsdauer von einem Jahr derartige Linsentrübungen sahen, beobachteten sie RICHARD u. GOOD (1966) erst nach zweijähriger Steroidtherapie und KOHOUTEK u. HAVELKA (1966) erst nach 2½ Jahren. FÜRST u. Mitarb. (1966) meinen, daß die Behandlungdauer nicht entscheidend sei, sondern nur die Höhe der Tagesdosis. Nach der Statistik von SCHWENK (1967) aus einer Rheumakinderklinik hatten 44,4% der mit über 0,7 mg/kg/die behandelten Kinder erst nach einem Jahr subkapsuläre Trübungen, während solche, die selbst höhere Dosen unter ein Jahr genommen hatten, in keinem Falle derartige Veränderungen aufwiesen. Auf der anderen Seite hatten Kinder, welche nur 0,1/kg/die erhalten hatten, selbst nach 5 Jahren noch keine Katarakte. Nach KLEEBERGER (1967) ist mit einem Cortisonstar zu rechnen, wenn mindestens 10 mg Prednison/die über mindestens 1 Jahr gegeben werden. Es ergibt sich also, daß das Auftreten dieser Veränderungen einer Dosis-Zeit-Relation entspricht. Bei Erwachsenen sind die Gefahren – wie auch KNOKE u. BENTHIEN (1967) annehmen – offenbar geringer. Bei langfristiger Steroidtherapie ist jedenfalls regelmäßige augenärztliche Kontrolle erforderlich.

Im übrigen weist GERNET (1970) darauf hin, daß auch nach langfristiger Applikation von cortisonhaltigen Augentropfen Starbildungen zu beobachten sind.

Cortisonglaukom

Schon seit 1955 haben verschiedentlich amerikanische Autoren aufgrund von Einzelbeobachtungen darauf aufmerksam gemacht, daß eine fortgesetzte lokale Steroidtherapie zu einer *Erhöhung des Augeninnendruckes* führen kann. 1962 hat GOLDMANN aus Bern die ersten Fälle in Europa publiziert. In der Zwischenzeit haben sich diese Beobachtungen laufend gemehrt und es ist kein Zweifel, daß diese Cortisonkomplikation häufiger ist, als sie bekannt wird (DRAEGER 1966, LEYDHECKER 1972, SMITH 1966). Sie ist im übrigen auch bei langfristiger Allgemeinbehandlung beobachtet worden. Die Häufigkeitsangaben schwanken verständlicherweise erheblich: NEMA und Mitarb. (1965) fanden ein Glaukom in 10,31% und BECKER u. Mitarb. (1966) in 30–50% der Patienten, welche langfristig Steroide lokal angewendet hatten. Daß diese Komplikation nicht selten sein kann, ergibt sich im übrigen daraus, daß NORDMANN u. Mitarb. (1965) daraus einen Test für die Anfälligkeit des Auges für Drucksteigerungen aufgebaut haben. Bei Cortison-Langfristtherapie muß daher auch regelmäßig der Augeninnendruck gemessen werden.

Lokale Augenschäden

In diesem Zusammenhang sei – wenn auch die lokale Therapie am Auge in diesem Buch nicht besprochen wird – zumindest darauf hingewiesen, daß die *Lokaltherapie am Auge* sehr gefährlich sein kann. PILLAT u. PAPANOS (1961) haben nachgewiesen, daß schon die gesunde Hornhaut trophische Störungen aufweisen kann, woraus sich erhebliche Folgeerscheinungen ergeben können. Die Unterdrückung der Entzündung hat im übrigen einen ungenügenden Abtransport von Gewebstrümmern und Toxinen zur Folge und kann die lokale Antikörperbildung behindern (SCHWENK 1967). Insbesondere auch die Entwicklung und Ausbreitung von Pilzinfektionen wird mit der lokalen Steroidtherapie in Zusammenhang gebracht (BÖKE 1966). Nach NOVAK u. ZSCHAUSCH (1971) können auch bei Hornhautverletzungen durch lokale Steroidgaben Komplikationen auftreten. BURDE u. BECKER (1971) haben schwere Schäden bei langfristiger Anwendung von Kortikoidaugentropfen zur Beseitigung von Reizerscheinungen bei Kontaktlinsenträgern gesehen. Schließlich wissen die Augenärzte, daß die Anwendung von Kortikoiden beim Herpes corneae katastrophale Folgen, u. U. den Verlust des Auges, zur Folge haben kann. Da Oberflächendefekte als Kontraindikation für lokale Kortikoidtherapie gelten, ist in jedem Falle eine mikroskopische Untersuchung zu fordern.

Literatur

Becker, B., Ballan, Shaffer: Albrecht v. Graefes Arch. Ophthal. 74 (1965), 594; ref. Presse méd. 74 (1966), 327.
Black, R. L., R. B. Oblesby, L. V. Sallmann, J. J. Bunim: J. Amer. med. Ass. 174 (1960), 166.
Böke, W.: Dtsch. med. Wschr. 91 (1966), 505.
Braver, D. A., R. D. Richard, T. A. Good: J. Pediat. 69 (1966), 735; ref. J. Allergy 40 (1967), 8.
Burde, R. M., R. Becker: Med. Klin. 66 (1971), 1095.
Draeger, J.: Klin. Mbl. Augenheilk. 147 (1965), 386; ref. Dtsch. Ärztebl. 62 (1966), 569.
Gasteiger, H.: 18. Ärztetreffen Velden/Kärnten Mai 1966; ref. Selecta 8 (1966), 2609.
Gernet, H.: Z. allg. Med.; Landarzt 46 (1970), 1333.
Goldmann, H.: Albrecht v. Graefes Arch. Ophthal. 68 (1962), 621.
Kleeberger, E.: Klin. Mbl. Augenheilk. 151 (1967), 777.
Knoke, M., H. Benthien: Z. ges. inn. Med. 22 (1967), 500.
Koboutek, J., S. Havelka: Csl. Oftal. 22 (1966), 273; ref. Zbl. ges. Ophthal. 98 (1967), 450.
Landolt, E.: Schweiz. med. Wschr. 96 (1966), 1176.
Ley, A. P. u. Mitarb.: J. Amer. med. Ass. 191 (1965), 753; ref. Subsidia med. (Wien) 17 (1965), 93.
Ley, A. P. u. Mitarb.: Hippokrates 36 (1965), 528.
Leydhecker, W.: Dtsch. Ärztebl. 69 (1972), 741.
Nema, H. V. u. Mitarb.: J. All-India opthal. Soc. 13 (1965), 46; ref.: Zbl. ges. Ophthal. 97 (1966), 126.
Novak, A., K. Zschausch: Dtsch. Ärztebl. 68 (1971), 2331.
Pillat, A., G. Papanos: Ber. dtsch. opthal. Ges. 64 (1961), 233.
Schwenk, D.: Inaugural-Dissertation 1966; Z. Rheumaforsch. 26 (1967), 153.
Smith, C. L.: Amer. J. med. Sci. 141 (1966), 239.

Verschiedene Nebenwirkungen

Gefäß-erkrankungen

Gelegentlich kann man bei einer langfristigen Verabreichung hoher Cortisondosen an chronische Rheumatiker – vor allem, wenn ein Cushing-Syndrom aufgetreten war und dieses zum Absetzen der Therapie geführt hat – eine *Vaskulitis* vom klinischen Bild der Periarteriitis nodosa, Panvaskulitis oder auch des Lupus erythematodes visceralis beobachten (König 1958, Slocumb u. Mitarb. 1957, Parker u. Thomas 1959, Bock 1962, Uehlinger 1964). Das Krankheitsbild beginnt meist wie eine periphere Neuropathie; manchmal kann sich eine Purpura dazugesellen. Erst später treten peripher sitzende Zirkulationsstörungen auf, die zu Verschlüssen führen können. Die Prognose ist schlecht; 90% der bisher beobachteten Fälle sind innerhalb von 6 Monaten verstorben.

Offenbar haben Rheumatiker eine besondere Tendenz zu derartigen Gefäßreaktionen (Taubner u. Meyer 1965, Parker u. Thomas 1959). Die Miterkrankung des Gefäßsystems ist bei der chronischen Polyarthritis an sich nicht selten, es handelt sich aber nicht um das hier besprochene Bild der generalisierten nekrotisierenden Entzündung (Kemper u. Mitarb. 1957). Der Pathomechanismus der Steroide bei dieser Komplikation ist nicht bekannt. Hartmann u. Hipp (1971) nehmen an, daß der durch Absetzen der exogenen Steroide ausgelöste Cortisolmangel ein relatives Überwiegen der Aldosteronwirkung auslöst, welche ihrerseits die Angiitis provoziert.

Gerdes u. Schmitz-Moormann haben vor kurzem über einen Fall berichtet und dabei einen Überblick über die 77 bisher in der Literatur veröffentlichten Krankheitsfälle gegeben.

Therapeutisch wird man im akuten Stadium die Steroiddosis erhöhen, um sie bei Rückbildungstendenz der Erscheinungen ganz langsam und vorsichtig zu reduzieren. Andere therapeutische Möglichkeiten gibt es nicht.

Im übrigen sei auf die eigentümliche Situation hingewiesen, daß Steroide eine Angiitis auslösen können, aber andererseits zur Therapie der Periarteriitis herangezogen werden (s. S. 161).

Literatur

Bock, H. E.: Ärztl. Praxis 14 (1962), 1328.
Gerdes, H., P. Schmitz-Moormann: Dtsch. med. Wschr. 93 (1968), 1363.
Hartmann, F., P. Hipp: 77. Tagung d. Dtsch. Ges. inn. Med., Wiebaden 1971.
Kemper, J. W., A. H. Baggenstoss, C. H. Slocumb: Ann. intern. Med. 46 (1957), 831.
König, M. P.: Praxis 47 (1958), 384.
Parker, R. A., P. M. Thomas: Brit. med. J. 1959/I, 540.
Slocumb, Ch. H. u. Mitarb.: Proc. Mayo Clin. 32 (1957), 227.
Taubner, A., W. Meyer: Med. Welt 16 (1965), 2545.
Uehlinger, E.: Schweiz. med. Wschr. 94 (1964), 1527.

Steroid-Pseudorheumatismus

Bei langfristiger Behandlung von Rheumatikern treten manchmal – nicht selten bei Dosisreduktion oder bei Absetzen – Störungen auf, die – oberflächlich betrachtet – als rheumatische Rezidive angesehen werden können. Die Beschwerden sind jedoch diffus, weniger auf die Gelenke als auf die Knochen und Muskeln bezogen; es fehlt auch ein objektiver Befund an den Gelenken. Man hat das Krankheitsbild, welches erstmalig 1953 von Slocumb beschrieben worden ist, daher als *Steroidpseudorheumatismus* bezeichnet. Dieses Syndrom, das oft auch mit allgemeiner Adynamie und psychischer Labilität vergesellschaftet ist, tritt häufiger bei Frauen, speziell nach der Menopause, auf. Es ist pathogenetisch noch nicht geklärt; es hängt entweder mit dem exogenen Hyperkortizismus oder wahrscheinlicher mit dem endogenen Hypocortisonismus zusammen, wobei offenbar plötzliche Änderungen im Kortikoidplasmaspiegel auslösend sind. Möglicherweise beruht auch dieses Syndrom auf den bereits erwähnten Gefäßveränderungen (Rotstein u. Good 1957), wobei es als deren harmlose Form angesehen wird.

In jedem Falle muß – unabhängig vom Zustand der Grundkrankheit – ein vorsichtiger und langsamer Abbau der Steroidtherapie eingeleitet werden.

Literatur

Church, R. E.: Brit. med. J. 1962, 453.
Häntzschel, K., H. Sprafke: Dtsch. Gesundh.-Wes. 17 (1962), 2061.
Dubach, U. C.: Schweiz. med. Wschr. 95 (1965), 702.
Schreiner, H. E., H. Einecke: Ann. Derm. Syph. (Paris) 89 (1962), 174.
Bock, H. E.: Internist 3 (1962), 459.
König, M. P.: Praxis 47 (1958), 384.
Rotsein, J., R. A. Good: Arch. intern. Med. 99 (1957), 545.

Ekchymosen und Purpura

Ekchymosen treten gelegentlich zu Beginn einer Cortisontherapie (Boland 1962), häufiger aber bei Langfristbehandlungen auf und sind offenbar unter 6-Methylprednisolon häufiger (Neustadt 1959). Langfristig mit überhöhten Dosen behandelte Patienten haben auch eine erhöhte Neigung zu Purpura. Sie beruht auf einer erhöhten Kapillarbrüchigkeit, welche unter Kortikoiden in 60% der Fälle anzunehmen ist (Weissbecker 1968). Allerdings fand Greenwood (1966) die Kapillarresistenz bei mit Cortison behandelten Rheumatikern normal, bei nicht mit Cortison behandelten dagegen erniedrigt. In seltenen Fällen kann sich eine ausgesprochen generalisierte *Purpura* entwickeln (Weill 1962, Bour u. Mitarb. 1963).

Literatur

Boland, E. W.: Dtsch. med. Wschr. 87 (1962), 2167.
Bour, H. M. u. Mitarb.: Docum. méd. 8 (1963), 3.
Neustadt, D. H.: J. Amer. med. Ass. 170 (1959), 1253.
Weill, J.: Mkurse ärztl. Fortb. 12 (1962), 616.
Weissbecker, L.: Dtsch. med. Wschr. 93 (1968), 137.

Thromboseneigung

Eine langdauernde Cortisontherapie kann die Thromboseneigung erhöhen. Nach Koller (1965) ist mit den Routinemethoden kein Einfluß auf das Gerinnungssystem erkennbar, aber eine Hemmung der Fibrinolyse wahrscheinlich. Labhart (1971) betont, daß die Thrombozytenzahl erhöht wird – und zwar um mindestens 30–60% in 6 Stunden –, daß aber die übrigen Gerinnungsfaktoren nicht beeinflußt werden. Nach Jürgens (1963) kann die Gerinnungszeit verkürzt, die Prothrombinzeit (Faktor V und Faktor VII) erhöht werden. Bokarew (1967) beobachtete eine verminderte fibrinolytische Aktivität und erhöhte Plasmatoleranz für Heparin, Mitkin (1967) erhöhte Prothrombinwerte und erniedrigte Heparinspiegel unter Kortikoiden.

Thrombotische und embolische Komplikationen sind trotzdem selten. Außerdem ist im Einzelfalle schwer zu entscheiden, ob sie wirklich der Cortisontherapie zur Last gelegt werden dürfen. Jedenfalls: Ist eine Thromboseneigung bekannt, erkennbar oder zu befürchten, sollte man gleichzeitig Antikoagulantien geben. Das gilt besonders für Kranke mit Herzinfarkt und peripheren bzw. zentralen Gefäßerkrankungen.

Literatur

Bokarew, I. N.: Ter. Arkh. 39 (1967); Med. Klin. 62 (1967), 3322.
Jürgens, J.: Dtsch. med. Wschr. 88 (1963), 247.
Koller, F.: Med. Klin. 60 (1965), 1679.
Labhart, A.: Klinik der inneren Sekretion, 2. Aufl. Springer, Berlin 1971.
Mitkin, A. F.: Terapeut. Arch. 39 (1967), 74.

Allergische Reaktionen

Als kutane Form einer mesenchymalen Reaktion fassen Häntzschel u. Sprafke (1962) das Auftreten einer *Urtikaria* bei Kortikoidbehandlung auf; in ihrem Falle klangen die Erscheinungen wieder vollständig ab. Schreiner u. Einecke (1962) berichten von dem Auftreten einer Urtikaria mit Eosinophilie nach erstmaliger Einnahme eines Steroids.

Im übrigen gehören allergische Reaktionen auf Kortikosteroide zu den größten Seltenheiten. Dubach (1965) berichtet von einem Todesfall als Überempfindlichkeitsreaktion auf Dexamethason. In der Mehrzahl der Fälle handelt es sich wohl nicht um eine Überempfindlichkeit gegenüber dem Hormon, sondern gegenüber einem Lösungsmittel, einer Salbengrundlage usw. (Church 1962).

Literatur

Church, R. E.: Brit. med. J. 1962, 453.
Dubach, U. C.: Schweiz. med. Wschr. 95 (1965), 702.
Häntzschel, K., H. Sprafke: Dtsch. Ges.-Wes. 17 (1962), 2061.
Schreiner, H. E., H. Einecke: Ann. Derm. Syph. 89 (1962), 174.

Ergüsse der serösen Häute

Das Auftreten eines Partialsymptoms einer Kollagenose, eine Polyserositis (Aszites und doppelseitige Pleuraergüsse) im Rahmen einer Kortikoidbehandlung wurde von Uhde (1960) beobachtet.

Literatur Uhde, H.: Med. Klin. 55 (1960), 2202.

Sekundärschäden

Überlastungsschäden

Zweifellos liegt darin, daß die Kortikoide nicht das Grundleiden beseitigen, sondern nur Symptome zu unterdrücken vermögen, eine besondere Gefahr. Fühlt sich z. B. ein Rheumatiker von Schmerzen und Bewegungseinschränkung frei, so glaubt er an Heilung und belastet das kranke Gelenk mehr als ihm zuträglich. Die Folge können schwere *sekundäre Schäden* sein.

Auch die Schmerzbeseitigung durch lokale Steroidapplikation bei Sportverletzungen kann den Patienten zu einer schädlichen Überbelastung verleiten. In diesem Zusammenhang sei erwähnt, daß Abrisse der Achillessehnen bei Sportlern, welche Cortison erhalten haben, sich mehren. Die Anwendung dieser hochwirksamen Mittel setzt also auch eine geeignete Belehrung des Kranken voraus, damit nicht durch Unvernunft Schaden entsteht.

Kontraindikationen

Für eine *Substitutionstherapie* gibt es keine Kontraindikationen, da sie bei richtiger Dosierung keine Nebenwirkungen hervorrufen kann.

Bei *kurzfristiger Kortikoidgabe* zur Überwindung lebensbedrohlicher Situationen können die Kontraindikationen vernachlässigt werden.

Relative Kontraindikationen für eine *langfristige Steroidtherapie* sind:

- Ulkusanamnese,
- extremer Hochdruck,
- fortgeschrittene Osteoporose,
- bakterielle Infekte, soweit sie nicht die Indikation darstellen,
- psychiatrische Anamnese.

Diese Kontraindikationen sind nicht als absolut anzusehen; bei dringender Indikation bestehen keine Bedenken, auch solche Patienten – allerdings unter klinischer Überwachung – zu behandeln.

Besondere Vorsichtsmaßnahmen

a) Allgemein

Patienten mit manifestem oder latentem Diabetes	Klinische Überwachung des Stoffwechsels und individuell adaptierte Insulineinstellung
Patienten mit bakteriellen Infekten	Gleichzeitige gezielte antibiotische Therapie
Kinder im Entwicklungsalter	Langdauernde Therapie nur in Intervallen, um Wachstumsstörungen zu vermeiden
Schwangere Frauen	Kortikoidtherapie in den ersten 3 Monaten nur bei strenger Indikation mit kleinen Dosen und kurzfristig
Ältere Patienten mit Osteoporose	Gleichzeitige Therapie mit Anabolika und Kalzium; körperliche Bewegung bzw. Heilgymnastik soweit möglich
Patienten mit Thromboseneigung	Gleichzeitige Antikoagulantientherapie

b) Während einer längerdauernden Kortikoidbehandlung

Cushingsymptomatik (Vollmondgesicht, Stammfettsucht, Bluthochdruck, Osteoporose usw.)	Reduktion der Dosis, evtl. Präparatewechsel, notfalls Absetzen; Verminderung der Kalorien- und Salzzufuhr
Zusätzliche Streßbelastungen (Infekte, andere Erkrankungen, Traumen, Operationen)	Vorübergehende Erhöhung der Dosis
Diabetische Stoffwechselstörung	Stoffwechselkontrolle und -behandlung – am besten klinisch
Schlechter Allgemeinzustand infolge Eiweißmangels	Eiweißreiche Ernährung, anabole Hormone
Rückenschmerzen (Osteoporoseentwicklung) Myopathie	Anabolika, reichlich Kalzium (2–3 g/die) und – so weit möglich – körperliche Bewegung. Dexamethason vermeiden, Dosis reduzieren, Anabolika, Heilgymnastik
Infekte	Rechtzeitige antibiotische Abschirmung;
Infektion mit Varizellen, Herpes und Amöben	s. S. 117, 118, 120.
Magenbeschwerden	Immer ernst nehmen; Zugabe von Antazida; Anticholinergika; evtl. Übergang auf parenterale Steroidapplikation; an die Gefahr einer Blutung und Perforation denken! Keine Kombination mit anderen ulzerogenen Mitteln (z. B. Phenylbutazon)
Psychische Störungen	Langsames Absetzen der Hormontherapie; Psychiater zuziehen
Thrombosen	Einleitung einer gerinnungshemmenden Behandlung
Kaliummangelsymptome	Kaliumreiche Kost, Zulage von Kaliumsalzen
Steroidpseudorheumatismus	Langsames Absetzen der Kortikoidbehandlung; wenn Symptomatik während Reduktion aufgetreten ist, vorübergehend Erhöhung der Dosis und sehr langsames Ausschleichen;
Hirndruckzeichen	Langsam absetzen.

Überwachung von Patienten mit Langfrist-Cortisonbehandlung

1. *Alle 14 Tage ärztliche* Untersuchung:

- Gesicht anschauen
- Gewicht feststellen
- RR messen
- Temperatur prüfen
- nach Magenbeschwerden fragen
- nach Rückenschmerzen fragen
- überlegen, ob die Dosis nicht vermindert werden kann

2. *Alle 3 Monate* kontrollieren:

- Blutsenkung und Blutbild
- Urinsediment evtl. Kultur
- Urin auf Zucker (evtl. Glukosestoßbelastung)
- Augenärztliche Kontrolle von Hornhaut, Linse und Augeninnendruck

3. *Einmal im Jahr:*

(auch ohne Verdachtsmomente)

- Röntgen-Thorax (Tbc?)
- Röntgen-Magen (Ulcus?)

Nota bene: Die durch die Erkrankung bedingten Untersuchungskontrollen sind hierbei nicht berücksichtigt!

Außmaß und Häufigkeit von Nebenwirkungen

Die Rate von unerwünschten oder gefährlichen Nebenwirkungen einer Steroidtherapie ist von verschiedenen Faktoren abhängig:

Zunächst spielen *Alter und Geschlecht* des Patienten und seine gesamte physische Situation eine Rolle. Daneben gibt es individuelle Faktoren, welche natürlich im Einzelfalle nicht im voraus berücksichtigt werden können.

Die *Grundkrankheit* spielt eine wesentliche Rolle: Bei chronischer Polyarthritis z. B. treten häufiger Störungen am Skelettsystem sowie Ulcera ventriculi auf. Bei Blutkrankheiten sind bakterielle und Pilzinfektionen öfter zu beobachten als bei mit gleicher Dosis behandelten anderen Krankheiten. Die Nebenwirkungen sind bei Sarkoidose und beim bronchitischen Syndrom dagegen geringer. Im übrigen treten nach Lewis u. Mitarb. (1971) bei Kranken, deren Serumalbumingehalt unter 2,5 g% abgesunken ist, Nebenwirkungen häufiger und stärker auf; offenbar, weil infolge ungenügender Eiweißbindung höhere Spiegel an freiem Prednisolon resultieren.

Eine wichtige Rolle spielen *gleichzeitig verabreichte Medikamente,* z. B. die ebenfalls ulzerogene Wirkung vieler Antirheumatika (speziell des Phenylbutazon) oder die Verstärkung der Kaliumelimination durch gleichzeitige Verabreichung von Saluretika oder Laxantia oder schließlich die Verstärkung der Natriumretention durch gleichzeitige Gabe von Carbenoxolon (Biogastrone).

Beachtet werden müssen auch *Prädispositionen,* wie ein latenter Diabetes, eine Veranlagung zum Hochdruck und zu neurovegetativen Störungen.

Schließlich hängen Auftreten, Intensität und Art der Nebenwirkungen auch von dem verwendeten *Präparat* ab. Während unter ACTH besonders Störungen im Wasser-Elektrolyt-Haushalt auftreten, werden bei Prednison vegetative Störungen und bei Methylprednisolon Ekchymosen vermehrt beobachtet. Bei Triamcinolon drohen Muskelatrophie sowie Hirndruck und bei Dexamethason und bei Betamethason Gewichtsanstieg und Kalzium- sowie Eiweißverlust mit allen ihren Konsequenzen.

Natürlich sind Nebenerscheinungen auch von der *Dosis und der Dauer* der Steroidbehandlung abhängig. Wichtiger scheinen aber noch der Applikationsweg (cave i.m.Injektionen) bzw. die Berücksichtigung des zirkadianen Rhythmus (zirkadiane oder alternierende Behandlung).

Bei strenger Indikationsstellung, richtiger Dosierung und gewissenhafter Überwachung des Patienten gehören ernste Komplikationen zu den Seltenheiten. Die öfter auftretenden Störungen sind meist gutartig und erfordern keine Unterbrechung der Behandlung. Mathies u. Mitarb. (1964) beobachteten bei chronischen Rheumatikern, welche 7 Jahre mit Steroiden behandelt worden sind, insgesamt bei 2 % Nebenwirkungen, wobei nur 0,5 % als ernstliche Komplikationen angesehen werden mußten. Übereinstimmend gibt Wille (1967) die Nebenerscheinungsrate mit 1,9% an.

Im übrigen sind mit Ausnahme des Hirsutismus und der Knochenveränderungen alle übrigen Nebenerscheinungen reversibel.

Tabelle 1. Verschiedene Cortisonderivate, ihre besonderen Eigenschaften und speziellen Indikationen

Kurzbezeichnung	Formel und chemische Bezeichnung	In Deutschland gebräuchliche Handelspräparate (ohne Gewähr für Vollständigkeit)	Grenzdosis bei Langfristtherapie	Besondere Eigenschaften	Spezielle Indikationen
Cortison	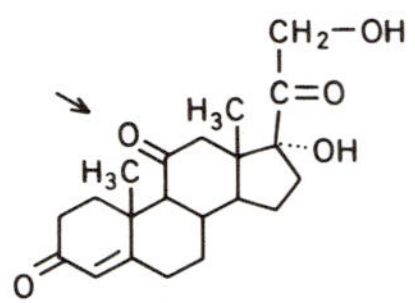	**Tabletten:** Cortison CIBA 25 mg	40 mg	natriumretinierende und kaliumausscheidende Wirkung (Gefahr der Ödembildung und des Kaliummangels)	Substitutionstherapie Exsikkationszustände Operation an der Nebenniere oder von Patienten mit Cortisontherapie
Hydrocortison (Cortisol)	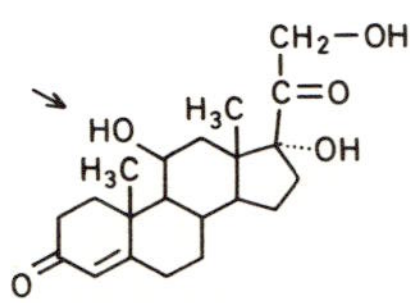	**Tabletten:** Hydrocortison „Hoechst" 10 mg **Injektionsformen:** Hydrocortison „Hoechst" z. Infusion 20 ml/100 mg Actocortin 5 ml/100 mg	30 mg		

Kurzbezeichnung	Formel und chemische Bezeichnung	In Deutschland gebräuchliche Handelspräparate (ohne Gewähr für Vollständigkeit)	Grenzdosis bei Langfristtherapie	Besondere Eigenschaften	Spezielle Indikationen
Predni-son	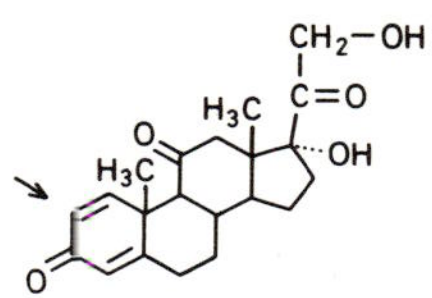 Δ¹-Dehydrocortison	**Tabletten:** Decortin 1 mg, 5 mg, 50 mg Hostacortin 5 mg Keteocort 5 mg Ultracorten 5 mg, 50 mg	7,5 mg	Standardsteroide für die Praxis	Alle Indikationen der pharmakodynamischen Kortikoidtherapie
Predni-solon	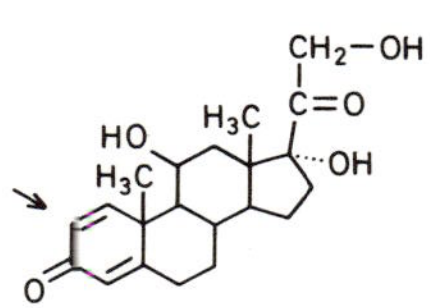 Δ¹-Dehydrocortisol	**Tabletten:** Decortin-H 1 mg, 5 mg, 50 mg Deltacortril 1 mg, 5 mg Hostacortin-H 5 mg Scherisolon 5 mg Ultracorten-H 5 mg **Injektionsformen:** Solu-Decortin-H 10 mg, 25 mg, 50 mg, 250 mg Deltacortril 10 mg, 20 mg Hostacortin „H“ solubile 25 mg Ultracorten-H wasserlöslich, 10 mg, 25 mg, 50 mg	7,5 mg		

Kurz-bezeichnung	Formel und chemische Bezeichnung	In Deutschland gebräuchliche Handelspräparate (ohne Gewähr für Vollständigkeit)	Grenzdosis bei Langfrist-therapie	Besondere Eigenschaften	Spezielle Indikationen
6α-Me-thyl-predni-solon	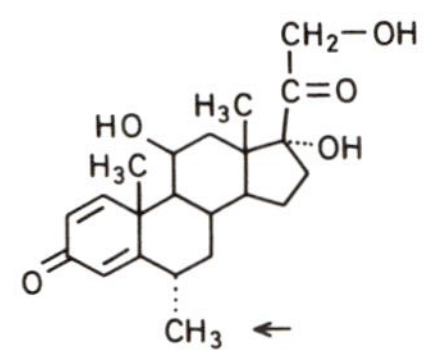	**Tabletten:** Urbason 4 mg, 40 mg Medrate 4 mg **Injektionsformen:** Medrate solubile 1 ml/40 mg Urbason solubile 20 mg, 40 mg	6 mg	Geringe psychisch stimulierende Wirkung Gute Magenverträglichkeit	Psychosegefahr Magengefährdete Patienten
Triam-cinolon	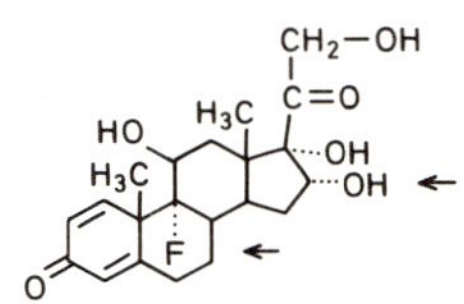 9α-Fluor-16α-hydroxy-prednisolon	**Tabletten:** Delphicort 2 mg, 4 mg, 8 mg Volon 1 mg, 4 mg, 8 mg, 16 mg	6 mg	Geringe Na^+- und Wasser-Wasserretention Geringe appetitanregende Wirkung Gelegentliche Myopathieentwicklung Hirndruck bei Kindern	Patienten mit Ödemneigung Übergewichtige Patienten Ungeeignet bei konsumierenden und neuromuskulären Erkrankungen sowie zur Langfristtherapie Wenig geeignet für Kinder

Kurz-bezeichnung	Formel und chemische Bezeichnung	In Deutschland gebräuchliche Handelspräparate (ohne Gewähr für Vollständigkeit)	Grenzdosis bei Langfrist-therapie	Besondere Eigenschaften	Spezielle Indikationen
Dexa-metha-son	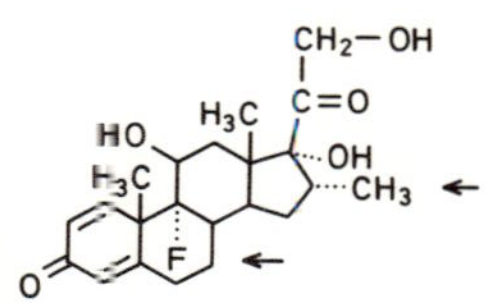 9α-Fluor-16α-methyl-prednisolon	**Tabletten:** Decadron 0,5 mg Auxiloson 0,5 mg Dexa-Scheroson 0,5 mg, 1,5 mg Fortecortin 0,5 mg, 1,5 mg Millicorten 0,5 mg, 1,0 mg **Injektionsformen:** Fortecortin-MONO-Amp. 4 mg Decadron-Phosphat 4 mg	1,5 mg	Bei hohen Dosen Ausscheidung von Kalzium Starke katabole Wirkung Starke psychisch stimulierende Wirkung Starke Appetitanregung Starke Hypophysenhemmung	Zur psychischen Ankurbelung Untergewichtige Patienten Hyperkalzämien Ungünstig bei Osteoporosegefahr Zur Hemmtherapie; wenig geeignet zur Dauerbehandlung
Beta-metha-son	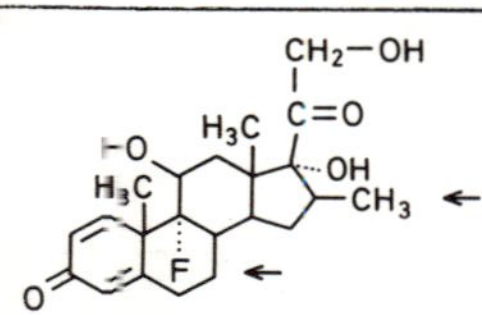 9α-Fluor-16β-methyl-prednisolon	**Tabletten:** Celestan 0,5 mg Betnesol 0,5 mg Betnesol WL Brause-tabletten 0,5 mg **Injektionsformen:** Celestan solubile 4 mg	1,0 mg	Wie Dexamethason, aber gering wirkungsstärker; daher etwas weniger hypophysenhemmend	Wie Dexamethason

Kurz-bezeichnung	Formel und chemische Bezeichnung	In Deutschland gebräuchliche Handelspräparate (ohne Gewähr für Vollständigkeit)	Grenzdosis bei Langfrist-therapie	Besondere Eigenschaften	Spezielle Indikationen
Para-metha-son	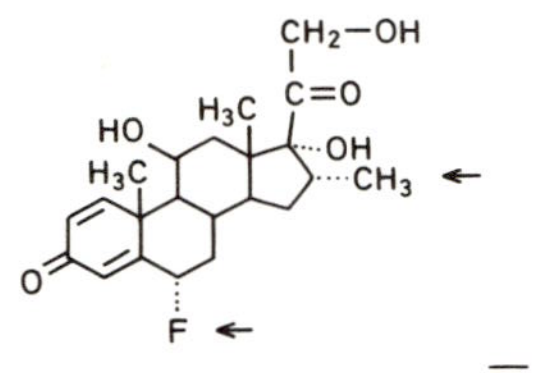 6α-Fluor-16α-methyl-prednisolon	**Tabletten:** Monocortin 2 mg, 6 mg **Injektionsformen:** Monocortin-S-Spritz-ampulle 20 mg	3 mg	Gut magenverträglich	Magenempfindliche Patienten
16-Me-thylen-predni-solon	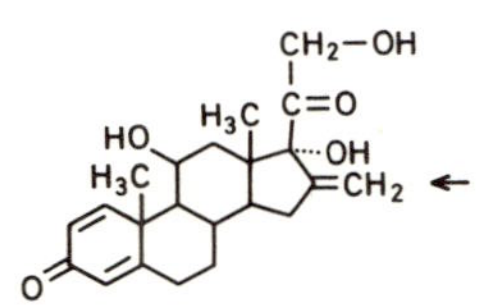 16-Methylenprednisolon	**Tabletten:** Decortilen 6 mg, 24 mg, 60 mg **Injektionsformen:** Decortilen solubile 30 mg, 60 mg	9 mg	Geringe psychisch anre-gende Wirkung Geringe Appetitanregung; gut magenverträglich	Unruhige und psychose-gefährdete Patienten Ungeeignet für Patienten in reduziertem Allgemein-zustand Geeignet für Dauer-therapie

Kurzbezeichnung	Formel und chemische Bezeichnung	In Deutschland gebräuchliche Handelspräparate (ohne Gewähr für Vollständigkeit)	Grenzdosis bei Langfristtherapie	Besondere Eigenschaften	Spezielle Indikationen
Fluocortolon	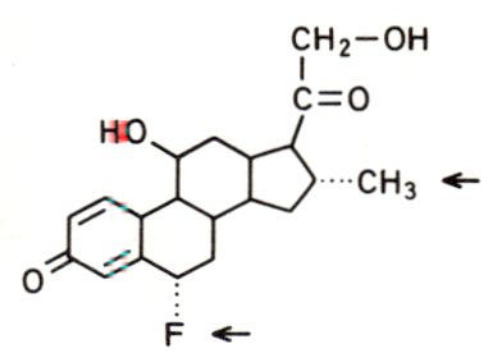 6α-Fluor-16α-methyl-1-dehydrocorticosteron	**Tabletten:** Ultralan 5 mg, 20 mg, 50 mg	7,5 mg	Geringer kataboler Effekt Geringe Anregung der Magensekretion	Zur Dauertherapie geeignet Magenempfindliche Patienten

Literatur zu Triamcinolon

Knapp, M. S., J. E. Cats: Lancet 1966, 930.
Saxena, K. M., J. D. Crawford: Méd. et Hyg. (Geneve) 24 (1966), 361.
Trendtel, F.: Ther. d. Gegenw. 106 (1967), 399.
Turiaf, J., P. Marland: Méd. et Hyg. (Geneve) 25 (1967), 1319.
Winkler, G., K. Huhnstock: Theranpiewoche 17 (1967), 1913.

Literatur zu Betamethason

Boland, E. W.: Méd. et Hyg. (Geneve) 24 (1966), 410.
Fellmann, N.: Praxis 51 (1962), 1301.
Herxheimer, H., E. Stresemann: Klin. Wschr. 43 (1965), 960.
Illig, H.: Med. Klin. 62 (1967), 912.
Kuntz, E.: Münch. med. Wschr. 107 (1965), 1064.
Melzer, H.: Therapiewoche 16 (1966), 1537.
Winkler, G., K. Huhnstock: Therapiewoche 17 (1967), 1913.

Literatur zu Paramethason

Jurmand, S.-H. u. Mitarb.: Presse méd. 75 (1967), 1185.
Robience, Y., J. Coutellier: Brux. Méd. 46 (1966), 59.

Literatur zu 16-Methylprednisolon

Fekete, K., S. Szeberenyi: Steroids 3 (1964), 163.
Freiyberg, R. H., C. A. Berntsen, L. Hellmann: 9. Intern. Congr. Rheum. Dis. Toronto 1957.
Haggenmüller, F.: Med. Welt 21 (1970), 1825.
Hochheuser, W., A. Souvatzoglou: Münch. med. Wschr. 19 (1970), 892.
Lewis, G. P. u. Mitarb.: Lancet 1971, 7728; 778-81.
Mathies, H., M. Heinsius, V. Schüle: Münch. med. Wschr. 106 (1964), 1409.
Merck, E.: Tägl. Prax. 8 (1967), 148.
Orsini, A.: Gaz. méd. Fr. 8 (1969), 1.
Peeters, E.-G.: Scalpel (Brux.) 4 (1966), 3.
Raith, L., H. J. Karl: Klin. Wschr. 44 (1966), 298.
Simonnet, H., R. Bourgeois: Thérapie 19 (1964), 1375.
Wille, Th.: Med. Welt 18 (1967), 2693.

Literatur zu Fluocortolon

Breuer, H., W. Burgmann, A. Luchmann: Arzneim.-Forsch. 15 (1965), 2.
Gerhards, K. P., M. Grenzmann: Münch. med. Wschr. 109 (1967), 249.
Gillich, K. H., H. L. Krüskemper, R.Ködding, A. Günther: Therap. d. Gegenw. 104 (1965), 378.
Günther, A.: Therap. d. Gegenw. 104 (1965), 378.
Delbrück, A.: Int. J. clin. Pharmacol. 3 (1968), 197-202.
Haggenmüller, F.: Med. Welt 18 (N.F.) (1967), 2648.
Moret, B.: Med. Welt 18 (N.F.) (1967), 904.
Schering, AG: Flucorcortolon-Symposion, Berlin 1967.
Schröpl, F., H. Röckl: Klin. Wschr. 43 (1965), 299.
Stacher, A., J. Böhnel, H. Schindler, E. Seifert: Arzneimittel-Forsch. 18 (1968), 330.
Voigt, H. J.: Arzneimittel-Forsch. 15 (1965), 54.

Auswahl des Kortikoids

Die genannten Präparate haben alle die gleiche Wirkung; einen signifikanten qualitativen Unterschied gibt es nicht. Auch hinsichtlich der Nebenwirkungen gibt es keine grundsätzlichen Unterschiede. Alle Cortisonderivate können alle genannten Nebenerscheinungen hervorgerufen. Eine gewisse Vorsicht ist jedoch bei den 9α-fluorierten Präparaten (Triamcinolon, Dexamethason, Betamethason) am Platz. Man sollte diese Mittel wegen ihrer verstärkten Hemmwirkungen auf das endokrine System sowie ihrer starken Stoffwechseleffekte (Eiweiß- und Zuckerstoffwechsel, Muskulatur, Knochen) nicht für eine langfristige Therapie verwenden. Unterschiedliche Wirkungen einzelner Präparate – im günstigen wie im ungünstigen Sinne – sind im übrigen in den Tabellen angegeben.

Es ist kein Zweifel, daß immer noch Prednison und Prednisolon die günstigsten Präparate für die routinemäßige Anwendung sind. Der Vorteil der neueren Präparate liegt darin, daß man bei ungenügender Wirkung oder Auftreten von Nebenerscheinungen unter Prednison/Prednisolon auf diese ausweichen kann. Denn er gibt immer wieder individuelle Unterschiede in der Wirkung. Ob den unterschiedlichen biologischen Halbwertszeiten der einzelnen Derivate im Hinblick auf die Hemmwirkung bei der Dauertherapie eine Bedeutung zukommt, kann noch nicht entschieden werden. Die bisher veröffentlichten Untersuchungen sind mit verschiedener Methodik durchgeführt worden, so daß sie nicht verglichen werden können. Auf eine Zitierung dieser Daten wird deshalb verzichtet.

Eine Differenzierung der einzelnen Präparate für bestimmte Indikationen gibt es nicht; immer wieder unternommene Versuche in dieser Richtung haben bei längerer Erfahrung nicht überzeugen können.

Applikationsformen

Orale Therapie

Die Anwendungsform der Wahl ist die *orale Darreichung*. Durch gleichmäßige Verteilung der benötigten Dosis über den ganzen Tag (möglichst in 4 Einzeldosen) wird eine kontinuierliche Wirkung erreicht, was bisher als Voraussetzung für die pharmakodynamische Therapie galt. In dem Bemühen, die bei einer langfristigen Behandlung unvermeidliche NNR-Atrophie zu verhindern, wurden seit einigen Jahren neue Dosierungsschemen erprobt: die zirkadiane Therapie, die alternierende Behandlung und die intermittierende Anwendung. Bei allen drei Darreichungsformen kann die Hemmung der körpereigenen Funktion wenn nicht ganz verhindert, so doch so weit verringert werden, daß eine hochgradige Atrophie der NNR nicht auftritt und auch das Risiko anderer Nebenwirkungen geringer wird. Dabei hat sich – beinahe überraschenderweise – ergeben, daß die therapeutischen Erfolge bei der Mehrzahl der Krankheiten gar nicht geringer sind; was also besagt, daß die frühere Behauptung, daß nur ein gleichmäßiger Steroidspiegel pharmakodynamische Wirkungen garantiere, falsch war.

Intermittierende Therapie

Von pädiatrischer Seite wurde schon vor Jahren versucht, das nephrotische Syndrom durch *intermittierende Therapie* anzugehen, um die Wachstumshemmung zu vermeiden (LANGE u. Mitarb. 1959). Verschiedene Schemen wurden entworfen: Behandlung 7 Tage, dann 5 Tage Pause; Behandlung 3 Tage, dann 4 Tage Pause (BIERICH u. Mitarb. 1962; FISHER u. Mitarb. 1964). LACKOWA u. SVEJKAR (1965) haben allerdings auch bei diesem Schema eine Verzögerung des Wachstums beobachtet. MALONE u. Mitarb. (1970) sahen unter dieser Therapieform bei Astmatikern keinen Vorteil hinsichtlich der Streßfähigkeit der HT-HVL-Achse. MARTIN u. Mitarb. (1968) kamen bei nephrotischen Kindern zu den gleichen Ergebnissen. ADAMS u. Mitarb. (1966) empfehlen auch beim nephrotischen Syndrom des Erwachsenen die Steroide nur 3 Tage pro Woche zu geben. WALSH u. GRANT (1966) haben mit dem gleichen Schema Asthmatiker behandelt.

Die Behandlungsergebnisse waren unterschiedlich, die Nebenwirkungen geringer, wenn auch nicht ganz verschwunden. Die Basisfunktion der NNR blieb erhalten, ihre Streßfähigkeit aber offenbar nicht in allen Fällen. Es scheint also, daß die intermittierende Therapie nicht das optimale Therapieschema darstellt.

Alternierende Therapie

Der Arbeitskreis um THORN in Boston stellte fest, daß die therapeutischen Wirkungen der Steroide länger anhalten als ihre Stoffwechseleffekte. Die Bostoner Kliniker haben deshalb eine Therapie mit *alternierenden Gaben* versucht. Sie kamen dabei zu folgendem Schema: Die für 48 Stunden notwendige Dosis wird jeden zweiten Tag morgens auf einmal eingenommen. Zahlreiche Nachprüfer haben mit verschiedenen Methoden immer wieder bestätigt, daß dieses Schema offenbar das ideale hinsichtlich der Auswirkungen auf das endokrine System darstellt. Es resultiert keine anhaltende Hemmung der NNR-Funktion und damit keine Atrophie des Organs. Der Patient bleibt streßfähig (HAZARD u. Mitarb. 1970, MACGREGOR 1969, COUCHOT u. Mitarb. 1968, WALTON u. Mitarb. 1970, ABRAMOWICZ u. Mitarb. 1970, ACKERMAN 1968, 1970).

Wichtig ist auch, daß die sonstigen Nebenwirkungen offenbar geringer sind; so fand ACKERMAN keinen Cushing und COUCHOT u. Mitarb. beobachteten gar keine Nebenwirkungen. NUKI u. DOWNIE (1971) sowie REED u. Mitarb. (1970) bestätigten die geringe Nebenwirkungsrate. MACGREGOR untersuchte das immunologische Reaktionsvermögen mit Mumpsantigen und fand keine Behinderung.

Überraschenderweise waren bei alternierender Dosierung die therapeutischen Ergebnisse wesentlich besser, als die meisten Kliniker befürchtet hatten; in der Mehrzahl der Fälle sogar genauso gut wie bei der frühere üblichen, über den Tag verzettelten Verabreichung der Steroide. Nur einige Beispiele: Nephrose (FLEISHER 1967, ABRAMOWICZ u. Mitarb. 1970: sicherste und effektivste Therapieform); LE-Nephritis (ACKERMAN 1968, 1970); Nierentransplantation (REED u. Mitarb. 1970); chronisch entzündliche Hauterkrankungen (REICHLING u. KLIGMANN 1961); Tbc (COUCHOT u. Mitarb. 1968); Sarkoidose (WESTERHOF u. Mitarb. 1970, MACGREGOR 1969); Hepatitis (MACGREGOR 1969). Zwangsläufig weniger geeignet ist dieses Schema dagegen für schmerzhafte Erkrankungen, z. B. chronische Polyarthritis (SCHÄFER 1965). Nach DEMOS u. Mitarb. (1964) können mit alternierender Therapie Erfolge erzielt werden bei 82% der Dermatosen, bei 78% der Allergosen und bei 64% der Fälle von chronischer Polyarthritis. Interessant ist nun, daß sich für dieses Behandlungsschema nicht alle Kortikoide eignen; BILKA (1967), RADVILLA u. Mitarb. (1969) sowie RABHAN (1969) fanden bei Dexamethason deutliche Hemmeffekte. HARTER (1963, 1964, 1966) hat jüngst die Eignung der verschiedenen Steroide für die alternierende Behandlung mittels Metopiron-Test untersucht und kommt zu folgenden Ergebnissen:

Keine Hypophysenhemmung ist zu befürchten bei Anwendung von Cortison, Hydrocortison, Prednison und Prednisolon sowie Methylprednisolon.

Deutliche Hemmwirkungen zeigen wegen ihrer längeren Wirkungsdauer Dexamethason und Betamethason.

Dazwischen liegen die Präparate Triamcinolon und Paramethason.

Das Präparat Fluocortolon zeigte bei vergleichenden Untersuchungen eine längere Wirkung als Prednisolon (HOCHHEUSER u. Mitarb. 1969) und dürfte damit wohl der Gruppe Triamcinolon/Paramethason näher stehen.

Zirkadiane Therapie

Wenn eine alternierende Behandlung aus Gründen der Krankheit – z. B. bei stark entzündlichen und schmerzhaften Prozessen wie der chronischen Polyarthritis oder der Polymyalgia rheumatica – nicht möglich ist, dann sollte eine länger dauernde Behandlung unter allen Umständen dem zirkadianen Rhythmus angepaßt werden, d. h. die Tagesdosis morgens auf einmal verabreicht werden (SCHULZ u. RETIENE 1971, BETHGE 1971). Dieses Dosierungsschema geht auf die Beobachtung zurück, daß die gleiche Dosis eines Kortikoides mehrmals gegeben eine völlige Blockierung der NNR-Funktion für 24 Stunden nach sich zieht, jedoch morgens (z. Z. der höchsten Cortisoleigenproduktion) verabreicht nur einen minimalen Hemmeffekt hat (NICOLS u. Mitarb. 1965). Diese Tatsache ist in der Zwischenzeit von ungezählten Forschern nachgeprüft und bestätigt worden.

Über günstige Erfahrungen bei Nephrosepatienten berichteten SOYKA u. SAXENA (1967), bei Hautkrankheiten REICHLING u. KLIGMANN (1961).

Dieses Schema ist auch bei Rheumatikern durchführbar, wie sich z. B. aus den Untersuchungen von MYLES u. Mitarb. (1971) oder NUGENT u. Mitarb. (1965) ergibt. Wichtig ist hierbei freilich – wie umfangreiche eigene Erfahrungen zeigen –, daß die Patienten mittags und abends ein nichtsteroidales Antirheumatikum bekommen, wobei sich am besten die spätabendliche Verabreichung von 100 mg Indomethacin als Suppositorium bewährt hat. Damit können auch die morgendlichen Anlaufschwierigkeiten der Rheumatiker überbrückt werden.

Zusammenfassung

- Bei Steroidtherapie mit hohen und aggressiven Anfangsdosen muß in jedem Falle mit einer Hemmung der Eigenproduktion gerechnet werden; deshalb kann und soll sich hier die Therapie an die Bedürfnisse der Situation anpassen. Das kann man um so unbedenklicher tun, als solch hohe Dosen im allgemeinen nur kurzfristig nötig sein werden.
- Jede längerdauernde Therapie mit Erhaltungsdosen kann und muß so eingerichtet werden, daß nur mit minimalen Hemmwirkungen auf das endokrine System und nicht mit einer NNR-Atrophie einschließlich deren evtl. Folgen gerechnet werden muß.

In Einzelfällen wird man eine intermittierende Behandlung (3 Tage in der Woche Therapie, 4 Tage Pause) durchführen können.

Optimal hinsichtlich Wirkung und Nebenwirkung ist die alternierende Therapie, d. h. Verabreichung der für 48 Stunden nötigen Steroiddosis jeden 2. Tag morgens auf einmal.

Wenn Akuität und Schmerzhaftigkeit der Krankheit dieses Schema nicht erlauben, so soll unter allen Umständen eine zirkadiane Dosierung angestrebt werden, d. h. die Verabreichung der Tagesdosis morgens zwischen 6 und 8 Uhr.

Ein Abweichen von diesen Schemen, insbesondere eine spätabendliche Steroidgabe, sollte wegen der erhöhten Risiken nur ganz besonders gelagerten Fällen vorbehalten bleiben.

Abzulehnen sind aus diesen Gründen sog. Retard- oder Depotpräparate, welche eine erhöhte Dosis in einer Manteltablette enthalten und damit den zirkadianen Rhythmus erheblich stören. Diese Präparate bieten nicht nur keine Vorteile (MATHIES 1972), sondern erhöhen das Risiko der Therapie erheblich (BETHGE 1971). HARTER (1966) hat dies klar formuliert: Depotpräparate sind die schlechteste Art und Weise, Kortikoide anzuwenden.

Literatur

Abram, L. E., A. J. Fine: West. Med. (1967), 61. (1967), 61.
Abramowicz, M., Ch. M. Edelmann, A. Spitzer: J. Pediat. 76 (1970), 336.
Ackermann, G. L., C. M. Nolan: New Engl. J. 278 (1968), 405.
Ackermann, G. L.: Ann. intern. Med. 72 (1970), 511.
Adams, D. A. u. Mitarb.: Ann. intern. Med. 64 (1966), 542.
Bethge, H.: Dtsch. med. Wschr. 96 (1971), 1254.
Bierich, J. R., D. Schönberg, E. Eckler: Dtsch. med. Wschr. 87 (1962), 84.
Bilka, J.: Ann. Meeting Amer. Rheum. Ass. 1967.
Couchot, J., M. Fandre, R. Coffin, M. T. Puig, F. Pennaforte? Thérapie 23 (1968), 919.
Demos, C. H., F. Krasner, J. T. Groel: Clin. Pharmacol. Ther. 5 (1964), 721.
Fisher, D. A., T. C. Panos, J. C. Melby: Arthr. Rheum. 7 (1964), 413.
Fleisher, D. S.: J. Pediat. 70 (1967), 54; ref. Zbl. Kinderheilk. 102 (1967), 348.
Grant, S. D. u. Mitarb.: New Engl. J. Med. 273 (1965), 1115.
Harter, J. G.: N. Y. St. J. Med. 66 (1966), 827.
Harter, J. G. u. Mitarb.: New Engl. J. Med. 269 (1963), 591.
Harter, J. G. u. Mitarb.: J. Allergy 29 (1964), 7.
Hazard, J., L. Perlemuter, A. Klotz, M. Garcelon: Presse méd. 78 (1970), 2181.
Hochheuser, W., A. Gerb, M. Müller-Bardorff, H. Thiele: Dtsch. med. Wschr. 94 (1969), 2488.
Jeffreis, W.: Arch. intern. Med. 119 (1967), 265; ref. Excerpta med. Endocrin. 21 (1967), 449.
Kaiser, H.: Dtsch. med. Wschr. 92 (1967), 774.
Lacková, E., J. Svejcar: Fortschr. Med. 83 (1965), 857.
Lange, K., G. Treser, L. Slobody, E. Wassermann: Dtsch. med. Wschr. 84 (1959), 1442.
Malone, D. N. S., I. W. B. Grant, I. W. Percy-Robb: Lancet 1970, 733.
Martin, M. M., F. Gaboardi, S. Podolsky, S. Raiti, P. L. Calcagno: New Engl. J. Med. 279 (1968), 273.
Mathies, H.: Fortschr. Med. 90 (1972), 657.
McGregor, R. R. u. Mitarb.: New Engl. J. Med. 280 (1969), 1427.
Myles, A. B., P. A. Bacon, J. R. Daly: Ann. Rheum. Dis. 30 (1971), 149.
Nichols, T., C. A. Nugent, F. H. Tyler: J. clin. endocrin. 25 (1965), 343.
Nugent, Ch. A. u. Mitarb.: J. chron. Dis. 18 (1965), 323.
Nuki, G., W. W. Downie: In: Modern Trends in Rheumatology, 2. Aufl. hrsg. von A. G. S. Hill. Butterworth, London 1971.
Rabhan, N. B.: J. Allergy 38 (1969), 4.
Radvila, A., W. Dettwiler, R. Rohner, H. Struder: Schweiz. med. Wschr. 99 (1969), 709.
Reed, W. P., Z. J. Lucas, R. Cohn: Lancet 1970, 747.
Reichlin, G. H., A. M. Kligmann: Arch. Derm. Syph. (Berl.) 83 (1961), 980.
Schäfer, R.: Schweiz. med. Wschr. 95 (1965), 1208.
Schulz, F., K. Kretiene: Klin. Wschr. 49 (1971), 100.
Scriba, P. C.: Med. Klin. 66 (1971), 251.
Soyka, L. F., K. M. Saxena: Amer. J. Dis. Child. 113 (967), 693.
Walsh, S. D., I. W. B. Grant: Brit. med. J. 1966/II, 796.
Walton, J., B. S. Watson, R. L. Ney, Ch. Hill: Arch. intern. Med. 126 (1970), 601.
Westerhof, L., M. J. van Ditmars, P. J. der Kinderen, J. H. H. Thijssen, F. Schwarz: Brit. med. J. 1970/IV, 534.

Intravenöse Injektion

Die *intravenöse Applikation* soll akut bedrohlichen Situationen, bei welchen es auf einen möglichst schnellen Wirkungseintritt ankommt, und bewußtseinsgestörten Patienten, die keine Tabletten einnehmen können, vorbehalten bleiben. Anstelle der Einspritzung in oberflächliche Venen kann notfalls in die V. anonyma (brachiocephalica), in die A. femoralis oder in die Nasenmuschel gespritzt werden. Auch die Injektion in den Zungenmuskel garantiert eine schnell einsetzende Wirkung; sie ist allerdings sehr schmerzhaft und kommt nur bei bewußtlosen Patienten in Frage (KAISER 1970). Für die Injektion ins Gefäßsystem eignen sich nur die wasserlöslichen Ester (vor allem Hemisukzinat-, Diäthylaminoazetat- und Phosphatester), nicht dagegen Kristallsuspensionen (Azetate). Welches Präparat man verwendet, ist für die Therapie grundsätzlich gleichgültig. Die Präparate sind alle so eingestellt, daß in einer Ampulle 25 mg Prednisolon bzw. die äquivalente Dosis enthalten ist: 30 mg 16-Methylenprednisolon, 20 mg 6-Methylprednisolon, 4 mg Dexamethason, 4 mg Betamethason.

Intramuskuläre Therapie

Die *wasserlöslichen Präparate* können, wenn Venenschwierigkeiten bestehen, aber kein Kreislaufkollaps vorliegt, auch i.m. injiziert werden. Die Wirkung tritt nur wenig langsamer als bei intravenöser Injektion ein und ist ebenso flüchtig. Zumindest in der Klinik ist diese Anwendungsform bei sehr magenempfindlichen Patienten praktikabel.

Seit einiger Zeit wird immer wieder empfohlen, die Steroidtherapie in Depotform durch intramuskuläre Injektion der (eigentlich für die intraartikuläre und lokale Infiltrationstherapie gedachten) *Kristallsuspensionen* durchzuführen. Ein Vorteil wäre zweifellos, daß der Arzt die Therapie steuert. Ungenügende Wirkung wegen nachlässiger Einnahme fällt ebenso weg wie Überdosierung (weil der Patient glaubt, viel helfe viel). Diese Applikationsform hat aber erhebliche Nachteile.

Die Kristallsuspensionen werden langsam und ungleichmäßig resorbiert. Wirkungsintensität und Dauer sind je nach Patient, Krankheit, Dosis und verwendetem Präparat unterschiedlich. Dadurch lassen sich Überdosierungen nicht vermeiden und die Therapie wird unrationell (BERNECKER u. HERXHEIMER 1969, FREY u. NORMAN 1971).

Während es heute durch entsprechende orale Therapieschemen möglich ist, die oft gefährlichen Folgen einer therapeutisch induzierten NNR-Insuffizienz zu vermeiden, hemmen die i.m. applizierten Depotpräparate den zirkadianen Eigenrhythmus der NNR-Funktion empfindlich und anhaltend – ganz besonders stark, wenn sie wiederholt gegeben werden. Das liegt wohl zum Teil daran, daß der Hemmeffekt auf die endokrine Funktion nicht mit der therapeutischen Wirkung parallel geht. So stellten z. B. KRAUSE u. MEYHÖFER (1970) fest, daß die klinische Wirkung von 20 mg Paramethasonazetat 3–12 Tage (im Mittel 7 Tage) anhält, während der Suppressionseffekt erst nach 14 Tagen ausgeglichen war. MIKHAIL u. Mitarb. (1969) fanden, daß 4–8 mg Triamcinolon morgens oral gegeben wesentlich weniger Hemmwirkung aufweisen als die i.m. Injektion von 40 mg alle 3 Wochen (was einer Tagesdosis von nur 2 mg entspräche). Nach RAUSCH-STROOMANN u. Mitarb. (1971) haben 40 mg Triamcinolon i.m. eine mittlere Hemmdauer von 3 Wochen. GANDERTON u. JAMES (1970) beobachteten, daß 80 mg Methylprednisolonazetat zweimal verabreicht in einem Abstnd von 2 Wochen zu einer deutlichen Verlängerung der Hemmwirkung führen. Auch nach den Untersuchungen von BETHGE u. Mitarb. (1972) an Gesunden ergibt sich, daß eine zweite Injektion von 40 mg Triamcinolon 3 Wochen nach der ersten zu einer stärkeren und längeren Suppression führt als bei der ersten Injektion.

Diese Beispiel sollen genügen, um das endokrinologische Risiko dieser Therapie aufzuzeigen.

Schließlich ruft die i.m. Applikation von Kristallsuspensionen auch lokale Reaktionen hervor. Teils bakterielle, teils sterile Abszesse sind häufiger als bei anderen i.m. Injektionen (HARTFALL u. Mitarb. 1962, BÖHNEL u. STACHER 1963, WEST 1962).

Nach Injektion von fluorierten Präparaten, ganz besonders Triamcinolon, kommt es darüber hinaus gelegentlich zu schweren Haut-, Fettgewebs- und Muskelatrophien an den Injektionsstellen. Diese Komplikation tritt oftmals schon nach einer einzigen Injektion auf; sie entwickelt sich meist erst in einigen Wochen. Wie elektronenoptische Untersuchungen von BECKMANN (1970) nachweisen, handelt es sich um eine unmittelbare Schädigung der Muskelzellen durch Triamcinolon. Besonders betroffen sind Kinder, und erhöht ist das Risiko, wenn die Injektion entweder subkutan oder in die obere Extremität verabreicht wird. Je nach Sitz der Schädigung können erhebliche Folgen für die Funktion einer Extremität die Folge sein (BECKMANN 1970, BEARDWELL 1967, DYMENT 1970, VOSS 1970, WINDORFER 1971, KAISER 1972).

Daß schließlich Triamcinolon auch bei oraler Anwendung zu schweren Muskelveränderungen führen kann, wurde bereits auf S. 36 ausgeführt.

Zusammenfassend überwiegen also die Nachteile gegenüber den Vorteilen eindeutig. Die intramuskuläre Applikation kann daher nicht als Routinetherapie empfohlen werden. In besonders gelagerten Fällen (z. B. bei progressiver Polyarthritis mit Magen-Darm-Störungen wird man sie jedoch einsetzen können (WEST 1959); dann sollten aber nicht 9α-fluorierte Präparate Verwendung finden.

Literatur

Arnold, H.: Use and abuse of steroids. In Pharmaceutical Therapeutics in Dermatology, hrsg. von M. Waisman, Thomas, Springfield 1968.
Arzneimittelkommission der Deutschen Ärzteschaft: Dtsch. Ärztebl. 64 (1967), 2063.
Beardwell, A.: Brit. med. J. 1967/600.
Beckmann, R.: Path. europ. 5 (1970), 80; ref. Dtsch. med. Wschr. 95 (1970), 38.
Bernecker, Ch., H. Herxheimer: Klin. Wschr. 47 (1969), 1104.
Bethge, H., W. Wiegelmann, H. Zimmermann: Dtsch. med. Wschr. 97 (1972), 650.
Böhnel, J., A. Stacher: Wien. med. Wschr. 113 1963), 292.
Dyment, P. G.: Pediatrics 46 (1970), 136.
Frey, H., N. Norman: Europ. J. clin. Pharmacol. 3 (1971), 229.
Ganderton, M. A., V. H. T. James: Brit. med. J. 1970/I, 5691.
Harter, J. G.: N. Y. St. J. Med. 66 (1966), 827.
Kaiser, H.: Dtsch. med. Wschr. 92 (1967), 1088.
Kaiser, H.: Techniken der Injektion. Selecta-Verlag, München 1970.
Kaiser, H.: Dtsch. med. Wschr. 97 (1972), 308.
Krause, W., W. Meyhöfer: Fortschr. Med. 88 (1970), 1423.
Mikhail, G. R., C. S. Livingood, R. C. Mellinger, Th. N. Peige, H. L. Salyer: Arch. Derm. Syph. (Berl.) 100 (1969), 263.
Voss, R.: Dtsch. med. Wschr. 95 (1970), 2537.
Rausch-Strooman, J.-G., R. Petry, Th. Brandt, E. Thomas: Arzneimittel-Forsch. 21 (1971), 836.
Windorfer, A.: Therapiewoche 21 (1971), 1457.
Windorfer, A.: Pers. Mitteilung 1971
Wortmann, F.: Therap. Umschau 26 (1969), 12.
Hartfall, S. J., W. C. Walker, V. Wright: Acta rheum. scand. 3 (1962), 258.
West, H. F.: Ann. rheum. Dis. 18 (1959), 680.
West, H. F.: Ann. rheum. Dis. 21 (1962), 191.

Rektale Applikation

Verschiedentlich wurde auch versucht, den peroralen Weg durch rektale Applikation von *Suppositorien* zu umgehen. Hierbei sind jedoch die Resorptionsbedingungen unsicher und ungleichmäßig, so daß kaum eine exakte Dosierung möglich sein dürfte. Das ist bei einem so differenten Mittel sicherlich nicht günstig, worauf erst jüngst GLADTKE u. VON HATTINGBERG (1970) hingewiesen haben.

Grundsätzlich ist dieser Weg jedoch möglich, wenn aus irgendwelchen Gründen eine orale Therapie nicht durchführbar ist. Im allgemeinen wird man mit einer Resorption von ungefähr 40% rechnen können (SPARBERG u. KIRSNER 1965).

Klinische Erfolgsberichte stammen von HIEMEYER (1963), HÜDEPOHL u. Mitarb. (1965), KIENITZ u. STOLTING (1971).

Während die Suppositorientherapie wohl nur selten angewendet wird, erfreuen sich Kortikoidklysmen in der Behandlung der Colitis bzw. Rectosigmoiditis ulcerosa großer Beliebtheit. Die Behandlungsergebnisse sind zweifellos günstig, nur darf man nicht glauben, daß es sich um eine lokale Therapie handle. SPARBERG u. Mitarb. (1967) haben nachgewiesen, daß 2 mg Dexamethason-Phosphat, als Klysma gegeben, denselben Hemmeffekt auf das Endokrinium haben wie 1 mg Dexamethason oral. Gibt man die Dosis morgens, so besteht am Nachmittag eine massive Hemmwirkung. Da aber üblicherweise solche Klysmen abends verabreicht werden, resultiert eine starke und anhaltende Störung des Endokriniums (bei Verabreichung um 23 Uhr hemmt eine einzige Gabe 24 bis 36 Stunden). Diese Feststellungen haben wir bei abendlicher Verabreichung von 5 mg Betamethason-17-Valerate (Betnesol) in mehreren Fällen bestätigt gefunden (noch nicht publiziert). Eine kürzlich veröffentlichte britische Gemeinschaftsstudie (BMJ) zeigte günstige Ergebnisse bei ausschließlich rektaler Behandlung der distalen Colitis ulcerosa mit Klysmen, dabei war die Hemmwirkung von 5 mg Betamethason geringer als bei 20 mg Prednisolon.

Aus diesen Gründen ist es auch verständlich, wenn im Gefolge einer Klysmentherapie schwere Komplikationen auftreten können. POWELL (1969) berichtete von einem Fall mit schwerer Hypokaliämie, Myopathie, Herz- und Nierenbeteiligung nach einjähriger ausschließlicher Klysmentherapie bei einer Colitis ulcerosa. Das größere Risiko ist aber zweifellos dann gegeben, wenn ein Kolitiskranker nach Besserung der Symptome einer operativen Behandlung zugeführt wird und man unterstellt, daß die ausschließlich lokale Therapie nicht zu einer endokrinen Störung geführt hätte. In solch einem Fall muß die Wiedererholung der NNR-Funktion abgewartet oder es muß eine Kortikoidschutzbehandlung während der Operationsphase (s. S. 191 ff.) durchgeführt werden.

Zusammenfassend ist also zu sagen, daß auch eine rektale Applikation von Kortikoiden den zirkadianen Rhythmus berücksichtigen muß.

Literatur

Gladtke, E., H. M. v. Hattingberg: Dtsch. med. Wschr. 95 (1970), 1494.
Hiemeyer, V.: Arzneimittel-Forsch. 13 (1963), 736.
Hüdepohl, M., K. Lederbogen, I. Sokoll: Med. Welt 16 (1965), 369.
Jones, J. H. u. Mitarb.: Brit. med. J. 1971/84.
Powell, J. R.: Amer. J. Gastroenterol. 52 (1969), 425.
Sparberg, M., J. W. Kirsner: Curr. ther. Res. 7 (1965), 324.
Sparberg, M. u. Mitarb.: Gastroenterology 52 (1967), 519.
Stolting, G., M. Kienitz: Med. Welt 22 (1971), 1146.

Inhalationstherapie

In der Vorstellung, durch höhere lokale Konzentration an Gesamtdosis zu sparen und damit die Nebenwirkungen zu verringern, hat man auch immer wieder versucht, Kortikoide bei Asthmatikern durch Inhalation zu applizieren (UHDE 1957). Jahrelang fand diese Behandlungsart keinen großen Zuspruch, da die Wirkung unsicher und die Nebenwirkungen nicht viel geringer als bei Allgemeinbehandlung waren.

Voraussetzung für eine lokal wirksame Therapie ohne oder mit nur geringer Allgemeinwirkung ist eine Partikelgröße von 1–5 µm, da größere in den oberen Luftwegen hängen bleiben und kleinere bis in die Alveolen passieren und dort vollständig resorbiert werden (FERLINZ 1971). Die üblichen Kortikoidkristallsuspensionen sind daher ebensowenig geeignet wie die wasserlöslichen Zubereitungen.

Neuen Auftrieb erhielt die Inhalationstherapie daher erst, als ein geeignetes Präparat in den Handel kam; es handelt sich um ein Dexamethason-isonicotinat (Auxiloson), das in Form eines Dosieraerosols zur Verfügung steht. Die Teilchengröße beträgt ungefähr 4 μm und der Ester gilt als schwerlöslich.

Die Dosis pro Gabe beträgt 0,125 mg Dexamethason. Wird das Gerät 2- bis 4mal am Tag angewandt, so resultiert eine Gesamtdosis von 0,5 bis 1,0 mg Dexamethason (entsprechend 4–8 mg Prednison).

Die Wirkung dieser Therapie ist gut, wenn sie an einem geeigneten Objekt angewendet wird, d. h. zur Intervallbehandlung bei Asthmatikern (und nicht zur Status- und Anfalltherapie); sie ist fraglich bei chronisch-obstruktiver Bronchitis und ohne Einfluß auf das obstruktive Emphysem (FERLINZ 1971, TURIAF u. Mitarb. 1970).

Nach TURIAF u. Mitarb. (1970) sind bei den angegebenen Dosen keine klinischen Nebenwirkungen aufgetreten und speziell Ulkuspatienten haben die Therapie gut vertragen.

Bedenklich muß allerdings stimmen, daß trotz normaler Kortikoidblutspiegel bei 9 von 11 Patienten die Reaktionsfähigkeit der NNR vermindert war, womit bewiesen ist, daß doch eine Resorption stattfindet. Bedenkt man weiter, daß das Dosieraerosolgerät den Patienten zur häufigen Anwendung verleitet – wie Erfahrungen mit den Sympathikomimetika-Sprays gezeigt haben und zeigen –, so muß diese Behandlung doch als nicht ganz unbedenklich angesehen werden. Man sollte sie nur gewissenhaften und vernünftigen Patienten verordnen.

Schnupftherapie

Bei allergischen und nicht allergischen rezidivierenden und chronischen Rhinitiden – speziell also beim Heuschnupfen – hat sich die lokale Anwendung von mikronisierten Steroiden als Schnupfpulver sehr gut bewährt. Nach HERXHEIMER u. MCALLEN (1956) sind nach 14tägiger Anwendung von je 15 mg Hydrocortison die Erscheinungen verschwunden und ist meistens die Saisonexazerbation überwunden. Nach MCALLEN u. LANGMAN (1969) haben sich 0,5 mg Dexamethason für die Initialbehandlung und 0,25 mg für die Fortsetzung noch besser bewährt. Allerdings sind von 6 Patienten nur bei 4 die ACTH-Teste normal ausgefallen, so daß eine Resorption mit Hemmung der körpereigenen Funktion bewiesen ist.

Literatur

Biedermann, A.: Wiener med. Wschr. 121 (1971), 331.
Böhlau, V., E. Böhlau: Fibel der Inhalationsbehandlung mit Aerosolen. Urban & Schwarzenberg, München 1971.
Bottke, H., W. Günthner: Med. Klin. 59 (1964), 1981.
Czarny, D., J. Brostoff: Lancet 1968/I, 188.
Editorial: Brit. med. J. 1965/691.
Ferlinz, R.: Med. Klin. 66 (1971), 716.
Herxheimer, H., M. McAllen: Lancet 1956/I, 537.
Hess, K.: Münch. med. Wschr. 109 (1967), 2140.
Loos, M., E. Simon: Therapiewoche 18 (1968), 110.
Mc Allen, M., M. J. S. Langman: Lancet 1969/I, 968.
Mlczoch, F., F. Witek: Med. Welt 18 (1967), 973.
Norman, Ph. S. u. Mitarb.: J. Allergy 40 (1967), 57.
Scherrer, M.: Schweiz. med. Wschr. 45 (1967), 103; 101 (1971), 899.
Stresemann, E.: Klin. Wschr. 45 (1967), 103.
Toogood, J. H., N-M. Lefcoe: J. Allergy 36 (1965), 321.
Turiaf, J., G. Guerot, M. Amsel: Poumon et Coeur 26 (1970), 769.
Uhde, H.: Münch. med. Wschr. 99 (1957), 891; Tuberkulosearzt 13 (1959), 424; 15 (1961), 478.

Lokale Injektion und Infiltration

Eine große Rolle spielt die *lokale Anwendung* von Kortikoiden als Injektion in präformierte Höhlen (Pleuraspalt, Herzbeutel, Liquorraum) und speziell in der Rheumatologie die intraartikuläre Injektion sowie die Infiltration in verändertes Gewebe, besonders bei den verschiedenen Formen der Tendinosen (s. hierzu S. 99 ff. Schließlich kommt auch eine unmittelbare örtliche Anwendung von Steroidhormonen auf Haut und Schleimhäuten bei entsprechenden Erkrankungen in Frage (s. S. 199 ff.).

All diese lokalen Anwendungen haben den Vorteil, daß eine hohe Konzentration des entzündungshemmenden Hormons am gewünschten Ort erreicht wird. Wie bereits in den vorangehenden Abschnitten immer wieder betont, hüte man sich aber vor der Annahme, daß eine solche Anwendung ausschließlich lokale Wirkungen erziele und daher ungefährlich sei. Zwar ist bei mäßigen Dosen im allgemeinen nicht mit dem Auftreten eines Cushing-Syndroms oder mit anderen Komplikationen zu rechnen, aber es besteht dennoch eine zumindest vorübergehende Hemmung der körpereigenen Hormonproduktion, welche den Patienten u. U. in einer Streßsituation in Lebensgefahr bringen kann. Damit soll nicht vor der Anwendung dieser lokalen Behandlungsverfahren gewarnt werden; es ist nur wichtig, daß sich der behandelnde Arzt über die möglichen Auswirkungen im klaren ist.

In Tab. 2 wurden Kortikoid-Suspensionen zur lokalen Therapie nach Wirkstoff, Konzentration und unter Angabe von Fertigpräparaten zusammengefaßt.

Allgemeine Richtlinien für die Dosierung

Für die Dosierung der pharmakodynamischen Therapie gelten folgende Grundregeln:

1. Jede Anwendung von Kortikoiden erfordert individuelle Anpassung an Art und Schwere der Erkrankung sowie Zustand und Reaktion des Patienten.

2. Man gibt relativ hohe Anfangsdosen (Aggressionsdosen) und baut nach Eintritt der Wirkung schnell auf kleine Erhaltungsdosen ab.

3. Die Höhe der Initialdosis hängt von der Akuität des Falles ab: Sehr schwere und sehr akute Erkrankungen erfordern hohe, chronische Erkrankungen niedrige Dosen.

4. Als Erhaltungsdosen müssen die kleinsten, eben noch wirksamen Dosen angewendet werden. Sie sind je nach Krankheit, individueller Situation und Präparat unterschiedlich und müssen daher in jedem Fall ausgetestet werden. Manchmal ist durch Präparatewechsel eine noch niedrigere Dosierung zu erreichen.

Tabelle 2. Kortikoid-Kristallsuspensionen zur lokalen Therapie

Wirkstoff	Konzentration in mg je ml	Menge in ml je Amp. bzw. Inf.-Fl.	Fertigpräparat Su. = Suspension Kri. = Kristallsuspension
Hydrocortisonazetat	25 25 25	1; 5 1; 5 1; 5	Scheroson F-Kri. Hydrocortison „H“-Kri. Ficortril Su.
Fluorhydrocortisonazetat	3	3	Scherofluron-Kri.
Prednisolonazetat	20 25 10 20 10 25 10	0,5 1 1 1 1 1; 5 1	Decortin-H-Kri. Decortin-H-Kri. Deltacortril Su. Deltacortril Su. Hostacortin „H“-Kri. Hostacortin „H“-Kri. Scherisolon-Kri.
Prednisolontrimethylazetat	10	1; 5	Ultracortenol Mikrokristallsu.
Methylprednisolonazetat	40 40	1; 2; 5 0,5; 1	Depo-Medrate: Kri. Urbason-Kri.
Triamcinolonacetonid	10 40 40	1; 5 1; 5 2	Volon A 10 Kri. Volon A 40 Kri. Volon A 80 Kri.
Triamcinolondiazetat	25 40	1 1	Delphicort-Kri. Delphicort-Kri.
Dexamethasonazetat	4 8	1 1	Fortecortin-Kri. Fortecortin-Kri.
Dexamethasonisonikotinat	2 5	1 2	Auxiloson Lokal-Inj.: Kri. Auxiloson Depot-Inj.: Kri.
Betamethason, teils frei, teils verestert	5* 5,7*	1 1	Betnesol Kri. Celestan Depot Kri.

* mg je ml, berechnet als freier Alkohol

5. Je akuter die Erkrankung, um so kürzer, je chronischer die Krankheit, um so länger muß die Therapie durchgeführt werden.

6. Wenn immer möglich, soll in der Langfristbehandlung eine diskontinuierliche (intermittierende oder alternierende) Dosierung angestrebt

werden; zumindest soll die Tagesdosis auf einmal morgens verabreicht werden (zirkadiane Therapie). Deshalb sollen weder Retard- noch Depotpräparate Verwendung finden.

7. Auch vor Kombinationspräparaten sei gewarnt, weil sie niemals dem individuellen Fall gerecht werden und außerdem die unter 6. angegebene heute als optimal anerkannte Dosierung der Kortikoide unmöglich machen.

8. Das Absetzen der Behandlung muß durch kontinuierliche Reduktion der jeweiligen Erhaltungsdosis im Verlauf mehrerer Tage bis Wochen oder Monate geschehen.

Initialdosen

Anhaltspunkte für die Initialdosis ergeben sich aus Tab. 3.

Tabelle 3. Initialdosen

	Prednison/ Prednisolon	6-Methyl-prednisolon und Triamcinolon	Dexamethason und Betamethason	Paramethason	16-Methylen-prednisolon	Fluo-cortolon
Perakute u. bedrohliche Krankheitszustände*	100–200 mg = 4–8 Amp.	80–160 mg = 4–8 Amp.	16–32 mg = 4–8 Amp.	40–80 mg = 4–8 Amp.	120–240 mg = 4–8 Amp.	—
Akute (speziell akut-entzündliche) Erkrankungen	40–80 mg = 8–16 Tabl.	32–62 mg = 8–16 Tabl.	7,5–15 mg = 5–10 Tabl. à 1,5 mg	16–32 mg = 4–8 Tabl.	60–120 mg = 10–20 Tabl.	40–80 mg = 8–16 Tabl.
Chronische Krankheiten	25–30 mg = 5–6 Tabl.	20–24 mg = 5–6 Tabl.	4,5–6 mg = 3–4 Tabl. à 1,5 mg	10–12 mg = 5–6 Tabl.	36-42 mg = 6–7 Tabl.	25–30 mg = 5–6 Tabl.
Extrem-chronische Krankheiten, die einer Langfristtherapie bedürfen	15 mg = 3 Tabl.	12 mg = 3 Tabl.	3 mg = 2 Tabl. à 1,5 mg	6 mg = 3 Tabl.	18–24 mg = 3–4 Tabl.	15 mg = 3 Tabl.

* Bei einzelnen Indikationen (z. B. Endotoxin- oder kardiogener Schock, akute Leukämien, Leberkoma) sind Tagesdosen von 500–3000 mg Prednisolon bzw. äquivalente Mengen anderer Kortikoide erforderlich.

Erhaltungsdosen

Die *Erhaltungsdosen* sollen grundsätzlich bei bzw. unter den heute als Grenzdosen für die Langfristtherapie geltenden liegen. Sie sind der Tab. 4 zu entnehmen.

Tabelle 4. Grenzdosen für die Langzeittherapie

Prednison, Prednisolon	6-Methyl-prednisolon, Triamcinolon	Dexamethason	Betamethason	Paramethason	16-Methylenprednisolon	Fluocortolon
7,5 mg	6 mg	1,5 mg	1,0 mg	3 mg	9 mg	7,5 mg

Notabene

Bei intravenöser Therapie ist besonders zu berücksichtigen, daß eine einmalige Gabe, auch einer sehr hohen Dosis, eine beschränkte Wirkungsdauer hat, da das eingespritzte Hormon im Organismus sofort dem Stoffwechsel anheimfällt. Wie lange eine einmalige Dosis wirkt, ist im Einzelfalle unterschiedlich. Während unter Ruhebedingungen die Wirkung 8–10 Stunden anhält, muß man in akuten Situationen mit einer wesentlich kürzeren Wirkungsdauer rechnen (3–5 Stunden). Besonders in Notfallsituationen muß daher, wenn keine Dauerinfusion möglich ist, die Anwendung in regelmäßigen Abständen wiederholt werden; die Intervalle richten sich nach dem klinischen Bild. Ist der Abtransport eines Kranken bzw. seine Ankunft in der Klinik nicht innerhalb eines kurzen Zeitraumes gewährleistet, muß für Nachinjektion Sorge getragen werden. Wichtig ist in jedem Fall, daß der weiterbehandelnde Krankenhausarzt über Dosis und Zeitpunkt aller Kortikoidgaben genau unterrichtet wird.

Im folgenden werden immer nur die Dosierungen für Prednison/Prednisolon angegeben. Selbstverständlich können auch die jeweils äquivalenten Dosen anderer Kortikoide verwendet werden. Die etwa gleich wirksamen Dosen ergeben sich aus Tab. 5, welche aus Gründen der leichteren Auffindbarkeit auf der dritten Umschlagseite (vorletzte Buchseite) nochmals abgedruckt ist. Es ist zu berücksichtigen, daß es je nach Art der zu behandelnden Krankheit und individuellen Faktoren Unterschiede in der benötigten Dosis der einzelnen Derivate gibt, so daß die Tab. 5 nur einen groben Anhalt geben kann.

Tabelle 5. Dosenäquivalenz für die verschiedenen Kortikoide bei allgemeiner Behandlung

Prednison, Prednisolon	6-Methyl-prednisolon, Triamcinolon	Dexamethason	Betamethason	Paramethason	16-Methylen-prednisolon	Fluocortolon
5 mg	4 mg	1 mg	0,75 mg	2 mg	6 mg	5 mg
7,5 mg	6 mg	1,5 mg	1,0 mg	3 mg	9 mg	7,5 mg
10 mg	8 mg	2 mg	1,5 mg	4 mg	12 mg	10 mg
20 mg	16 mg	4 mg	3,0 mg	8 mg	24 mg	20 mg
30 mg	24 mg	6 mg	4,5 mg	12 mg	36 mg	30 mg
40 mg	32 mg	8 mg	6,0 mg	16 mg	48 mg	40 mg
50 mg	40 mg	10 mg	7,5 mg	20 mg	60 mg	50 mg
100 mg	80 mg	20 mg	15,0 mg	40 mg	120 mg	100 mg

Indikationen für die pharmakodynamische Kortikoidtherapie

Alle Dosierungsangaben beziehen sich auf die meistverwendeten Präparate Prednison/Prednisolon. Soll ein anderes Präparat verwendet werden, so kann die äquivalente Dosierung aus der Tabelle 5 auf S. 79 oder auf der 3. Umschlagseite abgelesen werden.

Rheumatische Erkrankungen

Rheumatisches Fieber

Andere Bezeichnungen: Akutes rheumatisches Fieber, akuter Gelenkrheumatismus, Rheumatismus acutus verus, Streptokokken-Rheumatismus.

Angloamerikanische Bezeichnung: Rheumatic fever.

Französische Bezeichnung: Rhumatisme articulaire aigue (Maladie de Bouillaud).

Klinik Beim akuten rheumatischen Fieber handelt es sich um eine Reaktionskrankheit auf den Befall mit β-hämolysierenden Streptokokken der Gruppe A.

Bei etwa 3% aller mit Streptokokken infizierten Menschen entwickelt sich nach einem Intervall von 2–3 Wochen die als Rheumatismus bezeichnete typische allergisch-hyperergische Reaktion des Mesenchyms. Auch wenn die Erreger selbst nicht mehr nachgewiesen werden können, resultieren doch spezifische Antikörper (z. B. Antistreptolysin), deren Nachweis für die Diagnose bedeutsam ist. Tritt ein Gelenkbefall auf, so handelt es sich um akute exsudative Gelenkentzündungen, vorzugsweise an den großen und mittleren Gelenken mit sprunghaftem Verlauf. Das Allgemeinbefinden des Patienten ist schlecht, die Temperaturen sind hoch; eine Beteiligung des Herzens (Endo-, Myo-, Perikarditis) ist im Kindesalter bei 75%, bei Jugendlichen in 65% und bei Erwachsenen in 45–50% der Fälle nachzuweisen.

Therapie Aufgrund der Streptokokkenätiologie steht die antibiotische Behandlung mit Penicillin im Vordergrund. Daneben kommt es aber darauf an, eine wirksame antiphlogistisch-antirheumatische Therapie zu betreiben, um die entzündlichen Reaktionen zu dämpfen und das Auftreten von Gewebsdefekten zu verhindern. Dies vor allem deswegen, weil die Entwicklung der für die Prognose entscheidenden Herzkomplikationen durch Antibiotika allein nicht verhindert werden kann. Allerdings gehen die Meinungen der Experten immer noch auseinander, ob das Auftreten einer Karditis überhaupt vermieden werden kann bzw. ob in diesem Punkte die Kortikosteroide den Salizylaten überlegen sind. Jahrelang wurde diskutiert über diese Thema. Heute haben sich die Standpunkte weitgehend angenähert.

Man kann folgendes sicher sagen:

1. Bei bereits eingetretener Karditis sind Kortikosteroide absolut indiziert,
2. bei allen schweren Verläufen mit hoher Aktivität – auch ohne Karditis – ist ihre Anwendung begründet,
3. wenn eine Indikation zur Gabe von Steroiden besteht, müssen diese frühzeitig, hochdosiert und lange genug gegeben werden.

Dosierung: Die Anfangsdosierung beträgt bei Kindern 1,5–2 mg pro kg Körpergewicht und beim Erwachsenen etwa 60–80–100 mg Prednison. Diese Dosis soll so lange gegeben werden, bis eine deutliche klinische Besserung eintritt; dann wird stufenweise auf die Erhaltungsdosis abgebaut. Die Steroidtherapie muß so lange fortgeführt werden, wie Zeichen einer rheumatischen Aktivität bestehen; das wird im allgemeinen 6–8–10 Wochen bedeuten. Sie soll dann nur sehr langsam und vorsichtig abgebaut werden, damit kein Rezidiv provoziert wird.

Beim Abbau der Kortikoide empfiehlt sich überlappender Ersatz durch Antirheumatika aus der Salizyl- bzw. Pyrazolonreihe.

Penicillindosierung: Für etwa 4 Wochen bei Erwachsenen 1 Mio E. täglich, bei Kindern $^1/_2$ Mio E. täglich; dann Reduktion und Übergang auf die Dauertherapie zur Prophylaxe. Diese soll über Jahre durchgeführt werden mit entweder 2mal täglich 200 000 E. Oralpenicillin (z. B. Baycillin) oder mit 1mal monatlich 1,2 Mio Benzathinpenicillin (Tardocillin 1200) intramuskulär.

Chronisch rezidivierendes rheumatisches Fieber

Während man in früheren Jahren annahm, daß aus einer akuten Polyarthritis eine chronische werden könne und diese Formen als sekundär chronischen Gelenkrheumatismus bezeichnet hat, weiß man seit Aufklärung der Streptokokkengenese des rheumatischen Fiebers, daß solche Übergänge nicht möglich sind. Trotzdem gibt es aber Fälle von rheumatischem Fieber, welche rezidivieren und schließlich chronisch werden können. So kann ein klinisches Bild entstehen, welches u. U. an eine chronische Polyarthritis erinnert. Es trägt in Frankreich den Namen Jaccoud-Arthritis (Six 1969) und wird in der angloamerikanischen Medizin als Chronic postrheumatic fever arthropathy (Bywaters 1967, 1969) bezeichnet. In Deutschland spricht Scheiffahrt (1970) vom rezidivierenden chronisch-rheumatischen Fieber und Mathies (1970) vom chronischen Streptokokken-Rheumatismus.

Entscheidendes diagnostisches Kriterium ist der erhöhte Antistreptolysintiter, welcher bei jedem Rezidiv ansteigt.

Da die Spätstadien nicht mehr einer Arthritis, sondern einer deformierenden Arthrose entsprechen, ist keine Indikation für eine Steroidtherapie gegeben.

Literatur

Ablard, G., A. Larcan: Folia rheumatologica Nr. 20, Documenta Geigy, Basel 1963.

Anschütz, F., H. Knothe: Therapie des rheumatischen Fiebers. In: Endokarditis, hrsg. von F. Anschütz. Thieme, Stuttgart 1968.

Anschütz, F., E. Mende: Dtsch. med. Wschr. 93 (1968), 7.

Beickert, A.: Z. ges. inn. Med. 25 (1970), 165.

Behrend, T.: Internist 8 (1967), 239.

Boissière, H. u. Mitarb.: Sem. Hôp. Paris 42 (1966), 279.

Boos, R.: Dtsch. med. Wschr. 96 (1971), 1582.
Borsche, A.: Z. allg. Med.; Landarzt 45 (1969), 45.
Boyle, J. A., W. W. Buchanan: Clinical Rheumatology. Blackwell, Oxford 1971.
Bywaters, E. G. L.: In: Textbook of the Rheumatic Diseases, hrsg. von W. S. C. Copeman. Livingstone, Edinburg 1969.
Bywaters, E. G. L.: Bull. Acad. Méd. (Paris) 131 (1967), 246.
Combined Rheumatic Fever Study Group: New Engl. J. Med. 272 (1965), 63.
Czoniczer, G., F. Amerzcua, S. Pelargonio, B. F. Masell: Circulation 29 (1964), 813.
Dreyfus, P.: In: L'Actualitérhumatologique, 1967. Hrsg. von S. de Sèze, l'Expansion, Paris 1968.
Editorial: Brit. med. J. 1965/II, 602.
Friese, G.: Therapiewoche 21 (1971), 1714.
Gerdes, H.: Internist 12 (1971), 512.
Köttgen, U.: In: Klinik der rheumatischen Erkrangungen, hrsg. von R. Schoen, A. Böni, K. Miehlke; Springer, Berlin 1970.
Markowitz, H.: Med. Klin. 65 (1970), 1351.
Mozziconacci, P., C. Attal: Sem. Hôp. Paris 44 (1968), 2869.
Ott, R.: Fortschr. Med. 87 (1969), 225.
Ryckewaert, A.: In: Bréviaire de rhumatologie, 3. Aufl., hrsg. von S. de Sèze, M. Caroit. L/Expansion, Paris 1967.
Scheiffarth, F.: In: Klinik der rheumatischen Erkrankungen, hrsg. von R. Schoen, A. Böni, K. Miehlke. Springer, Berlin 1970.
Schulze, G., E. Kröger, jr., P. H. Wagner: Med. Welt 18 (1967), 2679.
Seidel, K.: Münch. med. Wschr. 36 (1968), 2018.
Seidel, K., S. Müller: Das akute rheumatische Fieber. Wiss. Z. Fr. Schiller-Univ. Jena, Math.-Naturw. 16 (1967), H 1.
Six, B.: In: L'Actualité rhumatologique 1969, hrsg. von S. de Sèze. L'Expansion, Paris 1970.

Chronische Polyarthritis (rheumatoide Arthritis)

Andere Bezeichnungen: primär chronische Polyarthritis, progredient chronische Polyarthritis, chronischer Gelenkrheumatismus.

Angloamerikanische Bezeichnung: rheumatoid arthritis.

Französische Bezeichnung: Polyarthrite chronique évolutive; Polyarthrite rhumatoide.

Pathogenese Es handelt sich um eine *Systemerkrankung des Bindegewebes,* welcher ein autoimmunologischer Prozeß zugrunde liegt. Sitz bzw. Ausgangspunkt dieses Vorganges ist die Synovialis. Der im Blut gefundene Rheumafaktor ist nicht Ursache der Erkrankung, sondern Substrat des immunologischen Prozesses. Die eigentliche Ursache ist unbekannt (Virusinfektion?). Zweifellos besteht aber eine familiäre Häufung. Etwa 3% der Gesamtbevölkerung werden von dieser Krankheit betroffen. Zwei Drittel der Patienten sind Frauen im Alter zwischen 20 und 45 Jahren.

Verlauf Die *Erkrankung* beginnt mit allgemeinen Befindensstörungen. Dann entwickeln sich morgendliche Steifigkeit und Spannungsgefühl in den Fingergelenken. Erst später stellen sich Schwellungen, in der Mehrzahl der Fälle an den kleinen Gelenken (Fingergrund- und -mittelgelenke) ein. Meist schleichend, oft in Schüben, nur manchmal springend, beteiligen sich weitere Gelenke. Oft, aber keineswegs immer, verläuft die Erkrankung symmetrisch. Schließlich resultieren fortschreitende Gelenkdeformationen und Versteifungen. Muskelatrophien, besonders an den Händen, Beteiligung der Sehnenscheiden und des Bandapparates, Entwicklung von subkutanen Rheumaknoten, Veränderungen der Haut sowie entzündliche Veränderungen an den inneren Organen und Blutgefäßen beweisen, daß es sich nicht um eine Gelenkkrankheit, sondern um eine allgemeine Bindegewebserkrankung handelt.

Diagnose Die *Diagnose* beruht auf dem klinischen Befund und dem in 70–80% der Fälle gelingenden Nachweis der Rheumafaktoren im Blut. Die American Rheumatism Association (ARA) hat eine Liste von Kriterien für die Diagnose aufgestellt, welche heute in allen Ländern anerkannt wird; sie findet sich in allen rheumatologischen Büchern. Aus Gründen der besseren Verständigung unter den Ärzten über ihre Patienten sollte auch immer das Stadium der Erkrankung angegeben werden; die Einteilung nach STEINBROCKER wird in allen Ländern verwendet.

Aktivitätsdiagnose

Speziell für die Frage der zweckmäßigen Therapie – insbesondere ob Kortikoide eingesetzt werden sollen oder nicht – ist darüber hinaus entscheidend, ob im gegebenen Fall eine *aktive Phase* der Erkrankung vorliegt oder nicht. Die Aktivität ergibt sich einmal aus dem klinischen Befund an den Gelenken und zum zweiten aus den Serumveränderungen.

Bei aktiven Phasen findet man eine sehr hohe Senkung, eine erhebliche α_2-Globulin-Vermehrung, ein positives CRP (heute auch quantitativ bestimmbar [OTT und SCHMIDT 1972]) und deutlich erhöhte Eiweißzuckerwerte im Serum.

Bei geringerer Aktivität ist die Senkung nur mäßig beschleunigt, in der Elektrophorese findet sich vorwiegend eine γ-Globulin-Vermehrung, CRP ist negativ oder schwach positiv und die Eiweißzuckerwerte liegen im Rahmen der Norm.

Ob der Hydroxyprolinausscheidung im Urin eine Bedeutung für die Aktivität des Prozesses zukommt, ist noch umstritten.

Therapie der chronischen Polyarthritis

Behandlungsplan

Die Behandlung der chronischen Polyarthritis (c. P.) muß infolge der Chronizität des Leidens nach einem langfristigen Schema erfolgen. Aktive Phasen müssen anders behandelt werden als subakute; diese wiederum verschieden von solchen, welche mit Deformierungen „ausgebrannt“ sind. Die vielen möglichen individuellen Variationen der Erkrankung sollen berücksichtigt werden.

Ziel der Therapie muß sein, den entzündlichen Prozeß zu dämpfen, das Fortschreiten der Krankheit zu verhindern, Versteifungen und Deformierungen zu vermeiden, die Patienten bewegungs- und funktionsfähig sowie subjektiv zumindest einigermaßen beschwerdefrei zu halten. Auch die soziale Integration muß berücksichtigt werden.

Um diese Ziele zu erreichen, müssen die Möglichkeiten der medikamentösen, physikalischen, orthopädischen und chirurgischen Therapie sinnvoll miteinander kombiniert werden. Die Verordnung eines Cortisonpräparates darf niemals die erste oder einzige Maßnahme sein. Zwar gelingt es damit, den Patienten in erstaunlich schneller Zeit beschwerdefrei zu machen, aber der Prozeß schreitet trotzdem unablässig weiter. Nebenerscheinungen können bei langfristiger Verabreichung das Leben des Patienten bedrohen, und bei Absetzen der Therapie ist mit dem Wiederauftreten aller Symptome zu rechnen.

Dennoch haben jene wenigen Autoren, welche die Kortikoide vollständig aus der Behandlung der c. P. verdammen wollen, nicht recht. Die Frage sollte nicht heißen, ob oder ob nicht, sondern in welchen Fällen, wieviel und für wie lange. Dies ist jedenfalls die Meinung weltweit anerkannter Rheumazentren wie z. B. der Klinik DE SEZE in Paris (DEBEYRE 1971) oder des Rheumazentrums Glasgow (NUKI u. DOWNIE 1971), um nur zwei Beispiele zu zitieren:

Kortikoidindikationen

Bei kritischer Einstellung ergeben sich folgende Indikationen für die Anwendung vor Kortikoiden bei der c. P.:

1. *Befristete Therapie*

   a) aktive exsudative Phasen der Erkrankung (sog. Rheumaschübe), sofern sie durch nichtsteroidale Antirheumatika nicht genügend gedämpft werden können,

   b) viszerale Komplikationen der Erkrankung (z. B. Karditis, Pleuritis, Pneumonitis, Skleritis),

   c) prä- bzw. postoperative Anwendung bei Synovektomien und Korrekturoperationen.

2. *Länger dauernde Therapie*

   beim Still-Syndrom der Kinder (s. S. 186).

3. *Langfristbehandlung*

   nur ausnahmsweise

   a) wenn der entzündliche Prozeß und das Fortschreiten der Deformierungen trotz konsequenter Basistherapie (z. B. mit Gold, Antimalarika oder D-Penicillamin) nicht zu beherrschen sind,

   b) wenn bei jüngeren Menschen die Arbeitsfähigkeit und bei älteren Menschen die körperliche Unabhängigkeit durch andere Mittel nicht erhalten werden kann.

   Bei a) und b) ist zu überprüfen, ob die Steroide nicht durch eine immunosuppressive Therapie ersetzt bzw. ergänzt werden sollen.

4. *Lokaltherapie*

   Intraartikuläre Injektionen von Kortikoiden sind bei Schmerz, Entzündung oder Exsudation in einem oder wenigen Gelenken in jeder Phase möglich, wobei jedoch berücksichtigt werden muß, daß es immer zu einer Allgemeinwirkung kommt (s. S. 99 ff.).

Voraussetzungen für eine länger dauernde Steroidanwendung

1. Die Diagnose muß gesichert sein und eine der oben angegebenen Indikationen vorliegen.
2. Die ungenügende Wirksamkeit nichtsteroidaler Antirheumatika muß über einen längeren Zeitraum unter Verwendung verschiedener Präparate in unterschiedlichen Dosen erwiesen sein.
3. Kontraindikationen bzw. erhöhtes Risiko für den Patienten müssen ausgeschlossen sein.
4. Der Patient muß kooperativ und die Möglichkeit zur regelmäßigen ärztlichen Überwachung muß garantiert sein.

5. Der Kranke muß über die Therapie und ihre möglichen Gefahren aufgeklärt werden (Cortisonausweis ausstellen!).
6. Die Grenzdosis für die Langfristtherapie soll bei 7,5 mg/die Prednison liegen. Sie muß dem zirkadianen Rhythmus angepaßt, d. h. morgens auf einmal verabreicht werden; noch günstiger ist die alternierende Therapie (s. S. 69 ff.). Aus diesem Grunde sollen keine Retard- bzw. Depotpräparate gegeben werden.
7. Wegen ihrer stärkeren Stoffwechselaktivität und damit des erhöhten Risikos von Komplikationen sollen in der Langfristbehandlung keine 9α-fluorierten Präparate verwendet werden.
8. Nichtsteroidale Antirheumatika sollen insbesondere nachmittags und abends verabreicht werden, um die nachlassende Wirkung der morgendlichen Steroidgabe zu kompensieren. Fixe Kombinationspräparate sind deshalb zu vermeiden.

Dosierungsrichtlinien

Anfangsbehandlung

Während man früher eine völlige Unterdrückung der entzündlichen Aktivität durch entsprechend hohe Dosen anstrebte, wird dieses Vorgehen heute bewußt vermieden (Debeyre 1971). Man soll den Patienten nicht in einen Zustand bringen, dessen Aufrechterhaltung wegen des Risikos nicht verantwortet werden kann. Der „Steroidhoneymoon" (Steiger 1971) ist ein psychologischer Fehler.

Aus diesem Grunde liegt heute die Anfangsdosis zwischen 10 und 20 mg Prednison/die; der Abbau soll schon nach wenigen Tagen beginnen.

Erhaltungsdosis

Bei länger dauernder Therapie muß als oberste Grenze eine Dosis von 7,5 mg/die Prednison angesehen werden. Durch freie Kombination mit nichtsteroidalen Antirheumatika kann diese Dosis in den meisten Fällen eingehalten, in manchen sogar unterschritten werden (Mathies 1971).

Behandlungsschema

Die kombinierte Anwendung der verschiedenen Behandlungsmöglichkeiten bei der c. P ergibt sich aus dem folgenden Behandlungsschema (in Anlehnung an de Seze u. Mitarb. 1963, 1967):

I. Allgemeinbehandlung

1. Körperliche Schonung; bei hoher Aktivität Bettruhe mit entsprechender Lagerung der betroffenen Gelenke
2. eiweiß- und vitaminreiche, aber nicht überkalorische Kost
3. psychische Führung des Patienten: Aufklärung über die Art der Erkrankung und die Behandlungsmöglichkeiten. Der Patient muß an seiner Krankheit bzw. deren konsequenter Behandlung interessiert werden
4. sog. Antirheumatika, d. h. antiphlogistisch und analgetisch wirksame Medikamente in angepaßter Dosierung

II. Beginnende c. P.

1. Allgemeinbehandlung
2. Einleitung einer Goldkur
3. wenn Goldunverträglichkeit: Antimalariamittel
4. dem Aktivitätsgrad angepaßte Physiotherapie
5. Erwägung einer Frühsynovektomie

III. Akute Schubphase

1. Bettruhe bei schonender, Fehlhaltungen vermeidender Lagerung
2. kühle Applikationen auf entzündete Gelenke; keine Wärme, keine Bäder
3. Bewegungstherapie: mehrmals täglich Durchbewegen der *nicht*betroffenen Gelenke; befallene Gelenke nur unter krankengymnastischer Aufsicht sehr vorsichtig und kurzfristig bewegen
4. Kortikoide oral in abfallender Dosierung mit zeitlicher Begrenzung

IV. Aktive fortgeschrittene c. P.

1. Allgemeinbehandlung
2. Versuch einer Goldkur (meist nicht mehr sehr wirksam)
3. physikalische Therapie:
   a) milde Wärme auf betroffene Gelenke; nach Dämpfung der Aktivität Teilbäder
   b) aktive Bewegungsübungen mehrmals täglich unter Anleitung
   c) isometrische Muskelübungen
4. wenn 1–3 ohne wesentlichen Erfolg: kleindosierte befristete Steroidtherapie
5. wenn trotz 1–4 Progression der Erkrankung oder wenn sich Steroiddauertherapie nicht umgehen läßt: Zytostatika alleine oder in Kombination mit Kortikoiden

V. Alte c. P. mit Deformierungen

1. Allgemeinbehandlung
2. intensive Physiotherapie:
   a) Bewegungen im Trockenen und im Bewegungsbad
   b) warme Anwendungen und Elektrotherapie
   c) Massage der Muskulatur
3. Beschäftigungstherapie und evtl. sportliches Training
4. bei Bedarf intraartikuläre Kortikoidinjektionen
5. orthopädische bzw. chirurgische Maßnahmen (Spätsynovektomie, Beseitigung von Stellungsanomalien usw.)

Literatur

The American Rheumatism Association: Primer on the Rheumatic Diseases. Reprinted from J. Amer. med. Ass. 190 (1964), 127, 425, 509, 741.
Arzneimittelbrief 3 (1969), 53.
Baier, M.: Internist. Prax. 10 (1970), 249.
Bäumer, A.: Mkurse ärztl. Fortb. 21 (1971), 443.
Bock, H. E.: Mkurse ärztl. Fortb. 15 (1965), 165.
Böni, A.: In: Klinik der rheumatischen Erkrankungen, hrsg. von R. Schoen, A. Böni, K. Miehlke. Springer, Berlin 1970.
Boyle, J. A., W. W. Buchanan: Clinical Rheumatology. Blackwell, Oxford 1971.
Coste, F.: Progrès en rhumatologie. Flammarion, Paris 1968.
Debeyre, N.: Rev. Rhum. 38 (1971), 655.
Debeyre, N.: M. F. Kahn, S. de Sèze: In: Bréviaire de rhumatologie, 3. Aufl., hrsg. von S. de Sèze, M. Caroit. L'Expansion, Paris 1967.
Duthie, J. J. R.: In: Textbook of the Rheumatic diseases, hrsg. von W. S. C. Copeman. Livingstone, Edinburg 1969.
Editorial: Brit. med. J. 1972/II, 39.
Enderlin, M.: Ther. Umsch. 24 (1967), 141.
Franchimønt, P., H. von Cauwenberge: Rev. Rhum. 34 (1967), 489.
Gamp, A.: Internist 8 (1967), 246.
Gamp. A., A. Schilling: Z. Rheumaforsch. 26 (1967), 392.
Hench, Ph., E. C. Kendall, Ch. H. Slocumb, H. F. Polley: Staff Meetings of the Mayo Clinic. Proc. Maco Clin. 24 (1949), 181.
Junet, R.: Méd. et Hyg. (Geneve) 30 (1972), 9.
Kaplan, G.: Rev. Rhum. 38 (1971), 667.
Kohlhardt, I.: Z. Rheumaforsch. 26 (1967), 398.
Kondziella, W.: Wiss. Z. Fr. Schiller-Univ. Jena, Math. Naturwiss. Reihe 15 (1966), 239.
Lequesne, M., M. Bensasson: Méd. et Hyg. (Geneve) 30 (1972), 596.
Mathies, H.: Dtsch. med. Wschr. 93 (1968), 2331.
Mathies, H.: Fortschr. Med. 86 (1968), 255.
Mathies, H.: Therapiewoche 18 (1968), 137.
Mathies, H. Therapiewoche 21 (1971), 1871.
Mathies, H., M. Schattenkirchner: Internist 8 (1967), 117.
Miehlke, K.: Die Rheumafibel, 2. Aufl. Springer, Berlin 1967.
Nuki, G., W. W. Downie: In: Modern Trends in Rheumatology, Bd. II, hrsg. von A. G. S. Hill. Butterworths, London 1971.
Ott, V. R., G. Herberholz, F. Nold, N. Perkovac: Verh. dtsch. Ges. inn. Med. 74 (1968), 1085.
Ott, V. R.: Internist 8 (1967), 258.
Ott, V. R., K. Schmidt: Zschr. Rheumaforsch. 31 (1972), 209.
De Preux, Th.: Méd. et Hyg. (Geneve) 29 (1970), 1245.
Ravault, P. P., G. Vignon: Rhumatologie clinique. Masson, Paris 1956.
Schilling, F.: Med. Tribune 7 (1972), Nr. 18 a, 17.
Schmid, E.: Therapiewoche 19 (1968), 143.
De Sèze, S., M. Lequesne: Traiter les rhumatismes. L'Expansion, Paris 1963.
De Sèze, S., M. Caroit: Brèviaire de rhumatologie, 3. Aufl. L'Expansion, Paris 1967.
Steiger, U.: Schweiz. Rundschau f. Med. Praxis 60 (1971), 631.
Thompson, M.: Practitioner 205 (1970), 604.
Tichy, J., K. Seidel, G. Heidelmann: Lehrbuch der Rheumatologie, 2. Aufl. VEB Volk und Gesundheit, Berlin 1962.
Tichy, J., K. Seidel: In: Beiträge zur Rheumatologie. VEB Verlag Volk und Gesundheit, Berlin 1971.
Weiss, Th. E., R. K. Lange: In: Current Therapie. Saunders, Philadelphia 1970.

Sonderformen der chronischen Polyarthritis

Gegenüber der in Umrissen dargestellten „normalen" Verlaufsform der c. P. müssen einige *Sonderformen* erwähnt werden, deren Differenzierung aus therapeutischen Gründen wichtig sein kann.

Still-Syndrom

Als *Still-Syndrom* wird die chronische Polyarthritis im Kindesalter bezeichnet (s. S. 186). Nur selten kommt das gleiche Syndrom auch bei Erwachsenen (überwiegend Frauen) vor: Exanthem, Fieber, Senkungsbeschleunigung und Polyarthritis sowie Perikarditis. Im Serum sind weder Rheuma- noch antinukleäre Faktoren nachweisbar. Die Prognose ist günstig.

Literatur

Bywaters, E. G. L.: Ann. rheum. Dis. 30 (1971), 121.

c. P. im Alter

Die c. P. beginnt häufiger im *höheren Alter,* als man gemeinhin glaubt: Bei 15–20% aller c. P.-Kranken liegt der Beginn nach dem 60. Lebensjahr. Im Gegensatz zu der früher vielfach vertretenen Meinung, daß der alte Mensch nicht zu stärkeren entzündlichen Reaktionen fähig sei, zeigt die im Alter beginnende c. P. häufig einen akuten Beginn mit asymmetrisch-oligoartikulärem, stark progredientem Verlauf und Tendenz zu Gelenkdestruktionen sowie Muskelatrophien (KAISER 1971).

Um die entzündliche Aktivität unter Kontrolle zu bringen und das Fortschreiten zu bremsen, ist deshalb eine intensive und konsequente Behandlung nötig. Auch im Alter ist die Goldbehandlung als Basistherapie am günstigsten; nötigenfalls wird man sich bei älteren Menschen jedoch leichter zu einer Immunosuppression entschließen können. Alle sog. Antirheumatika können Verwendung finden. Vor einer Langfristbehandlung mit Kortikoiden sei jedoch wegen der erhöhten Risiken ausdrücklich gewarnt. In jedem Falle müssen angepaßte physiotherapeutische Maßnahmen eingesetzt werden, um die Bewegungsfunktion zu erhalten bzw. zu verbessern.

Literatur

Ebert, H.: Z. Alternsforsch. 20 (1967), 259.
Falck, I.: In: Aktuelle Probleme der Geriatrie, Geropsychologie, Gerosoziologie und Altenfürsorge. Bd. III der Beihefte zur Z. f. Gerontologie, hrsg. von R. Schubert, Steinkopff, Darmstadt 1970.
Kaiser, H.: Spezielle Probleme der Therapie im Alter beim entzündlichen Rheumatismus. In: Probleme der Therapie im Alter, hrsg. von V. Bohlau, Schattauer, Stuttgart 1969.
Kaiser, H.: Landarzt 47 (1971), 222.
Kaiser, H.: Méd. et Hyg. (Genève) 27 (1969), 1312.
Lawrence, J. N.: J. Amer. Geriat. Soc. 18 (1970), 63.
Meyer, W.: In: Aktuelle Probleme der Geriatrie, Geropsychologie, Gerosoziologie und Altenfürsorge. Bd. III der Beihefte zur Z. f. Gerontologie, hrsg. von R. Schubert, Steinkopff, Darmstadt 1970.

Felty-Syndrom

Als *Felty-Syndrom* bezeichnet man die Kombination einer chronischen Polyarthritis mit Milztumor und Neutropenie. Es handelt sich um eine chronische Polyarthritis mit hoher Immunitätslage (immer seropositiv) und retikulohistiozytärer Reaktion. Die Erkrankung steht dem Lupus erythematodes visceralis nahe und verläuft meist sehr schwer. Die Ursache der Milzvergrößerung ist nicht sicher geklärt; die Neutropenie ist die Folge eines immunpathologischen Knochenmarksprozesses. Die Prognose der Erkrankung wird durch die Neigung zu Infekten und Thromboembolien beeinträchtigt.

In der Therapie spielen die Steroide eine große Rolle, da sie sich auch günstig auf Milztumor und Blutbildveränderungen auswirken; evtl. kommt eine Kombination mit Immunosuppressiva – selbstverständlich unter Blutbildkontrolle – in Frage. Goldpräparate gelten dagegen als kontraindiziert. Die Milzexstirpation bessert Infektionsneigung und Blutbild, läßt aber die Gelenkveränderungen unbeeinflußt.

Literatur

Editorial: Brit. med. J. 1970/I, 127.
Menkes, Ch., S. Braun, M. Bisson, F. Panahi, F. Delbarre: Sem. Hôp. Paris 44 (1968), 2147.
Pengelly, C. D. R.: Brit. med. J. 1966/II, 986
Rudermann, M., L. M. Miller, R. S. Pinals: Arthr. and Rheum. 11 (1968), 377.

Sjögren-Syndrom

Das *Sjögren-Syndrom* ist charakterisiert durch die Kombination eines Sicca-Syndroms (Xerostomie und Xerophthalmie) mit einer chronischen Polyarthritis (seltener mit anderen Kollagenosen). Die c. P. zeigt meist hohe Aktivität und ist seropositiv.

Während die Trockenheit in Augen und Mund nur durch lokale Maßnahmen beeinflußt werden kann, erleichtern die Kortikoide die allgemeine Situation. Sie sind besonders in beginnenden Fällen von Vorteil. Vor längerer Verabreichung sei jedoch gewarnt, da die Gefahr einer Entzündung in den Speichel- bzw. Tränendrüsen droht. Während Goldbehandlung kontraindiziert ist, scheint sich die Antimalariamitteltherapie (Resochin) gut zu bewähren.

Literatur

Duthie, J. J. R.: In: Textbook of the Rheumatic Diseases, hrsg. von W. S. C. Copeman. Livingstone, Edinburg 1969.
Ericson, S., E. Sundmark: Acta rheum. scand. 16 (1970), 60.
Escande, J. P.: Syndrome de Gougerot-Sjögren. L'Expansion, Paris 1970.
Louwagie, A. C. u. Mitarb.: Ned. milit. geneesk. T. 114 (1970), 1575.
Martin, E., I. Radi: In: Klinik der rheumatischen Erkrankungen, hrsg. von R. Schoen, A. Böni, K. Miehlke. Springer. Berlin 1970.
Peltier, A.: In: Progrès en rhumatologie, hrsg. von F. Coste. Flammarion, Paris 1968.
Robecchi, A: In: Aktuelle Rheumaprobleme. Zollikofer, St. Gallen 1965.
Ruffie, R. u. Mitarb.: Clinique 59 (1964), 15.
Saudan, Y.: Schweiz. med. Wschr. 97 (1967), 1576.
Shearn, M. A.: Sjögren's Syndrome. Saunders, Philadelphia 1971.
Siegenthaler, W. G., U. Isler: Med. Welt (1958), 2019.
Whaley, K., D. M. Chisholm, J. Williamson, W. C. Dick, G. Nuki, W. Buchanan: Acta rheum. scand. 17 (1971), 105.

Behçet-Syndrom

Bei *Behçet-Syndrom,* welches durch entzündliche Augenerkrankung (meist Hypopyon-Iritis) und Ulzerationen an Mund- und Genitalschleimhaut charakterisiert ist, findet sich in der Hälfte der Fälle eine Polyarthritis. Oft sind die großen Gelenke asymmetrisch betroffen, manchmal imponiert das Bild auch wie eine c. P. Im Blut finden sich Entzündungszeichen, jedoch weder Rheuma- noch antinukleäre Faktoren. Die Krankheit ist im allgemeinen gutartig, kann sich jedoch über lange Zeit hinziehen.

Eine Therapie der seltenen und ätiologisch unklaren Erkrankung gibt es nicht; man muß symptomatisch behandeln. Kortikoide können bei schweren Fällen, besonders bei Gelenkbefall, nützlich sein.

Literatur

Ansell, B. M.: In: Textbook of the rheumatic diseases, hrsg. von . S. C. Copeman. Livingstone, Edinburg 1969.
Godeau, P., G. Herreman: La nouv. Presse méd. 1 (1972), 391.
Martin, E., J. Radi: In: Klinik der rheumatischen Erkrankungen, hrsg. von R. Schoen, A. Böni, K. Miehlke. Springer, Berlin 1970.
Mason, R. M., C. G. Barnes: Ann. rheum. dis. 28 (1969), 95.

Seronegative c. P.

Bei etwa 10–20% der Patienten, die eine typische chronische Polyarthritis aufweisen, kann man *keinen Rheumafaktor nachweisen.* Die Zahl der Fälle wird kleiner, wenn man den jüngst von DELBARRE (1971) beschriebenen Rosettentest hinzunimmt. Trotzdem wird ein gewisser Prozentsatz von Fällen bleiben, bei dem keinerlei immunologische Reaktion positiv wird. Dann ist zunächst die Diagnose zu überprüfen, d. h. zu überlegen, ob es sich nicht um eine symptomatische Polyarthritis bei einem anderen Grundleiden handelt (z. B. Psoriasis, Colitis ulcerosa, Sarkoidose u. ä.). Bei echter rheumatoider Arthritis kann der Rheumafaktor fehlen, wenn der rheumatische Prozeß erst in Entwicklung ist, wenn die Erkrankung in der Kindheit oder Jugend begann, wenn ein angeborener Immundefekt vorliegt oder wenn durch eine immunosuppressive Therapie der früher positive Test negativ geworden ist.

Die seronegative Polyarthritis gilt im allgemeinen als gutartig. Sie verläuft weniger progressiv, betrifft oft mehr die großen als die kleinen Gelenke, neigt zu spontanen Remissionen, macht wenig Gelenkdestruktionen und ist therapeutisch meist gut ansprechbar.

In diese Krankheitsgruppe gehört wahrscheinlich auch die von RAVAULT (1950) beschriebene subakute Polyarthritis des Erwachsenen.

Literatur

Coste, F., F. Delbarre, B. Amor, D. Bontoux, H. Bouilhet, C. Guiraudon, C. Menkes, L. Saporta: Sem. Hôp. Paris 44 (1968), 777.
Debeyre, N., M.-F. Kahn, S. de Sèze: In: L'actualité rhumatologique, hrsg. von S. de Sèze. L'Expansion, Paris 1968.
Delbarre, F., P. Hemmer, F. Delrieu, A. Lego: Münch. med. Wschr. 113 (1971), 1269.
Dreyfus, P., H. Dorfmann: Europ. med. (1969), 1017.
Dreyfus, P.: Münch. med. Wschr. 111 (1969), 1987.
Müller, W., K. F. Petersen: Dtsch. med. Wschr. 93 (1968), 2252.
Ravault, P., G. Vignon, L. Berthier: Rev. Rhum. 17, (1950), 290.
Schoen, R.: Münch. med. Wschr. 109 (1967), 1777.

Sekundär chronische Polyarthritis

Krankheitsbilder, welche früher zur Diagnose einer *sekundär chronischen Polyarthritis* Anlaß gaben, dürften wohl fibrös-arthrotische Endstadien von rezidivierendem rheumatischem Fieber sein (s. S. 81).

Palindromer Rheumatismus

Unter *palindromem Rheumatismus* versteht man in Schüben verlaufende (παλιν = wiederum), fast immer monoartikuläre Gelenkentzündungen (meist Kniegelenke), welche jeweils nur wenige Tage anhalten und ohne Hinterlassung von Deformierung abheilen. AST und Rheumafaktor sind negativ, entzündliche Blutveränderungen finden sich nur während der Schübe. Die Ätiologie ist unbekannt; die Krankheit kommt oft in wenigen Jahren zum Stillstand, so daß Beziehungen zum Hydrops articulorum intermittens angenommen werden; andererseits kann sich auch eine typische c. P. entwickeln, so daß der palindrome Rheumatismus evtl. als atypischer Beginn dieser Erkrankung angesehen werden kann.

Hydrops articulorum intermittens

Der *Hydrops articulorum intermittens* ist eine chronisch verlaufende Arthropathie mit Ergußbildung, die meist auf ein Gelenk beschränkt ist und vorzugsweise im Kniegelenk auftritt. Aufgrund des histologischen Befundes der unspezifischen Synovitis nimmt man eine allergische Ätiologie an. Auch hormonale Einflüsse werden erwogen, da Frauen bevorzugt erkranken und manchmal eine Abhängigkeit vom Menstruationszyklus besteht.

Charakteristisch ist das regelmäßige Auftreten des Gelenkergusses in Intervallen von Tagen bis Wochen. Lokal findet man einen Gelenkhydrops ohne entzündliche Zeichen, ohne stärkere Beeinträchtigung der Gelenkfunktion und ohne wesentliche Einschränkung des Allgemeinbefindens. Gelegentlich bestehen gleichzeitig andere allergische Manifestationen.

Meist ist keine Therapie erforderlich. Bleibt ein Erguß längere Zeit bestehen, sollte er punktiert werden. Dann ist es sinnvoll, ein Steroid als Kristallsuspension zu injizieren, um die Exsudationsneigung zu bekämpfen. Bei ausgeprägten Ergüssen und häufigen Rezidiven wird man eine Synoviorthese (durch Injektion eines β-Strahlers) oder die Synovektomie in Erwägung ziehen.

Literatur

Boyle, J. A., W. W. Bucha'nan: Clinical Rheumatology. Blackwell, Oxford 1971.
Bywaters, E. G. L., B. Ansell: In: Textbook of the Rheumatic Diseases, hrsg. von W. S. C. Copeman. Livingstone, Edinburg 1969.
Epstein, S.: Ann. Allergy 27 (1969), 343.
Gross, D.: In: Klinik der rheumatischen Erkrankungen, hrsg. von R. Schoen, A. Böni, K. Miehlcke. Springer, Berlin 1970.
Renier, J. C., Ch. Bregeon: In: L'actualité rhumatologique 1970, hrsg. von S. de Sèze. L'Expansion, Paris 1971.
Welfling, J., A. Hubault: In: Bréviaire de rhumatologie, 3. Aufl., hrsg. von S. de Sèze, M. Caroit. L'Expansion, Paris 1967.
Williams, M. H., P. J. H. S. Sheldon, T. Torrgiani, V. Eisen, S. Mattingly: Ann. rheum. dis. 30 (1971), 375.

Polyarthritiden anderer Ätiologie

Reiter-Syndrom

Ob das *Reiter-Syndrom* (Fiessinger-Leroy-Reiter-Syndrom; urethro-konjunktivo-synoviales Syndrom) eine selbständige Krankheitseinheit darstellt, ist immer noch umstritten. Während man früher annahm, daß es sich um eine postdysenterische Erkrankung handle, nehmen in jüngster Zeit die Stimmen zu, welche die Ursache in einer genitalen Infektion mit Bedsonien (Erreger der Psittakose-Lymphogranuloma-venerum-Trachom-Gruppe) sehen.

Die Diagnose wird gestellt, wenn eine akute fieberhafte Poly- (oder Mon-) arthritis mit einer unspezifischen Urethritis und Konjunktivitis kombiniert auftritt. Zumindest bei schweren Verläufen findet sich gleichzeitig eine hyperkeratotische Dermatose, besonders an Handflächen und Fußsohlen. Die Senkung ist hoch, es besteht eine Leukozytose, oft mit Vermehrung der Monozyten. Der Antistreptolysintiter ist nicht erhöht, der Rheumafaktor negativ.

Die Erkrankung kann leicht verlaufen und in wenigen Wochen ausheilen; aber es können sich auch rezidivierende und chronische Verläufe einstellen. Übergang in eine Spondylitis ankylopoetica ist nicht selten.

Therapeutisch kommen Antibiotika, speziell Tetrazykline, nur zu Beginn der Erkrankung in Betracht. In jedem Fall sind sog. Antirheumatika erforderlich. Kortikoide bleiben schweren Fällen, in welchen sie dann lang gegeben werden müssen, vorbehalten. Bei rezidivierenden Gelenkergüssen empfiehlt sich die intraartikuläre Applikation von Kortikoiden. Bei schweren und chronischen Verlaufsformen werden auch Immunosuppressiva, speziell Methotrexat, gegeben.

Literatur

Amor, B., F. Coste, F. Delbarre: C. R. Acad. Sc. Paris 264 (1967), 1365.
Chavannes, F., Y. Saudan, J. D. Geiser: Praxis 58 (1969), 243.
Dryll, A., M.-F. Kahn, J. Solinica, S. de Sèze: Sem. Hôp. Paris 45 (1969), 499.
Editorial: Brit. med. J. 1971, 386.
Gamp, A.: Dtsch. med. Wschr. 92 (1967), 45.
Guerin, C.: In: Bréviaire de rhumatologie, 3. Aufl., hrsg. von S. de Sèze, M. Caroit. L'Expansion, Paris 1967.
Karagavekis, C., E. Martin: Schweiz. Rundschau Med.; Praxis 61 (1972), 69.
Madersbacher, H., H. Marberger: Landarzt 45 (1969), 977.
Metz, J., G. Metz: Münch. med. Wschr. 113 (1971), 1278.
Ott, V. R.: Dtsch. med. J. 20 (1969), 301.
Reiter, H.: Med. Welt 18 (1967), 1972.
Reiter, H.: Med. Welt 18 (1967), 1922.
Schilling, A., A. Gamp, M. Schacherl: Z. Rheumaforsch. 24 (1965), 342.
Schmid, P.: Schweiz. med. Wschr. 100 (1970), 716.

Psoriasisarthritis

Bei der *Psoriasis* kann – u. U. schon lange bevor Hauterscheinungen erkennbar sind – eine Polyarthritis auftreten. Die Psoriasisarthritis betrifft häufiger als die rheumatoide Arthritis auch jüngere Männer. Es werden meist Fingerendgelenke asymmetrisch befallen. Nicht selten sind auch die Wirbelsäulen- und die Sakroiliakalgelenke einbezogen; Übergang in eine Spondylitis ankylopoetica wurde immer wieder beschrieben. Die Rheumaserologie ist negativ; die humoralen Entzündungszeichen sind weniger stark ausgeprägt als bei der c. P.

Gegen die Gelenkerscheinungen gelten die Salizylate als Mittel der Wahl; natürlich können auch alle anderen sog. Antirheumatika Verwendung finden. Bei progredienten Fällen hat sich die Goldbehandlung nach den Schemen der Therapie der rheumatoiden Arthritis bewährt; um keine Exazerbation der Psoriasis zu provozieren, empfiehlt sich vor Behandlungsbeginn eine Goldtestung. Vor Antimalariamitteln wird meist gewarnt.

Bei stark exsudativen Gelenkschwellungen und insbesondere, wenn gleichzeitig Hautexazerbationen bestehen, wird man eine befristete Steroidtherapie anwenden. Auch intraartikuläre Therapie ist gegebenenfalls zu empfehlen. Bei Therapieresistenz werden Folsäureantagonisten verwendet (Methotrexat).

Literatur

Chaout, Y., B. Kanowitch, B. Faures, Ch. Grupper, J. Bourgeois-Spinasse: Rev. Rhum. 38 (1971), 453.
Dryll, A.: In: L'actualité rhumatologique 1966, hrsg. von S. de Sèze. L'Expansion, Paris 1967.
Fehr, K.: Dtsch. med. Wschr. 92 (1967), 2178.
Fehr, K., A. Böni: Schweiz. Rundschau Med.: Praxis 60 (1971), 1322.
Kahn, M. F.: In: Bréviaire de rhumatologie, 3. Aufl., hrsg. von S. de Sèze, M. Caroit. L'Expansion, Paris 1967.
Ruffié, R., A. Fournié: Méd. et Hyg. (Geneve) 28 (1970), 654.
Schattenkirchner, M.: Med. Klin. 65 (1970), 1360.
Schilling, F.: Therapiewoche 19 (1969), 249.
Strohfeldt, P.: Therapiewoche 22 (1972), 233.
Theiss, P.: Dtsch. med. Wschr. 96 (1971), 300.
Wright, V.: In: Textbook of the Rheumatic Diseases, hrsg. von W. S. C. Copeman. Livingstone, Edinburgh 1969.
Bericht über die Arbeitstagung in Puerto de la Cruz 1969: Z. Rheumaforsch. 29 (1970), 55.

Arthritis bei Colitis ulcerosa

Bei etwa der Hälfte der Fälle von Colitis ulcerosa, seltener bei der Ileitis regionalis, treten Gelenkschmerzen auf. In 10–20% entwickeln sich regelrechte Arthritiden. Die Erkrankung beginnt oft akut, mono- bis oligoartikulär, verläuft asymmetrisch, seronegativ und meist gutartig. Im Gegensatz zur Psoriasisarthritis treten Gelenksymptome immer erst nach der Darmerkrankung auf, u. U. erst nach Monaten. Typischerweise geht die Entwicklung der Arthritis mit der Aktivität der Colitis ulcerosa parallel (GUERIN 1967).

Die Therapie richtet sich nach der Grundkrankheit. Steroide beeinflussen die Arthritis verständlicherweise günstig; oft ist ein Ausheilen aber erst nach chirurgischer Behandlung der Colitis ulcerosa zu erzielen (WRIGHT u. WATKINSON 1965).

Literatur

Bontoux, D.: In: Progrès en rhumatologie, hrsg. von F. Coste. Flammarion, Paris 1968.
Copeman, W. S. C.: Textbook of the Rheumatic Diseases, 4. Aufl. Livingstone, Edinburg, 1969.
Guérin, C.: In: Bréviaire de rhumatologie, 3. Aufl., hrsg. von S. de Sèze, M. Caroit. L'Expansion, Paris 1967.
Hammer, B., P. Ashurst, J. Naish: Gut 9 (1968), 17.
Mogadam, M., B. M. Schuman, H. Duncan, R. B. Patton: Gastroenterology 57 (1969), 168.
Wagner, A.: Dtsch. med. Wschr. 94 (1969), 13.
Wright, V., G. Watkinson: Brit. med. J. 1965/II, 670; ref. Dtsch. med. Wschr. 90 (1965), XIX.

Arthritis bei Sarkoidose

Bei der *Sarkoidose* (M. Schaumann-Boeck-Besnier) kommen ebenfalls in etwa der Hälfte der Fälle Arthralgien vor; bei 12% fanden LEBAQUE u. RUELLE (1966) eine Polyarthritis, welche meist gemeinsam mit einem Erythema nodosum auftrat. Das Löfgren-Syndrom wird nicht selten als Gelenkrheumatismus verkannt (BEHREND 1969). Daneben kommen bei Sarkoidose aber auch Periarthritiden vor (DE SEZE u. Leonetti 1968).

Die Gelenkerscheinungen haben eine spontane Rückbildungstendenz. Die Behandlung richtet sich nach den für die Grundkrankheit geltenden Regeln (s. S. 109 f.).

Steroide, welche ja bei der Sarkoidose sowieso gegeben werden, beeinflussen die Gelenkerscheinungen meist sehr schnell und günstig. Mit sekundären Gelenkdeformationen ist nicht zu rechnen.

Literatur

Behrend, T., H. Behrend: Dtsch. med. J. 20 (1969), 332.
Editorial: Brit. med. J. 1967/IV, 568.
Lebacq, E., M. Ruelle: Rev. Rhum. 33 (1966), 611.
Pavelka, K. u. Mitarb.: Z. Rheumaforsch. 28 (1969), 340.
De Sèze, S., Ph. Leonetti: Rev. Rhum. 35 (1968), 571.
Taubner, A.: In: Klinik der rheumatischen Erkrankungen, hrsg. von R. Schoen, A. Böni, K. Miehlke. Springer, Berlin 1970.
Spilberg, I., L. E. Sitzbach, C. McEwen: Arthr. and Rheum. 12 (1969), 126.

Parainfektiöse Arthritiden

Im Rahmen *infektiöser Erkrankungen* können nicht nur septisch-metastatische Arthritiden (auf welche in diesem Rahmen nicht eingegangen werden soll), sondern auch para- bzw. postinfektiöse abakterielle Gelenkerkrankungen auftreten. Es handelt sich hierbei um allergisch-hyperergische, also unspezifische Reaktionen der Synovialis, die sich meist in einem, manchmal aber auch in mehreren Gelenken manifestiert. Man nannte diese Krankheitsbilder früher Rheumatoide, sollte aber diesen Ausdruck vermeiden, da sonst Verwechslungsmöglichkeiten mit der rheumatoiden Arthritis (= chronischen Polyarthritis) bestehen.

Die Symptome reichen von Arthralgien, ohne daß ein wesentlicher klinischer Befund erhoben werden kann, bis zu schweren, akut verlaufenden exsudativen Polyarthritiden. Die Erkrankung dauert meist nur Tage bis wenige Wochen und ist im allgemeinen von guter Prognose; in Einzelfällen kann sich aber ein chronisches Stadium entwickeln.

Die genannten Gelenkveränderungen können im Gefolge der verschiedensten Infektionskrankheiten auftreten, z. B. bei Pneumokokkenpneumonie, Scharlach, Ruhr, Typhus, M. Bang, Toxoplasmose, Lepra, Amöbiasis, Tuberkulose (sog. Poncet-Rheumatismus) sowie bei Virusinfektionen (z. B. Hepatitis epidemica, Röteln, Coxsackie-Infektionen) und auch bei Wurmerkrankungen.

Die Therapie richtet sich natürlich in erster Linie gegen die Grundkrankheit. Sie ist hinsichtlich der Gelenkbeteiligung symptomatisch. Kortikoide kommen nur ausnahmsweise in Frage. Ihre Anwendung muß kurzdauernd sein, evtl. genügt lokale Applikation. Entsprechende antibiotische Abschirmung ist selbstverständlich.

Literatur

Alpert, E., J. Isselbacher, P. H. Schur: New Engl. J. 285 (1971), 185.
Barcelo, P.: In: Klinik der rheumatischen Erkrankungen, hrsg. von R. Schoen, A. Böni, K. Miehlke. Springer, Berlin 1970.
Boyle, J. A., W. W. Buchanan: Clinical Rheumatology. Blackwell, Oxford 1971.
Höring, F. O.: In: Klinik der rheuatischen Erkrankungen, hrsg. von R. Schoen, A. Böni, K. Miehlke. Springer, Berlin 1971.
Manigenad, G., J. Paillas, B. Lardy, M. Deparis: Sem. Hôp. Paris 45 (1969), 543.
Martenis, T. W., J. H. Bland, Ch. A. Philips: Arthr. and Rheum. 11 (1968), 683.
Mathies, H.: Therapiewoche 19 (1969), 237.
Walther, H.: Therapiewoche 17 (1967), 1943.
Wenzel, P., D. P. McCormick: New Engl. J. 285 (1971), 805.

Arthritiden bei verschiedenen Grundkrankheiten

Arthralgien und Arthritiden können bei sehr vielen bakteriellen und parasitären Erkrankungen auftreten und u. U. so im Vordergrund stehen, daß ihre diagnostische Einordnung Schwierigkeiten machen kann. Es kann hier nicht auf alle Möglichkeiten hingewiesen werden, zumal oftmals die kausale Beziehung zwischen Grundkrankheit und Gelenksymptomatik nicht bewiesen ist, d. h. daß auch ein gleichzeitiges Vorkommen zweier unabhängiger Krankheiten bedacht werden muß.

Relativ viele Beobachtungen weisen auf die Polyarthritis bei *Hämochromatose* hin (DORFMAN u. Mitarb. 1969, BOYLE u. BUCHANAN 1971). Entzündliche Gelenkveränderungen können auch auftreten bei *Paraproteinose* (DRYLL u. Mitarb. 1969), *Agammaglobulinämie* (CABANEL u. Mitarb. 1969), *chronisch lymphatischer Leukämie* (DRUET u. Mitarb. 1969). Auch auf die Zusammenhänge zwischen Polyarthritis und *endokrinen Krankheiten* bzw. Störungen wird immer wieder hingewiesen (VORLAENDER 1966, BLAND u. FRYMOYER 1970). Gicht und Pseudogicht finden auf S. 165 f. Erwähnung.

Es ist selbstverständlich, daß bei allen sekundären Gelenkerkrankungen in erster Linie die Grundkrankheit behandelt werden muß. Die Steroidtherapie sollte im Rahmen der symptomatischen Maßnahmen nur mit Umsicht eingesetzt werden, wobei grundsätzlich die gleichen Regeln ihrer Anwendung wie bei der c. P. gelten.

Literatur

Bland, J. H., J. W. Frymoyer: New Engl. J. 282 (1970), 1171.
Boyle, J. A., W. W. Buchanan: Clinical Rheumatology. Blackwell, Oxford 1971.
Cabanel, G., R. Voog, D. Stefani, P. Groslambert A. Marchal: Sem. Hôp. Paris 45 (1969), 3034.
Dorfmann, H., J. Solnica, D. Mitrovic, P. Dreyfus: Münch. med. Wschr. 43 (1969), 1396.
Dorfmann, H., J. Solnica, Cl. Di Menza, S. de Sèze: Sem. Hôp. Paris 45 (1969), 516.
Dorfmann, H., J. Solnica, D. Mitrovic, P. Dreyfus: Cahiers Coll. Med. Europ. Med. 10 (1969), 741.
Druet, Ph., A. Dryll, A. Ryckewaert, S. de Sèze, M.-F. Kahn: Sem. Hôp. 45 (1969), 489.
Dryll, A., F. Rousselet, A. Ryckewaert, M.-F. Kahn, M. Duguet, S. de Sèze: Sem. Hôp. Paris 45 (1969), 2135.
Vorlaender, K. O.: Internist 7 (1966), 350.

Spondylitis ankylopoetica

Klinik Die *Spondylitis ankylopoetica* (Pelvispondylitis ossificans sive ankylosans; M. Pierre-Marie-Strümpell-Bechterew) ist eine chronisch-entzündliche Erkrankung, welche vorwiegend die Ileosakralgelenke und die Wirbelsäule einschließlich Bandapparat, Bandscheiben und Wirbelgelenken befällt. Nicht selten sind auch große Gelenke (besonders Hüft- und Schultergelenk) betroffen. Hand-, Finger-, Knie- und Fußgelenke können ebenfalls befallen sein. Die Erkrankung beginnt bei Jugendlichen meist mit der Entzündung eines großen Gelenkes, so daß die Differentialdiagnose Schwierigkeiten bereiten kann. Die Spondylitis ankylopoetica kann auch das kardiovaskuläre System befallen; am häufigsten stellt sich eine Aortitis (mit sekundärer Aorteninsuffizienz) und eine allerdings klinisch oft nicht erfaßbare Perikarditis ein.

Die Ursache der Krankheit ist noch nicht geklärt; Entstehung aus einem Reiter-Syndrom, einer Psoriasis-Arthritis oder einer Colitis-Arthritis kommen vor. Immunologische Veränderungen bestehen nicht; der Rheumafaktor ist negativ. Es werden überwiegend jüngere Männer betroffen.

Therapie Eine kausale Behandlung gibt es nicht. Deshalb ist frühzeitige Diagnosestellung und konsequente Behandlung dringend erforderlich. Ziel der Behandlung muß sein, die Schmerzen und entzündlichen Reaktionen zu dämpfen, um ein rasches Fortschreiten der Veränderungen zu verhindern. Dazu ist Ruhebehandlung, kombiniert mit einer intensiven Bewegungstherapie (evtl. unterstützt durch orthopädische Maßnahmen) erforderlich. Die Röntgenbestrahlungstherapie ebenso wie die parenterale Thorium-X-Behandlung sind umstritten. Überwärmungsbäder scheinen den Prozeß günstig zu beeinflussen (HENTSCHEL u. Mitarb. 1969).

Kortikosteroide sind weniger wirksam als Phenylbutazon, welches nach DE SEZE u. Mitarb. (1967) das optimale Medikament darstellt. Lokale Applikation von Kortikoiden bewährt sich bei Gelenkbefall und bei den schmerzhaften Tendinosen. Bei polyarthritischem Verlauf kommen Gold oder Antimalariamittel in Frage.

Literatur

Bontoux, D.: In: Progrès en rhumatologie, hrsg. von F. Coste. Flammarion, Paris 1968.
Gotsch, K., V. R. Ott: In: Klinik der rheumatischen Erkrankungen, hrsg. von R. Schoen, A. Böni, K. Miehlke. Springer, Berlin 1970.
Hentschel, H. D., F. Nold, I. Regehr: Verh. d. Dtsch. Ges. f. Rheumatologie, Bd. I. Steinkopff, Darmstadt 1969.
Jung, I.: Schweiz. med. Wschr. 101 (1971), 283.
Louyot, P., G. Mougin, B. Legras, Y. Montet, J.-F. Combebias, J. Pourel, J.-M. Simon, P. Diebold: Rev. Rhum. 37 (1970), 281.
Ostadal, J.: Münch. med. Wschr. 42 (1968), 1961.
Ott, V. R.: Entzündliche Wirbelsäulenversteifung, Ankylosierende Spondylitis. Aesopus, Wiesbaden 1968.
Ott, V. R., H. Wurm: Spondylitis ankylopoetica. Steinkopff, Darmstadt 1957.
Otto, W.: In: Beiträge zur Rheumatologie IX. VEB Verlag Volk und Gesundheit, Berlin 1967.
Ravault, P.-P., E. Lejeune, M. Bouvier, J. Jeanneret, P. Meuniet, P. Queneau, J. Robillard: Rev. Rhum. 73 (1970), 197.
Schilling, F.: Therapiewoche 20 (1970), 809.
Schilling, F.: Med. Welt 19 (1968), 2334.
Schilling, F., M. Schacherl, R. Rosenberg: Dtsch. med. Wschr. 94 (1969), 473.
Schilling, F.: Therapiewoche 20 (1970), 800.
De Sèze, S., P. Lanham, P. P. Naveau: In: Bréviaire du rhumatologie, 3. Aufl., hrsg. von S. de Sèze, M. Caroit. L'Expansion, Paris 1967.

Polymyalgia rheumatica

Die *Polymyalgia rheumatica* ist eine in Deutschand noch wenig bekannte, aber nicht seltene Alterskrankheit. Sie geht mit heftigen, nachts und morgens sich verstärkenden Schmerzen und Bewegungsbehinderung im Bereich der Schulter- und Hüftgürtel einher und ist durch hochgradige humorale Entzündungszeichen (stark beschleunigte Blutsenkung, Vermehrung der Alphaglobuline, Eisenerniedrigung) charakterisiert. An den Gelenken, den Muskeln sowie am Band- und Kapselapparat bestehen keine Veränderungen. Die Erkrankung beruht aller Wahrscheinlichkeit nach auf einer Riesenzellarteriitis, weshalb sie häufig mit den Symptomen der Arteriitis temporalis (s. S. 162) vergesellschaftet auftritt. Die Prognose der Polymyalgie ist gut; sie heilt in 1 bis 2, längstens 3 Jahren ad integrum aus.

Schmerz, Bewegungsbehinderung und schlechtes Allgemeinbefinden reagieren nahezu schlagartig auf eine Steroidtherapie. Diese heilt jedoch die Krankheit nicht, sondern unterdrückt nur die Symptome. Sie muß deshalb als Langfristbehandlung durchgeführt werden, was Ausschluß von Kontraindikationen (bei älteren Menschen denke man besonders an Diabetes, latente Infektionen der Luft- oder Harnwege, Osteoporose!) und sehr gewissenhafte Überwachung erfordert.

Dosierung: Man beginnt mit 30 mg Prednison und reduziert langsam bis zur Erhaltungsdosis, welche nicht über 7,5 mg/die liegen soll. Diese Dosis soll morgens auf einmal genommen werden. Als zusätzliche Medikation hat sich Amuno am besten bewährt; gegen die nächtlichen Schmerzen gebe man davon abends spät 100 mg als Suppositorium.

Literatur

Kaiser, H.: Münch. med. Wschr. 111 (1969), 1609.
Kaiser, H.: Dtsch. med. Wschr. 94 (1969), 2232.
Kaiser, H.: Polymyalgia rheumatica: In: Verhandlungen Dtsch. Ges. Rheumatologie, Band II. Steinkopff, Darmstadt 1972.
Medenica, R., J. Epiney, E. Martin: Schweiz. med. Wschr. 101 (1971), 557.
Schoen, R.: Z. Rheumaforsch. 30 (1971), 257; 324.
Wagner, A.: Med. Welt 22 (N.F.) (1971), 1832.

Weichteilrheumatismus

Unter dem Dachbegriff Weichteilrheumatismus (extraartikulärer Rheumatismus) werden eine Reihe von Krankheitsbildern recht unterschiedlicher Art, teils entzündlicher, teils degenerativer Genese, zusammengefaßt. Sie zeichnen sich vorwiegend dadurch aus, daß sie Schmerzen und Bewegungsbehinderung im Bereich der Weichteile des Bewegungsapparates verursachen, ohne daß in jedem Falle ein sicherer krankhafter Befund erhoben werden kann. Hierher gehören der Befall des subkutanen Binde- und Fettgewebes (Pannikulitis), der Sehnen, Sehnenscheiden und Sehnenansätze (Tendinose, Tendovaginitis, Tendomyose), entzündliche Reaktionen an Muskeln, Faszien und Schleimbeuteln (Myositis, Fasziitis, Bursitis) sowie die häufigen Erkrankungen des periartikulären Gewebes (Periarthritis). Nicht immer ist der Gebrauch der Endsilbe -itis gerechtfertigt. Häufig sind diese Krankheitserscheinungen nicht primär, sondern die Folge einer anderen Erkrankung aus dem rheumatischen Formenkreis.

Die Basis der Therapie ist – sofern nicht ein Überlastungsschaden zur Ruhigstellung zwingt – eine systematische, aktive und passive Bewegungsbehandlung, kombiniert mit physikalischen Maßnahmen, insbesondere Einreibungen, Massagen, Bädern, Wärmeapplikationen usw. Je nach Lage werden zusätzlich analgetisch, myotonolytisch oder sedierend wirkende Medikamente eingesetzt. Die Anwendung von Kortikosteroiden ist im allgemeinen nicht erforderlich.

Tendopathien

Bei lokalisierten Prozessen, z. B. Tendovaginitis, Bursitis, Periarthritis, Epikondylitis bewährt sich die lokale Infiltration eines Kortikosteroids an die Stelle des stärksten Schmerzes. Nicht selten kann dadurch ein schon lange Zeit bestehendes Krankheitsbild schlagartig beseitigt werden. Voraussetzung ist allerdings, daß dem Schmerzbild kein bakterieller Entzündungsherd zugrunde liegt. Selbstverständlich muß bei der Injektion auf peinlichste Asepsis geachtet werden.

Da in zunehmendem Maße nach Kortikoidinfiltrationen Sehnenrupturen beobachtet worden sind, speziell an der Achilles- und Patellarsehne (KRAHL 1970, BEDI u. ELLIS 1970), wird diese Behandlung neuerdings wieder in Frage gestellt. Man wird sie wohl nicht grundsätzlich als kontraindiziert ansehen dürfen, sollte eine Infiltration aber nur vornehmen, wenn die Persönlichkeit des Patienten dafür Garantie gibt, daß er sich auch nach Schmerzbefreiung durch die Injektion entsprechend schont (s. auch S. 56 f.).

Schmerzhafte Schulter

Nach ausgedehnten anatomisch-klinischen Untersuchungen von DE SÈZE und seiner Schule in Paris (1963, 1965, 1966) muß die sog. Periarthritis humeroscapularis in zwei verschiedene Krankheitsbilder aufgegliedert werden.

Durch Abnutzung oder nach traumatischer Schädigung können *Sehnenschäden und -perforationen,* speziell an der Sehnenplatte der Dreher und an der langen Bizepssehne, auftreten. Die Folge ist eine schmerzhafte Schulter. Sekundär können sich entzündliche Veränderungen und Verkalkungen einstellen. Bei leichten Fällen ist physikalische Therapie ausreichend, bei stark schmerzhafter Reaktion Cortison lokal nützlich. Wenn die Sehnenplatte perforiert ist – was durch Röntgenkontrastdarstellung nachgewiesen werden kann – kommt nur chirurgische Wiederherstellung (evtl. mit Muskeltransplantation) in Frage.

Die zweite Krankheit im Schulterbereich ist durch *Kapselschrumpfung* bedingt und führt zu einer Schulterblockierung: Elevation und Außenrotation des Armes sind unmöglich; es bestehen aber keine oder nur geringe Spontanschmerzen. Auch diese Diagnose kann durch Arthrographie gesichert werden. Therapeutisch steht intensive und langdauernde heilgymnastische Behandlung an erster Stelle; zusätzlich bewähren sich intraartikuläre Injektionen von Lokalanästhetika und Kortikoiden.

Literatur

Bedi, S. S., W. Ellis: Ann. rheum. dis. 29 (1970), 483.
Copeman, W. S. C.: Textbook of the Rheumatic Diseases. Livingstone, Edinburgh 1969.
Jung, A.: Fortschr. Med. 88 (1970), 451.
Kaganas, G., W. Müller, F. Wagenhäuser: Der Weichteilrheumatismus. Karger, Basel 1971.
Krahl, H.: Med. Klin. 65 (1970), 1369.
Miehlke, K.: Die Rheumafibel, 2. Aufl. Springer, Berlin 1967.
Miehlke, K.: In: Klinik der rheumatischen Erkrankungen, hrsg. von R. Schoen, A. Böni, K. Miehlke. Springer, Berlin 1970.
Müller, W.: Med. Tribune 5 (1970), Nr. 16, 1.
Schuler, B.: Landarzt 45 (1969), 145.
De Sèze, S. u. Mitarb.: Rev. Rhum. 30 (1963), 306.
De Sèze, S. u. Mitarb.: In: Problèmes actuels de rhumatologie. Zollikofer, St. Gallen 1965.
De Sèze, S., J. Welfling: Mkurse ärztl. Fortb. 16 (1966), 397.

Zellulitis

Bei dem in jüngster Zeit in Laien- und Ärztekreisen vielfach diskutierten Syndrom der sog. *Zellulitis* handelt es sich „mit Sicherheit nicht um einen kankhaften Prozeß, sondern um eine Modifikation des hautnah gelegenen Fettgewebes, die hie und da kosmetisch störend wirken kann" (SCHUPPLI 1970). Es bestehen auch keine Beziehungen zu rheumatischen Erkrankungen (MATHIES 1971). Während selbst die Anwendung der eigens für dieses „Krankheitsbild" hergestellten Verteilerenzyme problematisch (und nicht ganz ungefährlich) ist, sind Kortikoide selbstverständlich weder in allgemeiner noch in lokaler Applikation zu verantworten.

Literatur

Mathies, H. zit. nach O. Braun-Falco, Ch. Scherwitz: Med. Klin. 66 (1971), 827.
Schuppli, R.: Münch. med. Wschr. 112 (1970), 2202.

Degenerative Gelenkerkrankungen

Die degenerativen Gelenkerkrankungen (Arthropathia deformans, deformierende Arthrosen, Arthronosen) stellen zahlenmäßig das größte Kontingent der Gelenkkrankheiten dar. Das nimmt nicht wunder, weil sich die Arthrosen sowohl im Gefolge von Altersveränderungen als auch von angeborenen Fehlstellungen, traumatischen und Überlastungsschäden sowie abgelaufenen Entzündungen einstellen können.

Pathogenese

Die Arthrose entsteht durch primäre involutiv-regressive Veränderungen des Gelenkknorpels; als deren Folge stellen sich reaktive Umgestaltungen an den gelenkbildenden Knochen ein. Die Alterationen des Knorpels sind gekennzeichnet durch Wasser- und Elastizitätsverlust und schließlich Destruktion – entsprechend den Altersveränderungen eines bradytrophen Gewebes. Entzündliche Faktoren spielen in der Pathogenese keine Rolle, entwickeln sich jedoch häufig sekundär, so daß sie nicht selten Ursache für plötzlich auftretende Schmerzzustände und Bewegungseinschränkungen sind.

Klinik

Am meisten betroffen sind die gewichttragenden Gelenke, also Knie- und Hüftgelenke. Nicht selten befällt die Erkrankung aber auch die Fingergelenke und das Daumengrundgelenk. Die Arthrose kann sich als Monarthrose oder als Polyarthrose manifestieren. Die Erkrankung ist in manchen Phasen äußerst schmerzhaft und hinderlich; sie hat aber eine gute Prognose. Völlige Versteifungen wie bei der c. P. kommen, mit Ausnahme der Hüftgelenkarthrose, nicht vor.

Fingerarthrosen

Ein besonders charakteristisches Krankheitsbild bietet die *Heberdensche Arthropathie,* die sich an den Fingerendgelenken abspielt und zu deutlichen Auftreibungen mit leichter Beugestellung führt. Die gleichen Veränderungen an den proximalen Interphalangealgelenken nennt man *Bouchard-Arthrose.* Vom Laien werden beide Krankheitsbilder fast immer als Gicht angesprochen, Ärzte halten sie oftmals für eine chronische Polyarthritis. Die Abgrenzung ist indes klinisch und röntgenologisch einfach. Etwas schwieriger zu differenzieren ist die erosive Arthrose, welche klinisch einer Arthrose entspricht, aber röntgenologisch Erosionen zeigt, wie sie sonst nur bei entzündlichen Erkrankungen vorkommen (SCHILLING 1971).

Therapie

Die Behandlung muß darauf abzielen, ein weiteres Fortschreiten der degenerativen Veränderungen zu verhindern. Hierzu gehören neben Verhinderung einer Überlastung und Beseitigung von Übergewicht auch Korrektur von Fehlhaltungen und vor allem regelmäßige Bewegung. Das große Arsenal der physikalischen Therapie einschließlich der Bäderbehandlung ist hier am Platz.

Akut schmerzhaften Schüben mit Einschränkung der Beweglichkeit liegt meist eine sekundär entzündliche Reaktion innerhalb des Gelenkes zugrunde. In diesen Fällen hat sich bei großen Gelenken die intraartikuläre Injektion eines Kortikosteroids ausgezeichnet bewährt. Sie ist zweifellos die wirksamste Therapie und führt nicht selten zu einer langanhaltenden Besserung. Wenn die Wirkung abgeklungen ist, bestehen keine Bedenken gegen eine Wiederholung der Injektion. Voraussetzung ist die Beachtung der Kontraindikationen sowie der Asepsis (s. S. 99 ff.). Allgemeine Steroidbehandlung ist dagegen in *keinem* Falle und in *keinem* Stadium eines degenerativen Gelenkleidens indiziert.

Degenerative Wirbelsäulenveränderungen

Auch bei degenerativen Veränderungen an der Wirbelsäule bzw. den Bandscheiben mit Wurzelreizerscheinungen oder Neuralgien – einschließlich des Ischiassyndroms – werden häufig Versuche mit lokalen Steroidapplikationen gemacht. Da für das Entstehen eines klinischen Krankheits- bzw. Beschwerdebildes neben den degenerativen Veränderungen meist noch zusätzliche Faktoren, speziell entzündliche Vorgänge, eine Rolle spielen, erscheint eine solche Behandlung begründet. Die Art des Vorgehens ist unterschiedlich und hängt von der Erfahrung des jeweiligen Therapeuten ab. Es wird paravertebral, an die Wurzeln oder Bandscheiden, epidural, präsakral oder peridural gespritzt. Vor der intralumbalen Applikation ist allerdings zu warnen, weil sie Reizpleozytosen auslösen kann.

Die Erfolge sind in der Hand des Erfahrenen sicher gut. Man sollte diese Therapie aber nur durchführen, wenn man mit der Technik vertraut ist.

Literatur

Heppner, F., G. Clarici, P. W. Ascher: Schweiz. Arch. Neurol. Neurochir. Psychiat. 108 (1971), 209.
Miehlke, K.: Therapiewoche 21 (1971), 2768.
Ott, V. R., H. Iser, M. Podzich: Arch. phys. Ther. 17 (1965), 141.
Ott, V. R.: Dtsch. med. Wschr. 92 (1967), 1315.
Otte, P. Ärztl. Fortb. 16 (1967), 23.
Otte, P.: Therapiewoche 21 (1971), 2723.
Rommel, W.: Therapiewoche 21 (1971), 3422.
Schilling, F.: Diagnostik 4 (1971), 350.
Vogl, A.: Ther. Gegenw. 110 (1971), 1642.
Wagenhäuser, F. J.: Praxis 55 (1966), 130.

Intraartikuläre Injektionen

Die intraartikuläre Injektion von Heilmitteln gewann besonderes Interesse, seit Hollander u. Mitarb. 1951 die lokale Anwendung von Hydrocortison bei rheumatoider Arthritis einführten. 1961 konnten die Autoren ihre Erfahrungen bei mehr als 100 000 Injektionen mitteilen. Die Methode hat sich allgemein durchgesetzt und erfreut sich auch bei vielen praktischen Ärzten großer Beliebtheit. Gegen ihre Anwendung in der Praxis gibt es keine grundsätzlichen Einwendungen, sofern die aseptischen Voraussetzungen gewahrt sind (Kaiser 1970). Neuerdings werden auch immunosuppressive Substanzen und radioaktives Gold zur „pharmakologischen Synovektomie" bei chronisch entzündlichen Arthritiden intraartikulär angewandt.

Indikationen

Als *Indikationen* für die lokale Steroidtherapie gelten:

1. Subakute oder chronische rheumatische Arthritis eines oder weniger Gelenke
2. nach Allgemeinbehandlung restierende Entzündungserscheinungen in einzelnen Gelenken bei c. P.
3. unspezifische, nicht bakteriell bedingte Monarthritis, speziell Hydrops articulorum intermittens und palindromer Rheumatismus
4. Arthrose mit entzündlichen Reizerscheinungen (sog. aktivierte Arthrose), besonders des Knie und Hüftgelenks
5. traumatische Arthritis mit Ergußbildung
6. einmalige Injektion nach Arthrotomie, um die Rehabilitation zu verbessern und zu beschleunigen

Kontraindikationen

Als *Kontraindikationen* sind anzusehen:

1. Bakterielle Infektionen im Gelenk
2. bakterielle Infektionen in der Umgebung des Gelenks
3. allgemeine Blutungsneigung (außer wenn ein Blutergelenk behandelt werden soll) sowie Antikoagulantienbehandlung.

Zu berücksichtigen ist jedoch, daß auch bei der intraartikulären Injektion eines Kortikoids eine Allgemeinwirkung zustande kommt. Es muß sowohl mit einer Hemmwirkung auf das endokrine System als auch mit der Möglichkeit von allgemeinen Nebenwirkungen gerechnet werden (s. S. 76).

Wirkung

Die *Wirkung* beginnt meistens wenige Stunden nach der Injektion und hält – je nach Aktivität des entzündlichen Prozesses – Tage bis Wochen bis Monate an. Bei sehr aktiven Arthritiden ist u. U. eine häufige Wiederholung der Injektion nicht zu vermeiden.

Risiken

Das größte Risiko der Lokaltherapie liegt in der Einschleppung von Keimen in das Gelenk mit der Folge einer Gelenkvereiterung und Sepsis. Deshalb ist strenge Asepsis nach den Regeln der allgemeinen Chirurgie (steriles Gerät, ausreichende Desinfektion der Arzthände und des Injektionsgebietes) erforderlich. Das Risiko steigt mit der Häufigkeit der Injektionen.

In etwa 20% der Fälle tritt nach der Injektion ein Reiz- oder Schmerzzustand auf; derartige Reaktionen sind harmlos und klingen in wenigen Stunden wieder ab.

Gravierender sind dagegen zunehmende Beobachtungen von Gelenkzerstörungen nach Steroidinjektionen (Sevastik u. Lemperg 1965, Jesserer 1971), Naumann 1971). Die ganze Problematik wurde bereits auf S. 50 f. besprochen. Nach einer Übersicht über die bisher veröffentlichten Fälle und aufgrund eigener Erfahrungen kommen Leqesne u. Bensasson (1970) jedoch zu dem Schluß, daß der schädliche Einfluß von intraartikulär injizierten Kortikoiden auf das Gelenk noch nicht bewiesen sei.

Vorsichtsmaßnahmen

Die Autoren raten trotzdem zu folgenden *Vorsichtsmaßnahmen:*

1. Kortikoide nur dann in ein Gelenk injizieren, wenn auf andere Weise keine ausreichende Wirkung erzielt werden kann
2. Anwendung niedriger Dosen (zumal höhere keine bessere oder längere Wirkung garantieren)
3. Wiederholung der Injektion erst nach mehreren Wochen; wöchentliche Einspritzungen vermehren das Risiko von Komplikationen erheblich
4. Man gebe nur eine geringe Zahl von Injektionen in ein Gelenk oder mache zumindest mehrere Monate Pause bis zur Wiederholung einer Serie
5. Bei erheblicher Synovitis eines Gelenks im Rahmen einer c. P. ist Synovektomie gehäuften Injektionen vorzuziehen
6. Bei chronisch rezidivierenden Ergüssen, speziell im Kniegelenk, ist die Synoviorthese (Injektion eines Nuklids mit β-Strahlung) günstiger als häufige Steroidinjektionen
7. Zurückhaltung bei der Injektion in die gewichttragenden Gelenke (Hüft- und Kniegelenke), ganz besonders wenn diese einen Überdruck haben, wie z. B. bei Coxa valga oder Genu varum. Vorsicht ist auch geboten bei Knie- oder Hüftarthrosen älterer und übergewichtiger Patienten
8. Nach einer Kortikoidinjektion ist Schonung für das betroffene Gelenk (z. B. durch Benutzung eines Stockes) dringend zu empfehlen

Präparate und Dosierung

Injiziert werden Kristallsuspensionen (vorwiegend Azetat- und Azetonidester) der verschiedenen Kortikoide. Wäßrige Lösungen sind weniger geeignet, da sie aus dem Gelenkraum schneller resorbiert werden, weshalb die

Wirkungsdauer kürzer und das Risiko von hormonalen Allgemeinwirkungen größer ist.

Lediglich bei ganz kleinen Gelenken (Fingergelenke, Zehengelenke) wird man wäßrige Lösungen vorziehen, weil Kristallsuspensionen häufig stärkere Reaktionen hervorrufen. Ob Hydrocortison oder eines der synthetischen Derivate verwendet wird, ist grundsätzlich gleichgültig. Am meisten Verwendung finden neben Prednisolon die fluorierten Derivate Triamcinolon und Dexamethason (Präparate s. S. 77). Die Dosierung ergibt sich aus Tab. 6.

Tabelle 6. Dosierung der Kortikoide bei intraartikulären Injektionen

	Prednisolon	Triamcinolon	Dexamethason
Kleine Gelenke (Finger- und Zehengelenke)	5–10 mg	5 mg	2 mg
Mittlere Gelenke (Ellenbogen, Schulter)	25 mg	20 mg	4 mg
Große Gelenke (Knie, Hüftgelenk)	25–50 mg	40 mg	8 mg

Technik

Grundsätzlich kann jedes Gelenk von verschiedenen Seiten aus punktiert werden. Man sollte immer denjenigen Weg wählen, der die größte Sicherheit bietet, damit keine Nerven, Gefäße oder Schleimbeutel verletzt werden. Hinsichtlich der speziellen Techniken muß auf die einschlägigen Darstellungen verwiesen werden (z. B. KAISER 1970).

Literatur

Arzneimittelkommission: Dtsch. Ärztebl. 64 (1967), 2063.
Belart, W.: Méd. et Hyg. (Geneve) 28 (1970), 649.
Cassidy, J. T. u. Mitarb.: Ann. intern. Med. 65 (1966), 1008; ref. Zbl. Haut- u. Geschl.-Kr. 123 (1967), 91.
Denis, A., M. Lequesne: In: Traiter les rhumatismes, hrsg. von S. de Sèze, M. Lequensne. L'Expansion, Paris 1963.
Grisar, G., G. Kienzler: Fortschr. Med. 88 (1970), 671.
Gross, D.: Mkurse ärztl. Fortb. 16 (1966), 406.
Hieber, F.: Münch. med. Wschr. 111 (1969), 501.
Hollander u. Mitarb.: Internist 2 (1961), 435.
Hollander: Clin. trends Rheumatol. 1 (1971), 1.
Jesserer, L.: Münch. med. Wschr. 113 (1971), 655.
Jurmand, S. H. u. Mitarb.: Presse méd. 75 (1967), 1185.
Kaegy, R.: Amer. J. med. Sci. 253 (1967), 45.
Kaiser, H.: Dtsch. med. Wschr. 95 (1970), 539.
Kaiser, H.: Techniken der Injektion. Selecta-Verlag, München 1970.
Krause, W.: Med. Welt 22 (N.F.) (1971), 1841.
Kulonen, E. u. M.: Federation Proc. 25 (1966), 1141.
Lequesne, M., M. Bensasson: In: S. de Sèze: L'actualité rhumatologique. L'Expansion, Paris 1970.
Louis, R.: Rev. Rhum. 38 (1971), 666.
Miehlke, K.: Münch. med. Wschr. 106 (1964), 123.
Münzenberg, K. J.: Landarzt 48 (1972), 54.
Naumann, P.: Münch. med. Wschr. 113 (1971), 1085.
Oka, M., K. Lähdesmäki: Acta rheum. scand. 8 (1962), 192.
Rau, R.: Med. Welt 20 (1969), 616.
Risse, H.: Med. Welt 22 (1971), 1401.
Schlachetzki, J.: Med. Klin. 65 (1970), 1934.
Sevastik, J., R. Lemperg: Nord. Med. 82 (1969), 949.
Shad, K. D., V. Wright: Ann. rheum. dis. 26 (1967), 316.
Shin,Shine, F. F.: Practitioner 205 (1970), 652.
Shuster, S., I. A. Williams: Lancet 1961/II, 674.
Shuster, A., I. A. Williams: Lancet 1961/II, 171.
Thumb, N.: Therapiewoche 18 (1968), 347.
Wagenhäuser, J.: Mkurse ärztl. Fortb. 16 (1966), 401.
Wolff, G.: Ther. Gegenw. 111 (1972), 247.
Zusammenfassung der Literatur bis 1962 s. H. Kaiser: in Handbuch der Kinderheilkunde, Bd. II. Springer, Berlin 1965.

Kollagenkrankheiten

Die chronische Polyarthritis wurde auf S. 82 ff. abgehandelt, über die *Panarteriitis nodosa* und die *Wegenersche Granulomatose* wird im Kapitel *Gefäßkrankheiten* (S. 161) berichtet. *Lupus erythematodes chronicus und subacutus, Dermatomyositis sowie Sklerodermie* werden im dermatologischen Kapitel dargestellt (s. S. 197).

Lupus erythematodes visceralis

Der *Lupus erythematodes visceralis* (Libman-Saks-Syndrom, Kaposi-Libman-Saks-Syndrom) ist in erster Linie ein diagnostisches Problem. Das Erscheinungsbild ist vielgestaltig: Gelenkentzündungen und Gelenkschmerzen, Fieber, Anämie, Nierensymptome (Eiweiß- und Erythrozytenausscheidung), Entzündungen der serösen Häute (Pleuritis, Perikarditis, Endokarditis) und Hauterscheinungen sind die häufigsten Symptome. Es können aber auch alle anderen Organe befallen sein. Die Erkrankung verläuft in Schüben und hat eine schlechte Prognose. Hinweise auf die Diagnose ergeben das LE-Phänomen, der positive Rheumafaktor und der Nachweis verschiedener Antikörper im Blut. Bewiesen werden kann der Erythematodes nur durch histologische Untersuchung einer Muskel- oder Nierenbiopsie.

Eine spezifische Behandlung gibt es nicht. In akuten und klinisch schwer verlaufenden Fällen können die Steroide lebenserhaltend wirken. Hier dämpfen sie in erster Linie die akut entzündlichen und exsudativen Reaktionen. Bei länger dauernder Anwendung wird man auch eine Blockierung der Antikörperbildung erwarten können. RAJKA (1966) nimmt allerdings an, daß nicht die Antikörperbildung, sondern die Phagozytose gehemmt wird, so daß keine LE-Zellen mehr entstehen können.

In chronischen Stadien ist der Einsatz der Steroide nur dann gerechtfertigt, wenn die übrige Behandlung (Bettruhe, Vermeidung von Sonnenbestrahlung, Salizylate und andere Antiphlogistika, Antimalariamittel) ungenügend wirksam ist. Im übrigen wird man bei längerdauernder Therapie heute grundsätzlich die Kortikoide mit Immunosuppressiva, speziell Azathioprin (Imurek), kombinieren. Bei viszeralem Befall, besonders bei Nierenbeteiligung, soll frühzeitig eine Kombinationsbehandlung eingeleitet werden.

Dosierung: Beginn bei schweren, akuten und fieberhaften Zuständen mit 80–100 mg Prednison, bei leichteren Fällen mit 30–40 mg Prednison; langsame Reduktion der Dosis über Wochen bis Monate; Dauertherapie mit Steroiden nur ausnahmsweise.

Literatur

Dubois, E. L.: J. Amer. med. Ass. 184 (1963), 463.
Dubois, E. L.: Méd. et Hyg. (Geneve) 25 (1967), 297.
Gross, D.: Die sogenannten Kollagenosen. Folia rheum. 16 (Geigy, Basel 1967).
Hagge, W. W. u. Mitarb.: Pediatrics 40 (1967), 822; ref. Z. Kinderheilk. 104 (1968), 501.
Kahn, M.-F.: Nouv. Presse méd. 1 (1972), 849.
Kahn, M.-F.: C. Rambouts, S. de Seze: Sem. Hôp. 47 (1971), 435.
Meyer, K., H. zum Büschenfelde, J. Knolle: Med. Klin. 64 (969), 1297.
Miescher, P. A.: Helv. med. Acta 33 (1966), Suppl. 46, 61; Méd. et. Hyg. (Geneve) 30 (1972), 566.
Rajka, G.: Brit. J. Dermatol. 78 (1966), 467; ref. Dermat. Wschr. 153 (1967), 1079.
Olbing, H. u. Mitarb.: Mschr. Kinderheilk. 117 (1969), 345.
Siguier, F. u. Mitarb.: Méd. et Hyg. (Genève) 25 (1967), 58.

Polymyositis

Polymyositis und *Dermatomyositis* sind ätiologisch unklare Erkrankungen, bei denen Muskeln und Fibrillen entarten und zerfallen und schließlich bindegewebig ersetzt werden. Gleichzeitig liegt meist eine Vaskulitis vor. Die Erkrankung ist nicht selten mit chronischer Polyarthritis oder Sklerodermie vergesellschaftet. Schließlich findet man bei einem Drittel der Patienten einen malignen Tumor. Die Diagnose sollte immer elektromyographisch und histologisch gesichert werden.

Die Steroide stellen die einzig wirksame symptomatische Therapie dar. Die Krankheitsschübe werden verkürzt und Defekte, d. h. Narbenbildungen in der Muskulatur, verringert. Während der Steroidtherapie sollte keine zu intensive physikalische Behandlung durchgeführt werden. Gewissenhafte Überwachung bei langfristiger Therapie ist Voraussetzung (PUFF 1967, PUFF u. ZSCHOCKE 1966, LAUBICHLER 1967, WALTON 1971, ERBSLÖH 1972).

Auch andere Myopathien, z. B. bei Sarkoidose, Sjögren-Syndrom und Lungenkarzinom, reagieren manchmal auf die Steroidbehandlung günstig (MUMMENTHALER 1965, KAESER 1967).

Dosierung: Beginn mit 60 mg Prednison; Reduktion der Dosis erst, wenn eine deutliche Wirkung erkennbar ist. Langfristbehandlung mit Erhaltungsdosen zwischen 7,5 und 20 mg über mehrere Jahre ist erforderlich. Wahrscheinlich wird man in Zukunft auch diese Behandlung mit Immunosuppressiva kombinieren.

Literatur

Erbslöh, F.: Internist 13 (1972), 88.
Flügel, K. A.: Med. Welt 23 (N. F.) (1972), 77.
Kaeser, H. E.: Dtsch. med. Wschr. 92 (1967), 178.
Kaeser, H. E.: Neurol. Wochenend-Symp. Pula 1966, ref. Selecta 9 (1967), 1380.
Laubichler, W.: Ärztl. Praxis 19 (1967), 391.
Mummenthaler, M.: Praxis 54 (1965), 1342.
Puff, K. H., St. Zschocke: Internist 7 (1966), 170.
Puff, K. H.: Dtsch. Ärztebl. 64 (1967), 741.
Walton, J. N.: Presse méd. 79 (1971), 435.

Chondromalazie

Nach der Klassifikation der American Rheumatism Association gehört die *systematisierte Chondromalazie* (auch genannt: von Meyenburgsche Krankheit; Panchondritis rheumatica; Polychondropathie) zu den Kollagenosen.

Es handelt sich um eine seltene Erkrankung, welche mit Entzündung des Knorpels an Ohren und Nase, meist symmetrisch, beginnt und entweder chronisch progredient oder fulminant verläuft. Dabei werden auch die Knorpel der Gelenke und der Luftwege betroffen und es treten hochfieberhafte Phasen auf. Nicht selten werden auch die parenchymatösen Organe befallen. Die Diagnose kann nur histologisch durch Nachweis der Knorpelveränderungen gesichert werden. Therapie der Wahl ist die Steroidanwendung, welche bei akuten Phasen lebensrettend, durch Dauerbehandlung lebensverlängernd wirken kann.

Dosierung: Beginn mit 30 mg Prednison/die, Reduktion nach Besserung der Symptome; Erhaltungsdosis 10 mg Prednison.

Literatur

Boehm, K., E. Großhans, R. Happle: Münch. med. Wschr. 112 (1970), 1200.
Dolan, D. L., G. B. Lemmon, S. L. Teitelbaum: Amer. J. Med. 41 (1966), 285.
Lang, H. D., D. Müller, J. Finke: Dtsch. med. Wschr. 94 (1969), 2033.
Steger, N.: Schweiz. med. Wschr. 98 (1968), 693.

Allergische Erkrankungen

Asthma bronchiale

Ziel der Asthmabehandlung, besonders bei Jugendlichen, muß es sein, die ursächlichen und auslösenden Faktoren zu beseitigen. Hierzu gehört die Suche nach Allergenen und deren Eliminierung bzw. die Desensibilisierung, die Beseitigung eines ursächlichen Bronchialinfektes und die Bereinigung evtl. vorhandener seelischer Konflikte. Schließlich sollte durch entsprechende Gymnastik und Physiotherapie versucht werden, die Atemfunktion zu normalisieren und der Entwicklung von Sekundärfolgen – insbesondere eines Lungenemphysems – vorzubeugen.

Akutes Asthma

Die Therapie der *akuten asthmatischen Ventilationsstörungen* muß darauf abzielen, die durch Spasmen, Schleimhautschwellung und Hypersekretion bedingte Bronchialobstruktion zu beseitigen. Man verordnet Bronchospasmolytika der Adrenalin- oder Theophyllinreihe und Mittel, welche die Sekretverflüssigung und die Expektoration anregen. Erst wenn diese nicht oder nicht ausreichend wirken bzw. in primär besonders schweren Fällen sollte der Einsatz von Kortikoiden erwogen werden. Die Nebennierenrindensteroide bessern den Zustand meist prompt, und zwar durch Beseitigung der entzündlichen Schwellung und Hemmung der Sekretion. Es wirken also auch die Kortikoide nur rein symptomatisch; sie vermögen weder die Antikörperbildung zu hemmen (zumindest nicht in einem solchen Ausmaß und so schnell, daß ihre therapeutische Wirkung dadurch erklärt werden könnte), noch beeinflussen sie die Antigen-Antikörper-Reaktion und ihre unmittelbaren Folgen. Eine Heilung des Asthmas ist daher mit Cortisonpräparaten nicht möglich. Immerhin sind sie von allen zur Verfügung stehenden Mitteln zweifellos die wirksamsten.

Dosierung: Man beginnt die Behandlung je nach Schwere des Zustandsbildes mit 30–60 mg Prednisolon und sollte bemüht sein, möglichst rasch abzubauen, evtl. die Steroidtherapie überhaupt zu beenden.

Verschiedentlich ist versucht worden, die Kortikoide per inhalationem zuzuführen (s. S. 74f.).

Status asthmaticus

Unter einem *Status asthmaticus* versteht man einen langanhaltenden, schweren und bedrohlichen Asthmaanfall, der auf die üblichen Bronchospasmolytika resistent bleibt. Meist liegt eine Verstopfung der Bronchien durch Sekret zugrunde. Der Zustand erfordert immer eine klinische Behandlung, da er, im Gegensatz zu früheren Auffassungen, als ausgesprochen lebensgefährlich angesehen werden muß. Die Zahl der im Status asthmaticus sterbenden Patienten ist im Steigen begriffen (Speizer u. Mitarb. 1968). Adrenalin und dessen Abkömmlinge sollen nicht mehr verabreicht werden, da sie keinen Einfluß auf die Bronchialobturation mehr haben, aber die Kreislaufsituation verschlechtern. Zur Verflüssigung und Expektoration des Sekretes empfiehlt sich die Zufuhr von Flüssigkeit und Jodkali, evtl. als Dauertropfinfusion mit 2–3 g KJ. Daneben müssen selbstverständlich Sedierung des Patienten mit Medikamenten, welche keine Atemdepression auslösen (z. B. Atosil), Flüssigkeits- und Elektrolytzufuhr, Verabreichung von Herzglykosiden, gegebenenfalls von Sauerstoff und notfalls Intubation bzw. Tracheotomie mit assistierter bzw. Überdruckbeatmung je nach Schwere und Stadium des Zustandes herangezogen werden.

Im übrigen sind die Kortikoide „eine fast unfehlbare Hilfe beim Status asthmaticus“ (Wyss 1965). Die verschiedentlich bevorzugte Therapie mit ACTH ist unsicher, weil Asthmakranke oftmals infolge vorhergehender Steroidgaben reaktionsunfähige Nebennieren aufweisen (el Shabouri 1966).

Dosierung: Man beginnt heute meist mit einer Initialdosis von 50–100 mg eines wasserlöslichen Prednisolonpräparates intravenös und gibt weiterhin in 1- bis 2stündigen Intervallen je 25 mg i.v., bis der bedrohliche Zustand überwunden ist. Dann geht man rasch auf orale Gaben zurück und beendet die Steroidtherapie abbauend, sobald keine Rasselgeräusche mehr hörbar sind.

Dauertherapie

Langfristige Verabreichung von Steroiden ist theoretisch begründet, da sie zu einer Atrophie der bronchialen Schleimdrüsen führt, die bronchiale Muskelhypertrophie zurückbildet, Schleimhautödem und Hyperämie beseitigt und schließlich das Flimmerepithel vor übermäßiger Desquamation schützt (Keeney u. Palmer 1965). Bürgi (1972) konnte zeigen, daß der Funktionszustand des Bronchialepithels nach einjähriger Steroidbehandlung wesentlich günstiger ist als bei einer Vergleichsgruppe von nicht mit Cortison behandelten Asthmatikern. Nach Cruchaud (1972) verbesserte eine Dauertherapie mit 5 mg Prednison/die die jährliche Mortalitätsrate von 5–7% auf 0,5%; gleichzeitig fiel die Häufigkeit der schweren Asthmaanfälle von 40% auf 4% ab.

Während man früher große Angst vor den ungünstigen Auswirkungen einer Dauertherapie hatte, tritt heute die überwiegende Mehrzahl der Experten (Herxheimer 1956, 1961, 1963, Fuchs 1966, Walsh u. Grant 1966, Turiaf u. Mitarb. 1967, Wyss 1965) für diese ein, sofern die Behandlung wirklich indiziert ist, richtig durchgeführt und gewissenhaft überwacht wird. Als Indikation gelten Patienten mit schwerem und häufig rezidivierendem Asthma, die trotz Einsatz aller anderen Medikamente kaum lebensfähig oder nicht arbeitsfähig sind. Unter richtiger Dosierung versteht man eine Menge zwischen 7,5 und 12,5 mg Prednison pro Tag. Werden die Patienten auf Einhaltung dieser Dosen und auf evtl. sich bemerkbar machende Störungen überwacht, so sind die Nebenwirkungen auffallend gering, auf jeden Fall geringer, als wenn die gleiche Steroiddosis bei einem chronischen Rheumatismus verabreicht wird. Immerhin ist nach Michel u. von Zander (1967) die Zahl der Infektionen in den oberen Luftwegen von 16,8% vor der Steroidära auf 34,7% unter Kortikoidtherapie angestiegen. Cruchaud (1972) fand unter Dauerbehandelten mit nur 5 mg Prednison/die bei vielen Patienten eine Insuffizienz des Hypophysen-Nebennierenrinden-Systems beim Insulintest (weshalb alternierende Behandlung anzustreben wäre).

Turiaf u. Mitarb. (1967) z. B. behandelten 268 Patienten seit 16 Jahren. Davon führen 117 ein normales Berufsleben, 131 sind nach Berufswechsel wieder tätig, und nur bei 20 (7,5%) ist ein Mißerfolg festzustellen. 11 Patienten sind gestorben, davon 3 an unabhängigen Krankheiten, 3 an Asthmafolgen und nur 5 an Steroidauswirkungen (3 an Infektion, je 1 an Magenblutung und -perforation).

Walsh u. Grant (1966) behandelten 273 Patienten zwischen 1 und 10 Jahren; davon waren 81% Erfolge und 5% Fehlschläge.

Die Nebenwirkungen und damit die Gefahren der Langfristtherapie können durch zirkadiane und alternierende Therapie (s. S. 69 ff.) erheblich geringer gehalten werden.

Im übrigen sei auch auf das Kapitel »Chronische Bronchitis« (S. 108 f.) verwiesen.

Asthma bei Kindern

Auch bei schwer *asthmatischen Kindern* ist man heute einer langfristigen Steroidbehandlung nicht mehr grundsätzlich abgeneigt. Wenn alle anderen Mittel versagen, ist es begründet Steroide zu geben, damit die Kinder nachts schlafen, in die Schule gehen und ein einigermaßen erträgliches Leben führen können. In der Hälfte der Fälle kann man die Behandlung später wieder absetzen. Die Dosen bewegen sich zwischen 2,5 und 10 mg Prednison (Jacoby 1966, Lelong u. Vialatte 1968).

Neben dem Asthma rechtfertigen natürlich auch alle anderen allergisch bedingten Krankheiten eine symptomatische Behandlung mit Kortikosteroiden. Da allergische Faktoren bei vielen Erkrankungen – z. B. den Infektions-, den Blut-, den Gefäß- und den Hautkrankheiten – eine Rolle spielen, sei auf die entsprechenden Kapitel verwiesen. Hier sollen nur einige besonders wichtige und vor allem unmittelbar bedrohliche, allergisch bedingte Krankheitszu stände erwähnt werden.

Anaphylaktischer Schock

Das gefährlichste allergische Krankheitsbild stellt das durch eine Antigen-Antikörper-Reaktion ausgelöste Versagen des peripheren Kreislaufs, der *anaphylaktische Schock* dar. Er tritt bei sensibilisierten Menschen nach Zufuhr des Allergens, meist Arzneimittel (Seren, Antibiotika, eiweißhaltige Organextrakte, Röntgenkontrastmittel u. ä.) auf. Während eine gefährliche Reaktion auch nach lokaler Applikation auftreten kann, entwickeln sich die ganz bedrohlichen Zustände immer nach parenteraler Gabe.

In der akuten Phase gibt man sofort Adrenalin (0,3–0,7 ml der zehnfach verdünnten Lösung 1 : 1000) sowie ein Antihistaminikum und 50–250 mg Prednisolon i. v. Läßt sich der Kreislauf dadurch nicht stabilisieren, erfolgt Anlegung einer Infusion mit Noradrenalin oder Hypertensin unter weiterer fortlaufender Beigabe von Prednisolon. Die Dosierung muß sich nach dem jeweiligen Krankheitszustand richten, wobei die Bedrohlichkeit der Situation den Einsatz von Höchstdosen (bis zu 2000 mg Prednisolon) rechtfertigt. Daneben kommen alle anderen Maßnahmen der Schockbehandlung, evtl. auch die Fibrinolyse, in Frage.

Transfusionszwischenfälle

Trotz genauer Voruntersuchungen treten immer wieder einmal *Zwischenfälle bei Bluttransfusionen* auf, welche darauf beruhen, daß im Plasma des Empfängers Antikörper vorliegen, die mit den übertragenen Spenderblutkörperchen reagieren: sog. hämolytische Transfusionsreaktion. Die Folge können Schocksymptome mit Erbrechen und Durchfall, Schüttelfrost und Fieber sowie Hämoglobinurie, Ikterus und schließlich Urämie sein.

Ziel der Behandlung ist die Beseitigung des Schocks (Kortikoide bis zu 1000 mg Prednisolon) und die Verhütung bzw. Bekämpfung der Niereninsuffizienz durch Infusion und im Bedarfsfall durch Hämodialyse.

Die selteneren durch Antigen-Antikörper-Reaktion an Plasmaeiweißkörpern oder durch andere Allergene bedingten Transfusionszwischenfälle werden ebenfalls mit Steroiden behandelt.

Bei „gefährdeten" Patienten ist u. U. eine prophylaktische Kortikoidgabe unmittelbar vor der Transfusion zu verantworten (25 mg Prednisolon, SPIELMANN 1967).

Andere allergische Erkrankungen

Urtikaria

Als Überempfindlichkeit auf *Nahrungsmittel oder oral eingenommene Medikamente* entsteht meistens eine Urtikaria; sie ist fast immer durch Verabreichung eines Kalzium-Antihistaminikum-Präparates beherrschbar. Tritt je-

Quincke-Ödem

doch ein *Quinckesches Ödem* auf, so ist die sofortige intravenöse Applikation eines Kortikoids (50 mg Prednisolon i.v.) und evtl. Wiederholung der Injektion in regelmäßigen Abständen bis zur Beseitigung des Zustandes indiziert.

Serumkrankheit

Die *Serumkrankheit*, die meist mit einem Intervall von mehreren Tagen auftritt und sich durch Fieber, Exanthem, Drüsenschwellungen und Eosinophilie auszeichnet, kann im allgemeinen durch Kalzium und Antihistaminika beherrscht werden; nur in schweren Fällen ist der Einsatz von Kortikoiden gerechtfertigt.

Dosierung: Je nach Akuität 20–50 mg Prednison oral mit schnellem Abbau der Dosierung.

Insektenstiche

Besonderer Erwähnung bedürfen akute *Reaktionen nach Insektenstichen*. Bei Sensibilisierten kann der Stich von jeder Körperstelle aus eine schwere allergische Allgemeinreaktion hervorrufen: Bronchospasmus, Larynxödem, Schock. Besonders gefährlich können Stiche in die Zunge, die Mundschleimhaut oder den Gaumen – wie sie bei Eis leckenden Kindern nicht ganz selten sind – sein. Die Schleimhautschwellung kann eine unmitelbare bedrohliche Atemnot hervorrufen und eine Tracheotomie notwendig machen, gegebenenfalls ist eine Schockbehandlung erforderlich. Als Notfallmaßnahme ist in jedem Falle die evtl. wiederholte intravenöse Injektion eines Kortikoides indiziert.

Heufieber

Die saisonbedingte *Pollen- oder Pilzsporenrhinitis* mit ihren zwar nicht gefährlichen, aber sehr unangenehmen Symptomen (Niesanfälle, Nasenlaufen, Nasenverstopfung, Augenjucken) läßt sich, wenn sie nicht durch prophylaktische Maßnahmen, d. h. Desensibilisierung, verhindert worden ist, durch eine während der Blütezeit andauernde kleindosierte Steroidbehandlung überbrücken. Es soll nur die kleinste eben wirksame Dosis (dem zirkadianen Rhythmus angepaßt) verabreicht werden. Die vielfach geübte Therapie mit i.m. Injektion von Kristallsuspensionen hat eine Reihe von erheblichen Nachteilen (s. S. 72f.). Diese sollten bei einer so harmlosen Erkrankung nicht in Kauf genommen werden.

Noch ungefährlicher als die orale Steroidgabe ist zweifellos die lokale Applikation von Kortikoiden in die Nase. Diese kann entweder in Form von mikronisiertem Pulver oder von Aerosol eingebracht werden; eine Reihe von Handelspräparaten stehen zur Verfügung. Ihre Wirksamkeit ist gut, wenn sie nach Abschwellung der Nasenschleimhaut in ausreichender Menge eingebracht werden (s. auch S. 75).

Literatur

Any Questions: Brit. med. J. 1967/II, 98.
Arzneimittelbrief 1 (1967), Nr. 3.
Arzneimittelbrief 4 (1970), Nr. 4.
Beickert, A.: Dtsch. Ges. Wesen 24 (1969), 87.
Bürgi, H.: Fortschr. Ther. 90 (1972), 189.
Cruchauds, S.: Méd. et Hyg. 30 (1972), 566.
Drug Comm. Res. Council, Amer. Acad. Allergy, New York: J. Allergy 40 (1967), 88.
Drug and Therapy. Bulletin 5 (1967), 57.
El-Shaboury, A. H.: Brit. med. J. 1966/II, 1478.
Fontana, V.: J. Amer. med. Ass. 201 (1967), 218.
Fuchs, E.: Dtsch. med. Wschr. 91 (1966), 1382.
Ganderton, M. A., J. Brostoff, A. W. Frankland: Brit. med. J. 1969/I, 357.
Günthner, W.: Fortschr. Med. 89 (1971), 7.
Günthner, W., H. Kufner: Mkurse ärztl. Fortb. 21 (1971), 214.
Haegi, V., K. Hatziisaak, P. Keller: Méd. et. Hyg. 30 (1972), 681.
Hamm, J.: Dtsch. med. Wschr. 96 (1970), 232.
Herberg, D.: Therapiewoche 20 (1970), 633.
Herxheimer, H.: Therapie des Asthma bronchiale. Schwabe, Basel 1956.
Herxheimer, H.: Klin. Wschr. 39 (1961), 722.
Herxheimer. H.: Lancet 1963/II, 462.
Hoigné, R., H. P. Biedermann: Dtsch. med. Wschr. 90 (1965), 1530.
Jacoby, N. M.: Lancet 1966/II, 1354.
Jorgensen, J. R., C. J. Falliers: J. Amer. med. Ass. 198 (1966), 773.
Keeney, E. L., L. A. Palmer: J. Allergy 36 (1965), 97.
Keller, H. L.: Med. Klin. 66 (1971), 1179.
Lelong, M. J. Vialatte: Méd. et Hyg. (Genève) 26 (1968).
Maunsell, K., R. S. Bruce Bierson, J. F. Livingstone: Brit. med. J. 1968/I, 661.
Mészáros, I.: Z. ges. inn. Med. 26 (1971), 193.
Michel, H. M. v. Zander: Klin. Wschr. 45 (1967), 1250.
Nusser, E., H. Donath: Internist 11 (1970), 51.
Rees, P., K. Eyrich: Dtsch. Röntgenkongreß Mai 1971.
Richards, W. u. Mitarb.: J. Amer. med. Ass. 201 (1967), 75.
Rouquès, L.: Presse méd. 77 (1969), 64.
Sattler, A.: Mkurse ärztl. Fortb. 19 (1969), 589.
Scherrer, M. F. Wyss: Therap. Umschau 24 (1967), 498.
Schimpf, K., H.-J. Krecke, W. Herbig: Dtsch. med. Wschr. 94 (1969), 379.
Schulz, G.: Hess. Ärztebl. 32 (1971), 746.
Speizer, F. E. u. Mitarb.: Brit. med. J. 1968/1, 335.
Spielmann, W.: Transfusionskunde. Thieme, Stuttgart 1967.
Turiaf, J., P. Marland: Méd. et Hyg. (Genève) 25 (1967), 803.
Turiaf, J., P. Marland: Méd. et Hyg. (Genève) 25 (1967), 1319.
Turiaf, J. u. Mitarb.: Presse méd. 75 (1967), 1065.
Walsh, S. D., I. W. B. Grant: Brit. med. J. 1966/II, 796.
Weber, J.: Praxis 57 (1968), 41.
Wyss, F.: Asthma bronchiale 3 (1965), 170; Schriftenreihe Bayer. LÄK.

Lungenerkrankungen

Chronische Bronchitis

Bei der nicht nur in England außerordentlich häufigen *chronischen Bronchitis* spielen wahrscheinlich allergische Momente eine wichtige pathogenetische Rolle. Deshalb werden auch immer wieder Steroide zu ihrer Behandlung empfohlen (Hurford u. Mitarb. 1963). Crofton (1963) betont jedoch, daß ein Erfolg nur dann zu erwarten sei, wenn im Blut oder im Sputum eine Eosinophilie nachgewiesen werden könne; bei der Mehrzahl der Fälle seien die Steroide wirkungslos.

In den letzten Jahren hat die Steroidbehandlung der chronisch-obstruktiven Bronchitis – heute meist bronchitisches Syndrom genannt (SCHMIDT u. Mitarb. 1967) – auch in Deutschland viele Anhänger gefunden (MEIER 1964, BOPP 1968, MÜRTZ 1967, ULMER 1967, HERBERG 1967, SCHMIDT 1967, GARTMANN 1969, REICHEL 1970, ZEILHOFER 1971, NOLTE 1971, ZIERLER 1965). Auf lange Sicht läßt sich durch Hemmung der Bronchorrhoe eine Verbesserung der Belüftungsverhältnisse erzielen. Aus der sehr kritischen Studie von ULMER (1967) ergibt sich, daß die Steroide nur dann indiziert sind, wenn antibiotische und spasmolytisch-physikalische Maßnahmen nicht zu einer für den Patienten erträglichen Situation führen. 290 von insgesamt 3341 Patienten mußten mit Prednison behandelt werden, und bei 116 war eine Dauerbehandlung unumgänglich. Diese wurde bis zu 9 Jahren fortgeführt. Die Zahl der Nebenwirkungen war nicht gering, die Prognose der Steroidbehandelten dennoch günstiger. Wichtig ist der Versuch, durch Kombination mit anderen Mitteln die Steroiddosis so niedrig wie möglich zu halten.

Dosierung: Beginn mit 30–60 mg Prednison; langsamer Abbau; Dauerdosis 5–10 mg.

Emphysem

Auch beim *chronischen Lungenemphysem,* selbst wenn kein Bronchospasmus vorliegt, sollen die Steroide nach NOEHREN (1962) wirksam sein. BÜHLMANN (1966) empfiehlt sie nur beim chronisch-obstruktiven Emphysem.

TURIAF (1971) weist schon seit Jahren immer wieder darauf hin, daß sich die kardiovaskulären Komplikationen des Asthmas durch eine Kortikoidbehandlung wesentlich bessern lassen.

Bronchitis pseudomembranacea

Die *Bronchitis fibrinosa pseudomembranacea acuta* ist ein wahrscheinlich allergisch bedingtes, lebensbedrohliches Krankheitsbild. PILGERSTORFER (1956) sah bei einem Fall schon nach einmaliger Steroidgabe eine schlagartige Besserung und nach fortgesetzter Behandlung eine restitutio ad integrum.

Lungenfibrosen

Die *diffuse progressive interstitielle Lungenfibrose* (Hamman-Rich-Syndrom) ist ein ätiologisch unklares, seltenes Leiden, welches unbehandelt durch Lungenschrumpfung langsam zum Tode an Atmungs- und Kreislaufinsuffizienz führt. Durch Dauertherapie mit Kortikoiden kann in einem Teil der Fälle das Fortschreiten und insbesondere die zunehmende Fibrosierung aufgehalten werden (EBERT 1963, KRAMER u. SIEDE 1962, WEINGÄRTNER 1965).

Auch bei Lungenfibrosen anderer Ätiologie (z. B. Berylliose, Asbestose, Strahlenfibrose, Kollagenosen) können Steroide günstig sein, insbesondere natürlich in entzündlichen und exsudativen Stadien, weniger oder kaum noch dagegen, wenn bereits das Endstadium erreicht ist (HAMM 1970).

Dosierung: Je nach Akuität Beginn mit 40–80 mg Prednison; Dauertherapie mit ungefähr 10 mg.

M. Boeck

Die *Sarkoidose* (Boecksches Sarkoid, M. Schaumann-Boeck-Besnier) sei hier besprochen, weil sie sich bevorzugt in der Lunge manifestiert; freilich kann sie alle Organe befallen; sie lokalisiert sich häufig auch in Lymphknoten und in der Haut und befällt nicht ganz selten Muskulatur und Gelenke (s. S. 92).

Die Ätiologie ist nach wie vor unklar; wahrscheinlich handelt es sich um eine sowohl durch verschiedene Mikroorganismen (auch Tbc-Erreger) als auch durch unbelebte Stoffe hervorgerufene Reaktionskrankheit. Die Erkrankung führt zu einer Anergie gegenüber der Tuberkulose (Tuberkulinreaktionen negativ), sie wird aber nicht mehr als Sonderform der Tuberkulose aufgefaßt. Deshalb ist auch der früher meist geforderte tuberkulostatische Schutz wieder verlassen worden. WURM (1967, 1971) empfiehlt ihn lediglich bei tuberkulinpositiven Fällen und bei den sog. Zwischenformen.

Im Stadium I der Erkrankung ist, sofern keine Lungenfunktionsstörung vorliegt, keine Behandlung erforderlich; die Prognose ist günstig. Im Stadium II ist eine Steroidtherapie indiziert, um die Entwicklung einer Lungenfibrose mit ihren Folgeerscheinungen zu vermeiden. Im Stadium III sind die Steroide manchmal noch wirksam; vor allem dann, wenn infolge fortgeschrittener Fibrosierung eine respiratorische Insuffizienz entstanden ist.

Ein Befall der Augen oder des Zentralnervensystems stellt eine absolute Indikation zur Kortikoidtherapie dar, ebenso das Auftreten einer Hyperkalzämie, von entstellenden Hautherden, der Befall von Tränen- und Speicheldrüsen sowie Beteiligung von Skelett oder Herzmuskel. Soweit lokale Steroidapplikationen möglich sind (Auge, Haut) sollten diese vor Beginn einer Allgemeinbehandlung versucht werden (WURM 1967, 1971, KUMSCHICK u. Mitarb. 1967, TURIAF u. Mitarb. 1967, JAMES 1969).

TURIAF (1971) behandelte 212 von 350 Sarkoidosepatienten ausschließlich mit Kortikoiden (beginnend mit 40, zurückgehend auf 5 mg Prednison) über einen Zeitraum von durchschnittlich 2 Jahren. 32% der mediastinopulmonalen, 47% der Augen-, 87% der Milz- und 85% der peripheren Drüsenerkrankungen konnten geheilt werden. Je großzügiger die Behandlung begann, um so besser waren die Erfolge.

Der akute M. Boeck (Löfgren-Syndrom) ist durch Fieber, Erythema nodosum, Hilusdrüsenschwellung und Arthralgien gekennzeichnet und verläuft meist gutartig. Eine Steroidtherapie ist bei schweren oder länger anhaltenden Symptomen indiziert (WEBER u. SIEGENTHALER 1967, KUMSCHICK u. Mitarb. 1967, URTHALER u. TANNER 1970).

Dosierung: Beginn mit 30–60 mg Prednison: hohe Dosen über 4–6 Wochen, dann erst sehr langsame Reduktion; langfristige Therapie über Monate bis Jahre (nach TURIAF mindestens 2 Jahre ohne Unterbrechung) mit Erhaltungsdosen; Absetzen erst 1–2 Monate nach weitgehender röntgenologischer Rückbildung (Rezidivgefahr!).

Mendelson-Syndrom

1–2 Stunden nach einer Narkoseentbindung treten bei der Mutter manchmal Dyspnoe, Zyanose, Tachykardie und Bronchospasmus auf. Ursache dieses von MENDELSON (1946) beschriebenen Syndroms ist die Aspiration von Magensaft mit Entwicklung einer Pneumopathie (BATZENSCHLAGER u. JOHN 1968).

Nach NICHOLL u. Mitarb. (1967) sowie LEWINSKI (1965) ist die Kombination von Tracheotomie und Steroidanwendung zu empfehlen. Die Kortikoide sollen eine entzündungshemmende, abdichtende und antibronchospastische Wirkung entfalten (s. a. GREUEL 1970).

Respiratorische Insuffizienz durch Fettembolie

Fettembolien sind eine häufige Todesursache bei Verkehrsunfällen. Nach einer Latenzperiode von 24 bis 72 Stunden tritt eine akute respiratorische Insuffizienz auf mit Dyspnoe, Tachykardie, Abfall der O_2-Sättigung und des pCO_2, metabolischer Azidose, Delirium und schließlich Koma.

Therapie der Wahl ist die Respiratorbeatmung, Unterkühlung, Heparinisierung sowie Rheomacrodex zur Verbesserung der Mikrozirkulation und schließlich die Steroidbehandlung mit hohen Dosen, um die durch die freien Fettsäuren in den Arteriolen hervorgerufene Entzündung zu beseitigen und die Resorption des Lungenödems zu beschleunigen. ASHBOUGH u. PETTY (1966) konnten auf diese Weise zwei bereits moribunde Patienten retten.

Dosierung: 100 mg Cortisol alle 6–8 Stunden i.v. bis zur Überwindung der bedrohlichen Phase.

Das *Asthma bronchiale* wird auf S. 104ff. abgehandelt; der *Tuberkulose* ist ein eigenes Kapitel gewidmet (S. 122ff.).

Literatur

Arzneimittelbrief 6 (1972), 7.
Alsbraugh, D., G. D. Petty: Surg. Gynec. Obstet. 123 (1966), 493.
Bast, G., G. Schünemann: Z. Tuberk. 126 (1967), 281.
Batzenschlager, A., S. John: Presse méd. 76 (1968), 423.
Bopp, K. Ph.: Prax. pneumol. 22 (1968), 37.
Bühlmann, A.: Dtsch. med. Wschr. 91 (1966), 82.
Crofton, J.: Prescribers' J. 3 (1963), 61.
Darbous, I. A. u. Mitarb.: Pediatrics 37 (1966), 477; ref. Zbl. Kinderheilk. 101 (1967), 191.
Ebert, H.: Dtsch. Ges. Wesen 18 (1963), 173.
Eden, A. N., A. Kaufmann, R. Yu: J. Amer. med. Ass. 200 (1967), 403.
Etzrodt, H., K. D. Grosser, W. D. Hirschmann, H. K. Schulten, G. Siemon, G. Steinbrück: Therapiewoche 22 (1972), 1263.
Ewert, E. G.: Med. Welt 22 (1971), 1612.
Gartmann, J.: Dtsch. med. Wschr. 94 (1969), 2234.
Greuel, H.: Dtsch. med. Wschr. 95 (1970), 1728.
Hamm, J.: Therapiewoche 20 (1970), 652.
Hamm, J.: Therapiewoche 18 (1968), 61.
Hartweg, H.: Ärztl. Praxis 18 (1966), 713.
Herberg, D.: Dtsch. med. Wschr. 92 (1967), 2361.
Hubault, A., J. Amouroux, E. Atra: Rev. Rhum. 38 (1971), 615.
James, D. G.: Internist 10 (1969), 316.
Kramer, A., W. Siede: Internist 3 (1962), 366.
Kumschick, H., W. Siegenthaler, F. Rhomberg: Schweiz. med. Wschr. 97 (1967), 1407.
Lewinski, A.: Anaesthesiology 26 (1965), 37.
Mürtz, R.: Med. Mschr. 21 (1967), 389.
Nicholl, R. M., E. L. Holland, S. S. Brown: Brit. med. J. 1967, 745.
Nolte, D.: Therapiewoche 21 (1971), 1300.
Pilgerstorfer, W.: Dtsch. med. Wschr. 81 (1956), 1360.
Reichel, G.: Therapiewoche 20 (1970), 610.
Schmidt, O. P.: Münch. med. Wschr. 109 (1967), 1178.
Schmidt, O. P., W. Günthner, H. Bottke: Das bronchitische Syndrom, 2. Aufl. Lehmann, München 1967.
Turiaf, J., R. Georges: Presse méd. 66 (1958), 1543.
Turiaf, J., G. Basset, R. Georges: Le Poumon et le Cœur 23 (1967), 609.
Turiaf, J.: Medical Tribune B 50 (1971), 22.
Ulmer, W., T. Nicolas: Dtsch. med. Wschr. 91 (1966), 1861.
Ulmer, W. T.: Therapiewoche 17 (1967), 663.
Urthaler, F., E. Tanner: Schweiz. med. Wschr. 100 (1970), 1111.
Weber, S., W. Siegenthaler: Dtsch. med. Wschr. 92 (1967), 1356.
Weingärtner, L.: Dtsch. med. Wschr. 90 (1965), 511.
Wurm, K.: Dtsch. med. Wschr. 92 (1967), 939.
Wurm, K.: Med. Klin. 66 (1971), 415.
Zeilhofer, R.: Fortschr. Med. 14 (1971), 3.

Infektionskrankheiten

Allgemeines

Kortikosteroide wurden schon in der Anfangsära der Cortisontherapie gelegentlich mit spektakulärem Erfolg bei akuten Infektionskrankheiten angewandt. Dennoch fand diese Indikation nur sehr zögernd allgemeine Anerkennung. Das war sicherlich berechtigt, wenn man bedenkt, daß diese Therapie die Infektionsabwehr des Organismus schwer beeinträchtigen kann; manche unerwartete und manchmal auch unbeherrschbare Sepsis war die Folge. Im Laufe der Jahre wurden indes umfangreiche Erfahrungen gesammelt, so daß sich auch auf dem Gebiet der Infektionskrankheiten Richtlinien für die Anwendung von Kortikosteroiden ergeben. Allerdings sind noch keineswegs alle Probleme gelöst. Es ist durchaus denkbar, daß die heutigen Vorstellungen später einer Revision bedürfen. Sicher ist nur eins: Die Kortikoide stellen keine Therapie der Infektionskrankheiten dar; durch ihren zusätzlichen Einsatz lassen sich jedoch unmittelbar bedrohliche Situationen überwinden. Aus diesen Überlegungen ergibt sich, daß die Cortisonbehandlung bei Infektionskrankheiten mit einem spezifisch gegen den jeweiligen Erreger gerichteten Kausaltherapeutikum (Antibiotikum) verabreicht werden muß, daß sie nur kurzfristig und zur Beseitigung eines bedrohlichen Zustandes erlaubt ist und daß die kausale Therapie in jedem Falle über die Cortisontherapie hinaus durchgeführt werden muß.

Tierexperimentelle Ergebnisse

Der Einfluß der Nebennierenrindenhormone auf Infektionen wurde in unzähligen *Tierversuchen* studiert; die Ergebnisse sind großenteils widersprüchlich. Auf die menschliche Pathologie sind sie nur sehr bedingt übertragbar, weil die Tiere meist mit viel größeren Keimzahlen infiziert und mit überhöhten Cortisondosen behandelt worden sind. Im übrigen bestehen große Unterschiede in der immunologischen Reaktion bei den verschiedenen Tierspezies. So erweisen sich Meerschweinchen und Rhesusaffen als steroidresistent, Hasen, Ratten und Mäuse dagegen als steroidsensibel. Außerdem wurden die Kortikoide in vielen Versuchen schon vor der Infektion gegeben, wodurch die immunbiologische Situation erheblich verändert wurde. Auch die Dauer der Behandlung beeinflußt das Ergebnis. Als gesichert kann heute lediglich gelten, daß die Steroide keinen unmittelbaren Einfluß auf bakterielle Erreger haben, daß sie aber wahrscheinlich der Vermehrung von Viren Vorschub leisten. Allerdings sind Wirkungssteigerungen nicht anzunehmen. Auch beeinflussen die Kortikoide die Wirkung der Antibiotika nicht.

Wirkungsmechanismus

Wie bereits ausgeführt, liegt der *Angriffspunkt* der Steroide vorwiegend im Gewebe. Cortison und seine Derivate greifen unmittelbar in die geweblichen Vorgänge ein (s. S. 39 ff.).

Antiallergische Wirkung

Bedeutsam für die Therapie ist besonders der *antiallergische Effekt:* Die Steroide hemmen die Antikörperbildung; allerdings verhindern sie diese nicht ganz. Dieser Einfluß auf die immunbiologischen Vorgänge ist von großer praktischer Bedeutung: Werden Nebennierenrindenhormone schon vor der Infektion oder in der Inkubationszeit verabreicht, kann die Bildung der Immunkörper und damit die spezifische Abwehr beeinflußt werden. Das spielt besonders bei Virusinfektionen eine Rolle (s. S. 116 ff.).

Antitoxischer Effekt

Die Kortikoide haben weiterhin einen ausgesprochen *antitoxischen Effekt.* Diese Wirkung beruht allerdings nicht auf einer Neutralisation der Toxine; sie ist vielmehr unspezifisch und kommt wahrscheinlich dadurch zustande, daß die Resistenz des Gewebes gegenüber den Toxinen bzw. ihren Auswirkungen erhöht wird. Experimentell wurde diese Wirkung nur gegenüber Endotoxinen (z. B. Strepto- und Meningokokken, Erreger der Typhus-, Paratyphusgruppe, Brucellen, Kolibakterien) beobachtet. Nach klinischen Erfahrungen ist aber auch bei schweren toxischen Verläufen von Ektotoxinbildnern, z. B. bei Diphtherie, eine günstige Wirkung zu erwarten.

Antipryrese

Eine der augenscheinlichsten Wirkungen des Cortisons bei Infektionskrankheiten ist die *Fiebersenkung*. Meist kommt es zu einem prompten und kritischen Temperaturabfall. Über den Mechanismus dieser Wirkung wird immer noch diskutiert; insbesondere darüber, ob die Steroide neben ihrer geweblichen Wirkung auch eine zentrale Antipyrese auslösen können.

Einfluß auf die Infektionsresistenz

Schließlich können die Kortikoide auch einen Einfluß auf die *allgemeine Infektionsresistenz* eines Organismus nehmen. Die proinfektiöse Wirkung ist seit Beginn der Cortisonära bekannt. Bei hohen Dosen wurden nachteilige Auswirkungen auf die natürlichen unspezifischen Abwehrvorgänge *(Pillemers Properdinsystem* und *Interferon)* beobachtet. Diese Tatsache unterstreicht die Notwendigkeit einer gleichzeitigen Kausaltherapie.

Zusammenfassung

Zusammenfassend kann man also feststellen, daß die Kortikosteroide sehr vielseitige, heute sicher nur z. T. bekannte Einflüsse auf das infektiöse Geschehen haben und daß alle diese Effekte absolut unspezifischer Natur sind. Die Anwendung der Hormone ersetzt deshalb eine spezifische, gegen den Erreger der Infektion gerichtete Therapie nicht; sie erfordert sie vielmehr als unabdingbare Voraussetzung. Vielfach hängt es vom Zeitpunkt der Verabreichung, von der Dosierung und von der Dauer der Anwendung ab, ob sich die Wirkung therapeutisch als günstig oder als ungünstig erweist. Dieses Risikos wegen kann die Anwendung von Steroiden niemals zur Routinetherapie bei infektiösen Erkrankungen werden, sondern sie muß in jedem Falle einer speziellen Indikationsstellung vorbehalten bleiben. Bei richtiger Anwendung kann man klinisch mit einem fiebersenkenden und antitoxischen Effekt, mit einer Hemmung der lokalen Entzündungsvorgänge und damit einem Einfluß auf die Gesamtreaktion des Organismus rechnen. Die Wirkung ist meist um so augenfälliger, je bedrohlicher das klinische Zustandsbild des Kranken ist. Die Schwere einer Infektion hängt ja nicht nur von der Zahl der eingeschleppten Keime, sondern ebenso von der Toxizität der Erreger und von der Abwehrsituation des Organismus ab. Antibiotika sind nur bakteriostatisch oder bakterizid wirksam. Die Toxizität des Erregers beeinflussen sie ebensowenig wie sie die Abwehrlage des Organismus verbessern. Gerade diese beiden Wirkungen aber haben die Steroide. Darin liegt ihr entscheidender Wert für die Behandlung schwerster Infektionskrankheiten.

Bakterielle Infektionen

Umfangreiche Erfahrungen liegen über die Anwendung von Cortisonpräparaten bei schweren bakteriellen Infektionen vor. Selbstverständlich ist in jedem Falle eine gleichzeitige kausale Therapie mit Antibiotika oder Chemotherapeutika Voraussetzung.

Allgemeininfektionen

Besonders günstige Beobachtungen wurden gemacht bei bedrohlichen Typhus- und Paratyphusinfektionen, bei der Meningokokken-, Staphylokokken- und Kolisepsis, bei schweren Streptokokkeninfektionen (auch bei

Scharlach) und bei therapieresistenten Fällen von Brucellainfektionen (z. B. M. Bang). Der Behandlungserfolg beruht in diesen Fällen hauptsächlich auf der Wirkung gegenüber dem von diesen Erregern produzierten Toxin; bei Meningitiden ist auch ein unspezifischer Effekt auf das Hirnödem anzunehmen. Wenn auch eine Herabsetzung der Mortalität der eitrigen Meningitis nicht bewiesen ist, so ist doch an ihrem günstigen Einfluß auf die schweren Verläufe und insbesondere auf die komatösen Zustände kein Zweifel (DE KALBERMATTEN u. PIOLINI 1969, ROSDAHL u. Mitarb. 1968, 1970, JENSEN u. Mitarb. 1970).

Bei Brucellosen kommt den Steroiden auch Bedeutung in der Verhinderung einer Herxheimer-Reaktion nach Antibiotikatherapie (60 mg Prednison über einige Tage) zu; ihre Häufigkeit konnte von 50% auf 17% gesenkt werden. Längerdauernde Verabreichung kommt dagegen bei Arachnitiden und Synovitiden in Frage (v. OLDERSHAUSEN 1968).

Diphtherie

Bei der malignen *Diphtherie* hat KARPINSKI 1957 zusätzliche Steroidgabe neben der Serumtherapie empfohlen. In der Zwischenzeit ist die Erkrankung so selten geworden, daß nur wenige Erfahrungen vorliegen. ROCHE (1969) hat 2 Kinder mit Stridor bei Kehlkopfdiphtherie durch zusätzliche Steroidgaben gerettet.

Tetanus

Bei *Tetanus* wurden Steroide vorwiegend zur Unterdrückung oder Verhinderung von Serumschäden (anaphylaktische Reaktionen, Serumkrankheit, lokale Reaktionen) verabreicht (KORALNIK 1963, MOLLARET 1968, SCHNEIDER 1964). Da heute die Serumtherapie weitgehend verlassen ist, sind die Steroide in dieser Indikation überflüssig geworden. BÖTTGER (1970) warnt sogar vor ihrer Anwendung, während SANDERS in Indien die Mortalität von 61 auf 37% senken konnte.

SEYFERT u. WILBRANDT (1964) konnten 4 Fälle durch intralumbale Steroidapplikation entscheidend bessern. Eine Nachprüfung durch KOBAN (1965) erbrachte bei 5 Fällen keinen überzeugenden Erfolg. KOCH u. WILDE (1967) empfehlen diese Anwendung, obwohl 4 ihrer 6 behandelten Patienten gestorben sind. BÖTTGER (1970) hat bei 3 Patienten keinen Erfolg gesehen.

Dosierung: 25 mg wasserlösliches Prednisolon evtl. mehrmals intralumbal.

Cholera nostras

Auch bei allen *choleriformen Zuständen,* gleichgültig ob durch Salmonellen. Shigellen oder Staphylokokken hervorgerufen, hat sich die Steroidbehandlung neben der Antibiotika-, Infusions- und Mineralokortikoid-Therapie bewährt.

Schließlich stehen die meisten Experten auf dem Standpunkt, daß bei *allen bakteriellen* Infektionen – unabhängig von der Ätiologie – die Anwendung von Cortisonpräparaten gerechtfertigt sein kann, wenn ein lebensbedrohlicher, hyperpyretischer oder toxascher Zustand vorliegt (sog. malignes Infektionssyndrom s. S. 126).

Über die Anwendung von Kortikoiden bei tuberkulösen Infektionen s. S. 122 ff.

Waterhouse-Friderichsen-Syndrom

Unter dem *Waterhouse-Friderichsen-Syndrom (Waterhouse,* England 1911; *Friderichsen,* Dänemark 1918) wird ein durch einen Meningokokkeninfekt hervorgerufenes schweres Krankheitsbild verstanden, das durch einen schweren Schockzustand und durch disseminierte intravasale Gerinnung mit nachfolgender Verbrauchskoagulopathie gekennzeichnet ist.

Nachdem bei dieser Krankheit mit schlechter Prognose oft – aber keineswegs immer – eine hämorrhagische Infarzierung der Nebenniere gefunden wurde, nahm man früher an, daß das Krankheitsbild auf einer akuten Nebennierenrindeninsuffizienz beruhe. Demzufolge galt lange Jahre die Kortikosteroidtherapie als kausale Maßnahme.

Heute weiß man, daß die gelegentlich beobachteten Blutungen in die Nebennieren nicht Ursache, sondern nur ein Symptom der Krankheit darstellen und daß sie keineswegs immer zu einem funktionellen Versagen der Nebenniere führen.

Die meisten Autoren nehmen an, daß es sich ursächlich um eine Gerinnungsstörung nach Art des Sanarelli-Shwartzman-Phänomens handelt. Deshalb ist die konsequente Therapie der Wahl die Fibrinolyse (Streptokinase).

Selbstverständlich muß daneben der ursächliche Infekt durch entsprechende Antibiotikagaben angegangen werden. Die Frage, ob Kortikoide zusätzlich gegeben werden sollen, wird unterschiedlich beantwortet.

May u. Purtscheller (1964), Hitzig (1964), Regli 1966, Künzer u. Mitarb. (1972) halten die Kortikosteroide für unnütz und sogar für schädlich.

Nach Künzer u. Mitarb. soll das Waterhouse-Friderichsen-Syndrom von der Meningokokkensepsis unterschieden werden. Da dies bisher meist nicht getan wurde, erklären sich die unterschiedlichen Auffassungen über den Wert der Steroidtherapie. Sie ist offenbar nur bei Meningokokkensepsis, nicht aber beim echten Waterhouse-Friderichsen-Syndrom wirksam.

Literatur

Böttger, G.: Med. Klin. 65 (1970), 575.
Effersoe, P.: Acta med. scand. 186 (1969), 67.
Gunschera, H.: Med. Welt 16 (1965), 986.
Hitzig, W. H.: Helv. paediat. Acta 19 (1964), 213.
Hornton, G. F., R. D. O'Toole, M. K. Mukherjee: Clin. res. 16 (1968), 335.
Jensen, K., L. Ranek, N. Rosdahl: Zbl. ges. Neuolog. 198 (1970), 83.
Kaiser, H.: Münch. med. Wschr. 109 (1967), 2544.
Kaiser, H.: Münch. med. Wschr. 110 (1968), 1442.
De Kalbermatten, J. P., M. Piolino: Schweiz. med. Wschr. 99 (1969), 101.
Karl, H. J.: Internist 8 (1967), 102.
Klastersky, J., R. Cappel, L. Debusscher: New Engl. J. Med. 284 (1971), 1248.
Koban, R.: Wien. med. Wschr. 115 (1965), 1087.
Koch, W., J. Wilde: Dtsch. Gesundh.-Wes. 22 (1967), 410.
Koralnik, O.: Méd. et Hyg. (Genève) 20 (1963), 283.
Künzer, W., F. Schindera, W. Schenk, H. Schumacher: Dtsch. med. Wschr. 97 (1972), 270.
Lasch, H. G., J. H. Krecke, A. Bohle: Méd. et Hyg. (Genève) 21 (1963), 1099.
May, R., W. Purtscheller: Münch. med. Wschr. 106 (1964), 1725.
Mollaret, P.: Presse méd. 76 (1968), 1299.
Oldershausen, H.-F. v.: Dtsch. med. Wschr. 93 (1968), 1111.
Regli, F.: Fortschr. Neurol. Psychiat. 34 (1966), 449.
Roche, D. A.: Brit. med. J. 1969/I, 5639.
Rosdahl, N., K. Jensen, L. Ranek: Nordisk med. 79 (1968), 146.
Rosdahl, N., K. Jensen, L. Ranek: Brit. med. J. 1970/II, 113.
Sanders, M.: Med. World News 11 (1970), 12.
Schläpfer, A.: Méd. et Hyg. (Genève) 24 (1966), 1014.
Schneider, M.: Dtsch. Gesundh.-Wes. 19 (1964), 1526.
Seyffert, W., D. Wilbrandt: Dtsch. med. Wschr. 89 (1964), 1218.
Stammler, A.: Therapiewoche 19 (1969), 1210.
Wendler, H., W. Falk: Wiener med. Wschr. 35 (1971), 609.
indorfer, A., A. Truckenbrodt: Therapiewoche 19 (1969), 406.
Wyler, R.: Praxis 58 (1969), 263.

Virusinfektionen

Ungleich problematischer ist die Anwendung von Kortikoiden bei Virusinfektionen. Das ergibt sich einmal daraus, daß das Postulat „Cortison bei Infektionskrankheiten nie ohne Antibiotika" hier nicht erfüllbar ist, weil noch kein viruzides Mittel zur Verfügung steht. Zum anderen aber wirkt sich der Einfluß der Steroide auf die immunbiologischen Reaktionen hier wesentlich gravierender aus.

Hepatitis Dennoch gibt es bei einer Reihe viraler Infektionen günstige therapeutische Erfahrungen, so z. B. bei der schweren oder protrahiert verlaufenden *Hepatitis* (s. S. 137). Wenn diese Behandlung auch nicht völlig frei von Gefahren ist, hat man doch bisher keine Ausbreitung des Virusinfektes beobachtet.

Parotitis Ähnlich günstig sind die Erfahrungen bei der *Parotitis epidemica,* vor allem, wenn sich komplizierend eine Orchitis, Pankreatitis, Thyreoiditis oder Meningoenzephalitis entwickelt hat (PETERSDORF u. BENNETT 1967).

Mononukleose Auch schwere Verläufe der infektiösen *Mononukleose,* besonders mit hohem Fieber, Zuschwellen des Rachens, starken Drüsenreaktionen, mit Myokarditis, Hepatitis, Enzephalitis, Thrombopenie oder hämolytischer Anämie stellen eine bewährte Indikation dar (umfangreiche Literaturzusammenstellung bei KAISER 1962; neuere Erfahrungen durch BENDER 1967, CHANG u. WURM 1965, KOUBA u. Mitarb. 1965, MEYTHALER 1967, PEIME 1965).

Grippe Bei bedrohlichen *Grippeerkrankungen,* speziell mit Myokarditis oder mit pneumonischen Komplikationen – hier allerdings wegen der möglichen Mischinfektion unter antibiotischem Schutz – wurden lebensrettende Wirkungen beobachtet (EMMINGER u. KAISER 1970, CARTER u. PEUMANN 1969, JACOBI u. ILKER 1965). Bei der nach Grippeinfektionen nicht ganz selten als Komplikation auftretenden Anosmie bewährten sich nach HANSEN (1970) die Steroide ebenfalls.

Katzenkratzkrankheit Die nicht ganz seltene *Katzenkratzkrankheit* stellt bei schwerem Verlauf oder bei Komplikationen ebenfalls eine Indikation für die Steroidanwendung dar (ECKHARDT u. LEVINE 1962).

Masern Der Verlauf einer *Maserninfektion* wird durch Cortisontherapie nicht verändert; es drohen keine Gefahren. Steroidtherapie der unkomplizierten Masern ist selbstverständlich nicht indiziert.

Postinfektiöse Meningoenzephalitis Schließlich können Kortikoide bei allen *meningoenzephalitischen Komplikationen,* z. B. nach Varizellen, Röteln, Masern und Grippe oder nach Impfungen gegeben werden (PALITZSCH 1966, SPINK 1960, WEINGÄRTNER 1963, PAPP 1969). Bei diesen postinfektiösen Enzephalopathien ist die Anwendung unbedenklich, da sie nicht als direkte Folge des Virusbefalls, sondern als neuroallergische Reaktionen anzusehen sind. Nach PAPP scheint die intrathekale Applikation am wirksamsten zu sein.

Gleiches gilt vom *Guillain-Barré-Syndrom,* welches sich ebenfalls häufig als Folge einer viralen Infektion entwickelt (s. S. 171).

Guillain-Barré-Syndrom

Nicht allgemein anerkannt ist die Steroidtherapie der *Poliomyelitis anterior acuta.* Bei tierexperimentellen Untersuchungen waren erhebliche Verschlechterungen beobachtet worden; daher galt die Polio als grundsätzliche Kontraindikation. Nach neueren klinischen Erfahrungen besteht dieses generelle Verbot sicherlich nicht zu Recht. Bei schweren Verläufen, besonders bei Polioenzephalitis bzw. bei bulbären Verlaufsformen, ist mit einem günstigen Effekt zu rechnen. Die Lähmungen werden allerdings weder verhindert noch beseitigt. Immerhin sind keine schädlichen Auswirkungen einer Cortisontherapie bei menschlichen Infektionen – speziell keine nachteilige Beeinflussung der Antikörperbildung – beobachtet worden (AKKOYUNLU u. ATAY 1960, COLONELLO 1959, HUSCHKE u. HAGENMÜLLER 1962, PALITZSCH 1966, SEER u. WIERSBITZKY 1966).

Poliomyelitis

Ungünstige Einflüsse einer Steroidtherapie sind bei *Varizellen,* bei *Vakzinationskomplikationen* und bei *herpetischen Infektionen* beobachtet worden; allerdings auch hier nicht in allen Fällen. Wie bereits erwähnt, spielt offenbar der Zeitpunkt der Cortisonapplikation und damit der Einfluß auf die Immunitätsvorgänge eine entscheidende Rolle.

Negative Erfahrungen

Weitgehend geklärt erscheinen diese Verhältnisse bei der *Windpockeninfektion.* Wird ein unter Cortison stehendes Kind mit Varizellen inkubiert, so kann sich ein bedrohlicher Verlauf mit hämorrhagisch-nekrotischen Pusteln und toxischem Gesamtbild entwickeln, das u. U. in wenigen Tagen zum Exitus führt. Es können aber auch ausgedehnte nekrotisch-hämorrhagische Eruptionen auftreten, welche die Krankheitsdauer zwar verlängern, aber doch in Heilung ausgehen. Schließlich ist es möglich, daß die Varizellen einen ganz normalen Verlauf nehmen. Die Entwicklung der Infektion hängt von der immunologischen Abwehrsituation ab; sie wird weniger durch die Steroidtherapie als durch die Grundkrankheit beeinflußt. So haben Leukämie- und Nephrosepatienten, die mit Cortison behandelt werden, eine wesentlich schlechtere Prognose als steroidbehandelte Rheuma- oder Tbc-Kranke, sofern sie mit Varizellen inkubiert werden. Natürlich spielt auch eine Rolle, daß im allgemeinen bei Leukämie und nephrotischem Syndrom höhere, nämlich immunosuppressive Dosen gegeben werden; im übrigen sind die gleichen Auswirkungen von jeder immunologisch wirksamen Behandlung zu erwarten.

Varizellen

Nach dem heutigen Stand der Erfahrungen sollte man daher folgende praktische Konsequenzen ziehen:

1. Unter Cortison stehende Kinder müssen vor einer Varizelleninkubation geschützt werden

2. Frische Varizellen sollen keinesfalls mit Kortikosteroiden behandelt werden

3. Bei Spätkomplikationen ist die Anwendung – sofern sie überhaupt indiziert ist – ungefährlich.

Wie verhält man sich nun aber, wenn ein unter Cortison stehendes Kind trotz aller Vorsicht mit Varizellen infiziert wird? Man behält die Steroidbehandlung bei und gibt hohe Dosen Gammaglobulin.

Tritt während der Cortisonbehandlung eine Varizellenerkrankung auf, so ist die Steroiddosis zu erhöhen – auf das Doppelte und mehr – je nach Schwere des klinischen Zustandsbildes. Das Absetzen der Kortikoide würde den Patienten durch die dann zutage tretende NNR-Insuffizienz gefährden.

In diesem Zusammenhang sei darauf hingewiesen, daß die Streßfähigkeit der NNR nach Beendigung einer langfristigen Cortisontherapie, sofern diese nicht dem zirkadianen Rhythmus adaptiert worden war, noch monatelang behindert sein kann. Man wird also Patienten, bei denen einige Zeit zuvor eine Steroidtherapie beendet worden war, bei Auftreten einer Streßsituation – also auch einer Varizelleninfektion – wieder mit Steroiden behandeln müssen.

Pockenimpfung und Impfkomplikationen

Ähnliche Beobachtungen wie bei den Varizellen wurden mit *Komplikationen nach Pockenimpfungen gemacht*. Kinder, die unter Cortisontherapie stehen, dürfen daher nicht geimpft werden. In England wird empfohlen, frühestens 8 Wochen nach Absetzen einer Steroidbehandlung zu impfen und eine evtl. notwendige Weiterbehandlung frühestens 2 Wochen nach der Impfung wieder aufzunehmen (Brit. Med. J. 1965). Nach VIVELL (1971) ist gegen eine Schluckimpfung nichts einzuwenden, wenn die Steroiddosis im niedrigen Bereich, d. h. unter der Grenzdosis für Langfristtherapie liegt.

Bei frischen Impfkomplikationen – z. B. der Vaccinia – sind Kortikoide kontraindiziert. Die postvakzinale Enzephalitis stellt dagegen eine bewährte Indikation für die Cortisonanwendung dar.

Herpetische Infektionen

Ungünstig beeinflußt werden können auch *herpetische Infektionen*, insbesondere der Herpes corneae. Unter einer Cortisonanwendung kann es zu schweren lokalen Komplikationen am Auge und zu Fernschäden speziell am Nervensystem kommen.

Herpes zoster

Über die Behandlung des *Herpes zoster* – dessen Erreger mit dem der Varizellen identisch ist – liegt zwar eine Reihe günstiger therapeutischer Berichte vor (ARGLES u. KAY 1970, EAGLESTEIN u. Mitarb. 1970, ASHTON u. Mitarb. 1969, ELLIOTT 1964, FRY 1963), aber auch hier spielt sicher der Zeitpunkt der Applikation eine Rolle. Tritt ein Zoster bei einem unter Cortison stehenden Kranken auf, so kann der Verlauf ungünstig, u. U. sogar bedrohlich sein (MEIERS 1968). In der ersten, der virämischen Phase, sollen daher niemals Kortikoide verabreicht werden; in späteren Stadien bestehen dagegen – sofern überhaupt eine Indikation für ihre Anwendung vorliegt – keine Bedenken. Der Haupteffekt wird in einer Beseitigung oder Verhinderung der schweren Zosterneuralgie gesehen.

Zusammenfassung: Cortison und Virusinfekt

Das Problem *Cortison und Virusinfektion* kann also heute wie folgt resümiert werden:

1. *Unbedenklich* ist nach den bisherigen Erfahrungen eine Cortisontherapie, sofern sie infolge der Schwere oder Besonderheit des Verlaufes überhaupt indiziert ist, bei:

Hepatitis epidemica,
Mononucleosis infectiosa,
Parotitis epidemica,
Katzenkratzkrankheit,
Polioencephalitis acuta,
Grippe,
allen postinfektiösen Enzephalopathien,
Polyneuroradikulitis Guillain-Barré.

2. Grundsätzlich sollen Kortikoide immer erst *einige Tage nach Beginn* einer Viruserkrankung gegeben werden, wenn angenommen werden kann, daß die Immunitätsbildung bereits begonnen hat. Eine Ausnahme ist lediglich bei ganz unmittelbar bedrohlichen Zuständen erlaubt.

3. *Kontraindiziert* sind Kortikoide nach den bisherigen Erfahrungen bei frischen herpetischen Infektionen, bei frischen Varizellen und frischen Vakzinationskomplikationen.

4. *Unter Cortison stehende Patienten,* speziell Kinder, müssen geschützt werden vor Inkubation mit Varizellen und Herpes. Ist eine derartige Infektion eingetreten, sind besondere Vorsichtsmaßnahmen (Fortführung bzw. Erhöhung der Cortisondosis sowie hohe Dosen Gammaglobulin) erforderlich.

5. *Impfungen* dürfen während einer Steroidbehandlung nicht durchgeführt werden. Die Empfehlung lautet: Frühestens 8 Wochen nach Absetzen einer Steroidtherapie impfen. Wiederaufnahme der Behandlung frühestens 2 Wochen nach Durchführung der Impfung.

Literatur

Akkoyunla, A., F. Aatay: Abstr. World Med. 27 (1960), 13.
Any Questions: Brit. med. J. 1967/III, 847.
Argles, K. R. V., D. W. Kay: Brit. med. J. 1970/III, 5724; 693.
Arzneimittelbrief 4 (1970), 10; 59.
Ashton, H., G. W. Breveridge, C. J. Stevenson: Brit. J. Dermatol. 81 (1969), 874.
Babb, R. R., V. M. Smith: Fortschr. Med. 85 (1967), 812.
Bachmann, K. D.: Intern. Prax. 7 (1967), 593.
Bartel, J., J. Dieckhoff, F. Gawellek, S. Iwanoff: Dtsch. Gesundh.-Wesen 22 (1967), 1.
Bartsokas, St. K.: Mschr. Kinderheilk. 119 (1971), 178.
Beikert, A.: Die Glukokortikoid-Therapie innerer Erkrankungen, 2. Aufl. Fischer, Jena 1970.
Bender, Ch. E.: J. Amer. med. Ass. 199 (1967), 529.
Bickel, G.: Méd. et Hyg. (Genève) 26 (1968), 145.
Biro, L., H. Graber: Klinische Anwendung der Cortisonderivate. Akad. Kiadó, Budapest 1966.
Carter, R. L., H. G. Penman: Infectious mononucleosis. Blackwell, Oxford 1969.
Chang, P., M. Wurm: Calif. med. 103 (1965), 435; ref. Zbl. Kinderheilk. 99 (1966), 593.
Colonnello, F.: Mal. infett. 11 (1959), 789.
Dittmer, J.: Kinderärztl. Praxis 35 (1967), 237.
Drug Therapy Bull. 7 (1969), 31.
Eaglestein, W. H., R. Katz, J. A. Brown: Abstr. Wld Med. 44 (1970), 9; 668.
Eckhardt, W. F., A. J. Levine: Arch. intern. Med. 109 (1962), 463.
Ehrengut, W.: Dtsch. med. Wschr. 93 (1968), 2493.
Elliott, F. A.: Lancet 1964/II, 610.
Emminger, E., H. Kaiser: Münch. med. Wschr. 112 (1970), 265.
Fry, A.: Brit. med. J. 1963/II, 1605.
Hansen, D.: Münch. med. Wschr. 112 (1970), 2167.
Holzer, E.: Mkurse ärztl. Fortb. 21 (1971), 297.
Huschke, U., F. Haggenmüller: Dtsch. med. Wschr. 87 (1962), 1289.
Jacobi, I., H. G. Ilker: Dtsch. Ärztebl. 62 (1965), 485.
Kaiser, H.: Antibiot. and Chemother. 10 (1962), 94.

Kaiser, H.: Dtsch. med. Wschr. 96 (1971), 1651.
Kaiser, H.: Münch. med. Wschr. 109 (1967), 2544.
Karpinski, W.: Med. Welt 8 (1957), 318.
Kienitz, M.: Tägl. Praxis 8 (1967), 135.
Kienitz, M.: Tägl. Praxis 8 (1967), 137/T.
Koban, R.: Wien. med. Wschr. 115 (1965), 1087.
Koch, W., J. Wilde: Dtsch. Gesundh.-Wes. 22 (1967), 410.
Kouba, K. u. M.: Z. ges. inn. Med. 20 (1965), 696.
Lyon, E.: Med. Klin. 62 (1967), 208.
Meiers, H. G.: Med. Welt 19 (1968), 1973.
Meythaler, F.: Dtsch. med. Wschr. 92 (1967), 897.
Nihismura, K.: Méd. et Hyg. (Genève) 28 (1970), 1520.
Palitzsch, D.: Tägl. Praxis (1966), 441.
Papp, I.: Gyermekosztaly (1969), 58.
Pejme, J.: Opusc. med. 10 (1965), 421.
Petersdorf, R. G., I. L. Bennett: A M. A. Arch. Int. Med. 99 (1957), 22; ref. Abstr. World Med. 22 (1957), 90. Dtsch. med. Wschr. 82 (1957), 1281.
Seer, O. R., S. Wiersbitzky: Dtsch. Gesundh.-Wes. 21 (1966), 931.
Spink, W. W.: Ann. intern. med. 53 (1960), 1.
Suchenwirth, R.: Therapiewoche 17 (1967), 1497.
Vivell, O.: Dtsch. med. Wschr. 96 (1971), 1899.
Weingärtner, L.: Kinderärztl. Praxis 31 (1963), 115.

Parasitäre Erkrankungen

Der Einfluß der Kortikosteroide auf die verschiedenen Parasiten ist noch nicht klar überschaubar. Das liegt daran, daß die Ergebnisse tierexperimenteller Untersuchungen widersprüchlich sind und auch daran, daß die klinischen Erfahrungen noch gering sind. In den letzten Jahren sind keine wesentlichen neuen Erkenntnisse hinzugekommen.

Trichinose

Bei der *Trichinose* sind günstige therapeutische Ergebnisse beobachtet worden. Es kommt zur prompten Besserung des klinischen Bildes: Fieber, Allgemeinsymptome, Muskelschmerzen und Gesichtsödem verschwinden, und die Eosinophilie bildet sich zurück. Bei Befall des Zentralnervensystems ist mit Restitution zu rechnen, wenn die Kortikoide frühzeitig eingesetzt werden. Die Mortalität der zerebralen Trichinose ist nach einer amerikanischen Statistik (Dalessio u. Wolff 1961) von 46% auf 8% zurückgegangen. Auch bei anderen Komplikationen – z. B. der Myokarditis – ist die Anwendung von Kortikoiden indiziert.

Dosierung: Je nach Schwere des klinischen Bildes 40–60 mg Prednison; langsamer Rückgang der Dosierung; Behandlungsdauer 1–2 Wochen; zu frühes Absetzen kann ein Rezidiv provozieren.

Malaria

Ob die *Malariainfektion* durch Kortikoide – sei es im günstigen oder ungünstigen Sinne – beeinflußt wird, ist immer noch in Diskussion. Nach der klinischen Empirie kann ihre Anwendung bei schweren zerebralen Komplikationen (Lambert 1961, Guignard 1965, Höring 1970, Woodruff u. Dickinson 1968) und bei Schwarzwasserfieber (Porte 1955, Höring 1970) lebensrettend wirken.

Amöbiasis

Amöbeninfektionen werden nach den bisherigen Erfahrungen durch Kortikoide verschlechtert bzw. sie können aus einem chronisch latenten Stadium heraus manifest werden. Die Anwendung von Steroidhormonen bei Amöbiasis ist daher kontraindiziert; außerdem sollte bei jeder Kolitis vor der Steroidtherapie eine Amöbeninfektion ausgeschlossen werden (Kanani u. Knight 1969).

Toxoplasmose

Über den Einfluß der Kortikoide auf die *Toxoplasmose* ist noch wenig bekannt. Die experimentellen Untersuchungen ergaben bei den verschiedenen Tierarten widersprüchliche Ergebnisse. In einzelnen klinischen Fällen ist eine

Aktivierung der Toxoplasmose durch Kortikoide vermutet worden (KASS u. Mitarb. 1952, ARIAS-STELLA 1960). Neben der Pyrimethamin- und Sulfadiazinbehandlung empfehlen DESMONTS u. COUVEUR (1969) Steroide bei der Augentoxoplasmose und bei der erworbenen Lymphoblasten-Toxoplasmose (Beginn mit 15–30 mg Prednison).

Strongyloidiasis

WILLIS u. WOKOLO (1966) beobachteten bei 2 Patienten, welche wegen eines nephrotischen Syndroms mit Steroiden behandelt wurden, Malabsorption infolge Strongyloiden. Sie nahmen an, daß die Pathogenität des Parasiten durch die Hormonbehandlung verstärkt wurde.

Trypanosomiasis

Bei Trypanosomiasis (z. B. Chagas-Krankheit) haben sich Steroide bewährt, wenn sich ein bedrohliches Infektionssyndrom oder eine Myokarditis entwickelt hat. Wichtig ist hier eine hochdosierte, aber kurzfristige Therapie (HÖRING 1970).

Zusammenfassend kann man also sagen, daß – mit Ausnahme der Trichinose und mancher Phasen der Trypanosomiasis – eine Behandlung von parasitären Erkrankungen mit Steroiden kaum in Frage kommt und daß ihre Anwendung sogar gefährlich werden kann.

Literatur

Arias-Stella, J.: zit. nach E. Lyon: Med. Klin. 55 (1960), 2159.
Dalessio, J., H. G. Wolff: Arch. Neurol. 4 (1961), (1961), 407.
Desmonts, G., J. Couveur: zit. nach W. Mohr: Therapiewoche 19 (1969), 527.
Guignard, J.: Ann. pediat. 44 (1965), 646; ref. Zbl. Kinderheilk. 100 (1966), 61.
Höring, F. O.: Selecta 12 (1970), 4102.
Kaiser, H.: Mkurse ärztl. Fortb. 12 (1962), 67 (Literaturübersicht bis 1961).
Kanani, S. R., R. Knight: Brit. med. J. 1969/III, 613.
Kanani, S. R., R. Knight: Brit med. J. 1969/III, 114.
Kass, E. M., S. B. Andräs, R. D. Adams, F. C. Turner, H. A. Feldmann: Arch. intern. Med. 89 (1952), 759.
Lambert, Cl.: Acta trop. (Basel) 18 (1961), 71.
Lyon, E.: Med. Welt 13 (1962), 533.
Mohr, W.: Therapiewoche 19 (1969), 527.
Porte, L. Bull. Soc. Path. exot. 48 (1955), 389.
Toxoplasmosebehandlung: Fortschr. Med. 85 (1967), 122.
Willis, A. J. P., C. N. Wokolo: Lancet 1966/I, 1396.
Woodruff, A. W., C. J. Dickinson: Brit med. J. 1968/III, 31.

Pilzinfektionen

Exazerbation

Das in den letzten Jahrzehnten vermehrte Auftreten von Pilzerkrankungen und insbesondere ein Befall des Respirations- und des Magen-Darm-Traktes wurde als Folge der zunehmenden Antibiotikatherapie angesehen. Eine gleichgeartete Wirkung wurde auch den Kortikosteroiden zugeschrieben (DENNY u. DINGLE 1958). Diese Auffassung fand eine Stütze durch die Erfahrungen von dermatologischer (BURNS 1958) und ophthalmologischer Seite (MITSUI u. HANABUSA 1955), daß die örtliche Anwendung von Kortikoiden zu einem vermehrten Auftreten von pathogenen Pilzen auf Haut und Schleimhäuten führt. Außerdem wurden auch einzelne Fälle beobachtet, bei denen sich während einer langfristigen Kortikoidtherapie wegen M. Boeck, Nephrose oder Lymphogranulomatose schwere, z. T. tödliche Pilzinfektionen entwickelt haben (KERBEL 1962, PIONTEK u. Mitarb. 1959, STEINBERG 1958). Diesen Einzelbeobachtungen gegenüber betont BASSERMANN (1967), daß er bei einem großen Krankengut von Asthmatikern und Bronchitikern, das unter jahrelanger Steroidtherapie stand, niemals Mykosen auftreten gesehen hat. Dagegen stellten Donner u. Mitarb. (1970) bei der Behandlung von Hämoblastosen in 21,9% Moniliasis fest, welche in 6,4% einen fatalen Verlauf nahm. Diese Komplikation ist also offenbar wesentlich von der Grundkrankheit und deren Beeinträchtigung der Abwehrsituation sowie der angewandten Dosis abhängig.

Therapeutische Erfolge

Andererseits sind bei Pilzinfektionen, und zwar speziell bei ausgedehnten Organmanifestationen (Lunge, Pleura, Gehirn), auch günstige *therapeutische Erfolge* mit einer kombinierten antimykotischen und Kortikoidtherapie beschrieben worden (Ata 1958, Corbelli u. Mitarb. 1957, Crespo-Alvarez u. Abello-Pascual 1957). Knick (1960) konnte durch kombinierte antibiotische und Kortikoidtherapie eine pleuropulmonale Aktinomykose mit Empyem sanieren.

Die Situation ist also noch keineswegs eindeutig überschaubar. Sicher ist, daß ernstliche Pilzkomplikationen während einer Cortisontherapie zu den Seltenheiten gehören. Doch sollte man auf das Bestehen bzw. Auftreten achten, um möglichst sofort eine gezielte Therapie durchzuführen. Die therapeutische Anwendung von Kortikosteroiden bei Pilzerkrankungen sollte nur bei strengster Indikationsstellung und unter klinischer Kontrolle durchgeführt werden.

Literatur

Ata, S.: Münch. med. Wschr. 100 (1958), 187.
Bassermann, Fr. J.: Therapiewoche 18 (1967), 104.
Burns, R. E.: Arch. Derm. Syph. (Berl.) 77 (1958), 686.
Corbelli, G., u. Mitarb.: G. Mal. infett. 9 (1957), 362.
Crespo-Alvarez, A., J. Abelló-Pascual: Consejo gen. Col. Méd. Espan. 20 (1957), 7.
Denny, F. W., J. H. Dingle: J. Amer med Ass. 166 (1958), 1595.
Donner, L. et al.: ref. Int. Pharmac. Abstr. 7 (1970), 312.
Kerbel, N. C.: Canad. med. Ass. J. 87 (1962), 129.
Knick, B.: Ther. d. Gegenw. 99 (1960), 279.
Mitsui, Y., J. Hanabusa: Brit. J. Ophthal. 39 (1955), 244.
Piontek, J., u. Mitarb.: Med. Welt 10 (1959), 1373.
Steinberg, I.: Ann. intern. Med. 48 (1958), 1359.

Tuberkulose

Über die Berechtigung einer Anwendung von Kortikoiden bei speziellen Formen und gewissen Phasen der Tuberkulose gibt es heute keine Diskussion mehr. Kortikoide wirken in vielen Fällen günstig, sind nicht selten notwendig und manchmal sogar lebensrettend. Selbstverständlich dürfen sie nur bei gleichzeitiger Therapie mit einer tuberkulostatischen Dreierkombination eingesetzt werden. Die Indikation ist gegeben, wenn es sich um hyperergische, exsudative oder toxische Verlaufsformen handelt, die Erkrankung trotz ausreichender Chemotherapie fortschreitet oder die Tuberkulose sich mit einer anderen Krankheit (z. B. Hepatitis, Asthma) kombiniert.

Meningitis tuberculosa

Eine absolute Indikation besteht bei den schweren hämatogenen Streutuberkulosen – also bei der *Miliartuberkulose* und insbesondere bei der *Meningitis tuberculosa.*

Die Kortikoide beeinflussen nicht nur das schwere initiale Krankheitsbild, sondern sie tragen auch zu einem schnelleren Abklingen der Entzündungserscheinungen an der Hirnbasis und damit zur Prophylaxe der gefürchteten Komplikation des Liquorblockes sowie schließlich zu einer wesentlichen Verminderung der Spätfolgen bei. Außerdem steigt unter ihrem Einfluß der für die Erkrankung pathognomonisch erniedrigte Zuckerspiegel schneller an.

Es wird heute gefordert, jeden Fall – auch einen leichten – frühzeitig mit Steroiden zu behandeln (BODECHTEL u. KOLLMANNSBERGER 1966, KUNTZ 1960, 1961, SCHIRMEISTER 1959). Um die Entzündung an den basalen Zisternen möglichst intensiv anzugehen, wurde vielfach neben der Allgemeinbehandlung auch eine intrathekale Injektion von Steroiden empfohlen (NIGGEMEYER 1962, WEINGÄRTNER 1963). Diese lokale Therapie ist indessen von vielen Schulen wieder verlassen worden, weil sich auf die Injektion eine Reizpleozytose einstellen kann und weil die gehäuften Punktionen die Gefahr einer Sekundärinfektion mit sich bringen. Zudem stellte sich heraus, daß die Cortisonderivate sehr gut liquorgängig sind und daß daher auf die lokale Therapie ohne Schaden verzichtet werden kann. Lediglich bei beginnendem Liquorblock ist die Lokaltherapie absolut indiziert.

Dosierung: Liegt ein *schweres klinisches Krankheitsbild* mit Bewußtseinsstörung, Hirnnervenausfällen und Hirndrucksymptomen vor, sollte sofort mit einer intravenösen Steroidtherapie begonnen werden (25 mg Prednisolon); je nach Schwere des Bildes sollen die Injektionen zunächst in 4-, später in 6- oder 8stündigem Rhythmus verabreicht werden, bis eine wesentliche Besserung eingetreten ist. Dann geht man rasch auf perorale Gaben über und reduziert die Dosis kontinuierlich bis zu etwa 10–15 mg.

Ist in *weniger schweren Fällen* eine intravenöse Einleitung der Therapie nicht erforderlich, so beginnt man mit 50 mg Prednison oral und baut entsprechend ab.

Bei Kindern beträgt die Initialdosis 2 mg pro kg Körpergewicht und muß entsprechend reduziert werden.

Die Behandlung muß in jedem Fall mindestens über 4 Wochen fortgeführt werden.

Exsudative Lungentuberkulose

Als weitere Indikation für eine zusätzliche Kortikoidtherapie werden heute allgemein frische *exsudative oder toxische Lungentuberkulosen,* insbesondere mit frischen Einschmelzungen, sowie die käsige Pneumonie angesehen. Es werden nicht nur die Kavernenheilung und die allgemeine Wiedererholung beschleunigt, so daß erheblich mehr Patienten einer operativen Behandlung zugeführt werden können (SCHAICH u. PITZ 1968), sondern es ergeben sich auch bessere Spätergebnisse, wie die Nachuntersuchungen von JOHNSON u. Mitarb. (1965) – 2, 3 und 5 Jahre nach Abschluß der Steroidbehandlung – erkennen lassen. Selbstverständlich dürfen die Kortikoide erst eingesetzt werden, wenn die tuberkulostatische Kombinationstherapie bereits einige Tage verabreicht worden ist.

Dosierung: 30–40 mg Prednison; langsamer Abbau und Rückführung auf die Erhaltungsdosis von 10 mg; Fortführung der Erhaltungstherapie über mehrere Wochen; vorsichtiges Absetzen erst nach weitgehender Besserung des objektiven Befundes.

Laumen (1968) hat die Kortikoide in Form von Aerosol verabreicht (Auxiloson) und kommt zu dem Ergebnis, daß diese Therapie die Bildung von Granulationen und Fibrosen im Lungengewebe herabgesetzt und damit der Allgemeinbehandlung ebenbürtig sei, während sie auch bei monatelanger Anwendung keinerlei Nebenwirkungen hervorgerufen habe.

Pleuritis und Perikarditis

Bei den spezifischen Serositiden, der *Pleuritis exsudativa* und der *Pericarditis exsudativa,* gilt der Einsatz von Kortikoiden als absolut begründet; nicht nur um die Exsudation zu unterdrücken, sondern vor allem um die Fibroblastenaktivität zu hemmen und damit die bindegewebige Vernarbung zu verhindern. Auf diese Weise kann eine Verschwartung mit allen ihren Folgen weitgehend verhindert werden.

Über die geeignetste Applikationsform wurde lange diskutiert. Während z. B. Löffler u. Jaccard (1957), Meyer u. Moeschlin (1959) die ausschließliche Lokaltherapie bevorzugten, empfahlen Brouet (1963), de Camp (1961) sowie Schaich (1958) die Allgemeinbehandlung.

Da die Pleurahöhle von außen leicht zugänglich ist und die lokale Instillation eine ungleich höhere Konzentration an der Pleura gewährleistet, erscheint die Lokaltherapie rationeller und ungefährlicher. Für sie spricht auch die Tatsache, daß man heute allgemein eine Pleuroskopie mit Biopsie durchführt, um die Ätiologie einer Pleuritis zu klären. Nach Zeilhofer u. Bölcskei (1970) sind nur 18,5% der in der Klinik beobachteten Pleuritiden (Stauungsergüsse schon ausgenommen) tuberkulöser Genese.

Für die Allgemeinbehandlung spricht, daß die klinische Gesamtreaktion (Fieber) und die hämatogene Streuung stärker beeinflußt werden. Man wird also zunächst eine Lokalbehandlung einleiten und wenn Allgemeinsymptome bestehen, zusätzlich eine allgemeine Therapie beginnen. Heute steht die Mehrzahl der Experten auf dem Standpunkt, daß man kombiniert behandeln soll (Geisler 1965, Kuntz 1960, 1961, Kipfer 1970, Brügger u. Schmidt 1965, Zeilhofer u. Bölcskei 1970).

Dosierung: Bei *lokaler Therapie* wird der Erguß abpunktiert, und es werden 50 mg eines Prednisolonpräparates in Kombination mit Streptomycin instilliert; diese Maßnahme wird in 3–4tägigen Abständen mehrmals wiederholt, bis der Erguß „trockengelegt" ist.

Die *Allgemeinbehandlung* beginnt man mit 30–50 mg Prednisolon und baut langsam bis zur Erhaltungsdosis von 10 mg ab. Gesamtbehandlungsdauer etwa 4 Wochen. Tuberkulostatische Allgemeinbehandlung mindestens 1/2 Jahr über das Absetzen der Steroide hinaus.

Bronchialtuberkulose

Ebenfalls zur Vermeidung von stenosierenden und narbig deformierenden Spätfolgen werden die Kortikoide auch bei der *bronchialen Schleimhauttuberkulose* – besonders von pädiatrischer Seite – als zusätzliche Therapie verwendet.

Dosierung: Beginn mit 1/2–1 mg Prednison pro kg Körpergewicht; Erhaltungstherapie mit 10 mg über mehrere Wochen. Hier bewährt sich auch die Aerosol-Inhalations-Behandlung (PALITZSCH 1968).

Hilusdrüsentuberkulose

Ausgedehnte *primäre oder postprimäre Hilusdrüsenschwellungen* bei Säuglingen oder Kleinkindern können zu Dyspnoe oder zu Atelektasenbildung führen. Um solche Komplikationen zu vermeiden, ist eine zusätzliche Steroidgabe indiziert (KIPFER 1970). Die Drüsen können sich unter der Behandlung erheblich verkleinern, sie können aber bei mediastinalem Sitz auch in das Bronchialsystem einbrechen. Deshalb gelten paratracheale Lymphknoten als absolute Kontraindikation (GERBEAUX u. Mitarb. 1965).

Dosierung: Beginn mit 1/2–1 mg Prednison pro kg Körpergewicht und fortlaufende Reduktion der Dosis. Die Gesamtbehandlungsdauer ist abhängig von der Rückbildung der Drüsenpakete.

Andere Formen

Im Einzelfall kann sich eine Indikation für Steroide auch bei *Conjunctivitis phlyctaenulosa*, beim tuberkulösen Rheumatoid PONCET und bei Siechtumsbeschwerden chronischer Tuberkulosen ergeben (KUNTZ 1960, 1961). Die Nierentuberkulose wird auf S. 149 besprochen.

Lepra-Infektionen

In der Therapie der *Leprainfektionen* haben die Kortikoide bis heute keinen Platz gefunden. Ihre Anwendung ist aber bei den sog. Leprareaktionen auf leprostatische Therapie berechtigt. Je nach Schwere der Reaktion wird das Lepramittel abgesetzt oder in seiner Dosis vermindert. Zusätzlich gibt man bei schweren Reaktionen (z. B. Neuritis, Orchitis und Ödembildung) kurzfristig Steroide (SCHALLER 1967).

Dosierung: 30–40 mg mit schnellem Abbau, Behandlungsdauer 10–15 Tage.

Literatur

Bodechtel, G., A. Kollmannsberger: Münch. med. Wschr. 108 (1966), 1713.
Brouet, G.: Cah. coll. med. Hôp. Paris 4 (1963), 677.
Brügger, E., H. Schmidt: Prax. Pneumol. 19 (1965), (1965), 356.
Buchwald, G.: Med. Klin. 60 (1965), 1248.
De Camp, G.: Münch. med. Wschr. 103 (1961), 1768.
Geisler, L.: Dtsch. med. Wschr. 90 (1965), 1833.
Gerbeaux, J. u. M.: Amer. J. Dis. Child 110 (1965), 507
Johnson, J. R. u. Mitarb.: Amer. Rev. resp. Dis. 92 (1965), 376; ref. Z. org Chir 190 (1966), 525
Kipfer, R.: In: Lehrbuch der Therapie, hrsg. von W. Hadorn. Huber, Bern 1970.
Kuntz, E.: Beitr. Klin. Tuberk. 122 (1960), 405.
Kuntz, E.: Med. Welt 12 (1961), 1782.
Kuntz, E., K. Schultis: Med. Welt 19 (1968), 2828.
Laumen, F.: Therapiewoche 18 (1968), 72.
Löffler, W. G. Jaccard: Wien. med. Wschr. 107 (1957), 891.
Ludes, H.: Dtsch. med. Wschr. 97 (1972), 289.
Meyer, P., S. Moeschlin: Schweiz. med. Wschr. 89 (1959), 613.
Mlczoch, F.: Antibiot. et Chemoth. 7 (1960), 302.
Niggemeyer, H.: Arch. Kinderheilk. 166 (1962), 17.
Nitschke, A.: Dtsch. med. Wschr. 83 (1958), 1593.
O'Toole, R. D., G. F. Thornton, M. K. Mukherjee: Ann. intern. Med. 70 (1969), 39.
Palitzsch, D.: Therapiewoche 18 (1968), 106.
Radenbach, K. L.: Med. Welt 18 (1967), 941.
Schaich, W., G. Pitz: Therapiewoche 18 (1968), 68.
Schaller, K. F.: Fortschr. Med. 85 (1967), 697.
Schirmeister, J.: Dtsch. med. Wschr. 84 (1959), 183.
Tanner, E.: Dtsch. med. Wschr. 92 (1967), 850.
Trendelenburg, F.: Internist 10 (1969), 466.
Weingärtner, L.: Tuberk.-Arzt 17 (1963), 750.
Zeilhofer, R., P. Bölcskei: Therapiewoche 20 (1970), 646.

Malignes Infektionssyndrom

Unabhängig von den schon im einzelnen genannten Krankheiten kann der Einsatz von Kortikoiden bei jeder infektiösen Erkrankung berechtigt und sogar unbedingt erforderlich sein, wenn es sich um ein sog. *malignes Infektionssyndrom* handelt. Dieser aus der französischen Medizin stammende Terminus umfaßt alle schweren und unmittelbar bedrohlichen Verlaufsformen und etwa das, was man bei uns bisher als toxische Infektion, toxallergischen oder hyperergischen Verlauf oder auch als Infektion mit Schock bezeichnet hat. Das Syndrom kann bei allen Infektionen und in jedem Stadium der Krankheit auftreten und ist – zumindest in seiner letzten Ausprägung – dem infektiös-toxischen (= Endotoxin-) Schock identisch. Deshalb sei auf dieses Kapitel (s. S. 156 ff.) verwiesen.

Allgemeine Richtlinien zur Durchführung der Kortikoidtherapie bei Infektionskrankheiten

Richtlinien für Kortikoid-therapie bei Infektionen

1. Welches *Präparat* man verwendet, ist gleichgültig; es kommt lediglich darauf an, daß eine ausreichende Dosierung und ein wirksamer Applikationsweg gewählt werden.

2. Als *Dosierung* haben sich bewährt:

a) Bei malignem Infektionssyndrom bzw. beim infektiös-toxischen Schock extrem hohe Dosen: 1000–3000 mg Prednisolon als Einzelinjektion bzw. 24-Stunden-Dosis.

b) Bei akuten infektiösen Zuständen zunächst 50–100 mg Prednisolon i.v. mit Wiederholung der Injektion von je 25 mg in regelmäßigen Abständen je nach Schwere des Zustandes: 2-4-6-8-Stunden-Intervall; gegebenenfalls kann man auch eine Dauertropfinfusion anlegen. Man erreicht somit Tagesdosen zwischen 150 und 400 mg Prednisolon. Dosisreduktion erfolgt in jedem Falle durch Veränderung der Injektionsintervalle. Ein Ausschleichen über orale Dosen ist bei kurzfristiger Anwendung nicht erforderlich.

c) In weniger akuten Fällen gibt man etwa 30–50 mg Prednison in 24 Stunden oral. Bei chronischen Infektionen beginnt man mit 30 mg pro die. In jedem Falle langsamer Abbau der Dosierung je nach klinischer Besserung.

3. Die *Behandlungsdauer* richtet sich nach der Art und Schwere des klinischen Bildes. Grundsätzlich soll man bemüht sein, Kortikoide so kurzfristig wie möglich zu geben, zumal man bei akuten Infektionskrankheiten keine Möglichkeit hat, evtl. Kontraindikationen auszuschließen. Auf der anderen Seite kann zu frühes Reduzieren der Dosis oder Absetzen der Behandlung ein Rezidiv provozieren. Im allgemeinen wird man bei akuten Infektionskrankheiten Steroide nicht unter einer Woche und nur ausnahmsweise länger als 2 Wochen verabreichen. Bei chronischer Infektion, speziell bei der Tuberkulose, wird man von vornherein auf eine längere Behandlungsdauer abzielen und kleinere Dosen geben.

4. Die *Gefahren* einer richtig angewendeten Kortikoidbehandlung sind bei Infektionskrankheiten keineswegs höher als bei anderen Indikationen; sie sind sogar eher geringer, weil die Behandlungsdauer im allgemeinen kürzer

ist. Symptome eines Hyperkortizismus sind daher ebensowenig zu befürchten wie eine nachhaltige Hemmung der körpereigenen Hormonproduktion. Auch Störungen des Wasser- und Elektrolythaushaltes dürften nicht vorkommen. Freilich kann sich ein latenter Diabetes manifestieren, und es kann eine Magengeschwürsblutung oder -perforation auftreten. Dieses Risiko muß bei vitaler Indikation zur Steroidbehandlung eingegangen werden. Bedenken, daß die Infektion selbst unter Kortikoiden einen bösartigen Verlauf nehmen könne, bestehen bei bakteriell bedingten Erkrankungen nicht, sofern eine gleichzeitige antibiotische Therapie durchgeführt wird. Bei Viruskrankheiten wird das Risiko erheblich vermindert, wenn die Steroide erst einige Tage nach klinischer Manifestation der Erkrankung eingesetzt werden.

5. Die Einführung der Nebennierenrindenhormone und ihrer Derivate in die Behandlung der Infektionskrankheiten stellt einen *Fortschritt* dar. Sie bringt aber auch eine erheblich vermehrte Verantwortung für den Arzt. Es wäre unverantwortlich, wollte man diese differenten Mittel gewissermaßen als „besser Antipyretika“ verwenden. Sie dürfen bei infektiösen Erkrankungen im allgemeinen nur angewendet werden, wenn man den Erreger der Erkrankung kennt und ein gegen ihn spezifisch wirksames Mittel gleichzeitig verabreicht. Nur bei einigen Virusinfektionen und bei ganz bedrohlichen Fällen darf man von dieser Regel aus unmittelbar vitaler Indikation abgehen.

Blutkrankheiten

Autoaggressionskrankheiten

Ein großer Teil erworbener hämolytischer Anämien, Leukopenien, Thrombopenien und Panzytopenien beruht auf der Bildung von Autoantikörpern. Werden durch Infekt, Toxinwirkung oder traumatische Schädigung Veränderungen im Antigenmosaik gesetzt, so können sich Antikörper entwickeln, die nicht nur gegen die veränderte Substanz, sondern auch gegen das normale Substrat pathogen sind. Diese Autoantikörper werden nicht selten im Sinne einer anamnestischen Reaktion über lange Zeit laufend gebildet.

Durch Kortikosteroide kann die Autoantikörperbildung gehemmt und es können die zellschädigenden Auswirkungen der Antigen-Antikörper-Reaktion unterbunden werden. Die Kortikoide hemmen die primäre und in geringem Ausmaß auch die sekundäre Immunantwort. Bei den zur Purpura führenden Thrombopenien spielt gleichzeitig auch die Verminderung der Gefäßpermeabilität eine Rolle. Je akuter das Krankheitsbild, um so eindrucksvoller ist der Erfolg; meist ist schon nach 24 Stunden ein Umschwung erkennbar. Da die Dauererfolge mit Kortikoiden unbefriedigend und die Nebenwirkungen einer langfristigen Therapie erheblich sind, wird heute versucht, diese Krankheitsgruppe durch kombinierte Behandlung mit Immunosuppressiva anzugehen.

Hämolytische Anämien

Bei der *akuten hämolytischen Anämie* beginnt man mit 70–100–250 mg Prednison und reduziert die Dosis erst, aber fortlaufend, wenn die Hämolyse gestoppt ist (Retikulozytenkontrolle). Anschließend ist über längere Zeit eine Erhaltungsdosis (10 bis 15 mg Prednison) zu geben. Das Absetzen muß sehr vorsichtig geschehen, weil sonst ein Rezidiv provoziert werden kann. Wenn jeder Absetzversuch mit einem hämolytischen Schub beantwortet wird, sollte man die Milzexstirpation erwägen. Im übrigen geben heute die meisten Autoren die Steroide von vornherein kombiniert mit sog. Immunosuppressiva (speziell Stickstofflostderivate und Purinantimetaboliten).

Granulozytopenien

Bei den Immunoleukopenien und speziell den *Granulozytopenien* ist die Gefahr einer Infektionsausbreitung unter der Cortisontherapie besonders groß. Deshalb sollte eine Anfangsdosis von 40 mg nur ausnahmsweise überschritten werden. Es empfiehlt sich – zumindest bei Beginn der Behandlung – gleichzeitig Penicillin zu verabreichen (täglich 6–10 Mill. E. als Tropfinfusion i.v.). Außerdem ist auf Pilzbefall besonders zu achten.

Purpura thrombopenica

Bei den Immunothrombopenien, speziell bei dem Bilde der akuten *thrombopenischen Purpura* (Morbus Werlhof) stellen Kortikoide die Therapie der ersten Wahl dar (Marx 1967, 1970, Mueller-Eckhardt 1970, 1971, Wintrobe 1967). Man gibt in schweren Fällen neben Plättchentransfusionen (und evtl. Fibrinolyseinhibitoren) 100–200 mg Prednisolon über 24 Stunden verteilt intravenös, und zwar so lange, bis die Blutungen eindeutig sistieren bzw. bis es zu einem eindeutigen Anstieg der peripheren Thrombozytenzahl kommt. Nach Besserung des Zustandes wird die Steroiddosierung zunächst in größeren, dann in kleineren Schritten laufend bis auf 10–15 mg Prednison reduziert. Bei 80–90% der Patienten kann durch diese Behandlung die akute Situation beherrscht werden.

Bei chronischen Fällen ist dagegen auch von einer Langfristbehandlung mit Kortikoiden keine Dauerremission zu erwarten. Hier kommt die Splenektomie bzw. nach deren Versagen (bei älteren und herzkranken Patienten auch an Stelle der Splenektomie) die immunosuppressive Therapie in Frage. Auch diese wird von den meisten Autoren mit Kortikoiden in kleiner Dosierung (z. B. 10–15 mg Prednison und 100–150 mg Azathioprin) kombiniert.

Thrombotisch-thrombopenische Purpura

Die Prognose des seltenen *Moschkowitz-Syndroms,* welches durch Thromben in kleinen Gefäßen mit entsprechenden Ausfallserscheinungen und einer thrombopenischen Purpura gekennzeichnet ist, gilt als infaust.

Deshalb sei auf die Beobachtung von Distenfeld u. Oppenheim (1966) hingewiesen, welche in drei Fällen unter hochdosierter Steroidtherapie (Beginn mit 800–1000 mg Methylprednisolon) Milzexstirpationen ausführen ließen und dadurch alle drei Patienten heilen konnten. Amorosi u. Ultmann (1966) konnten durch Tagesdosen von 200–250 mg Prednison symptomatische Besserungen erreichen.

Panzytopenie

Die *Panzytopenien* (aplastische Anämie, Panmyelophthise) sollen vor allem, wenn die Thrombopenie im Vordergrund steht, mit Steroiden behandelt werden. Wegen der Leukopenie ist vorsichtige Dosierung (40 mg) und Infektüberwachung erforderlich. Daneben werden B-Vitamine (speziell B_{12}), Nukleinsäurepräparate und vor allem Anabolika empfohlen; auf Bluttransfusionen wird man nicht verzichten können.

Als *Immunokoagulopathien* bezeichnet man erworbene Gerinnungsstörungen, die ebenfalls auf der Bildung von Autoantikörpern beruhen. Dabei kann es sich um Auto-, Iso- oder Heteroantikörper handeln. Am häufigsten ist die vermehrte Bildung von Hemmkörpern nach gehäuften Bluttransfusionen. Das klinische Bild gleicht dem der Hämophilie (Hemmkörperhämophilie). Die Behandlung ist schwierig, sie setzt die genaue Analyse der Plasmafraktion, welche die Sensibilisierung verursacht, voraus. Neben den gezielten Maßnahmen, welche vom Speziallaboratorium diktiert werden, kommt den Kortikoiden nur eine untergeordnete Bedeutung zu (MARX 1967, 1970, SCHMUTZLER 1965).

Immunokoagulopathien

Hier sei auch angemerkt, daß bei den hereditären Koagulopathien, z. B. den Hämophilien, trotz immer wieder gemachter Versuche von den Steroiden kein entscheidender Einfluß zu erwarten ist (Doppelblindstudie von BENNETT u. INGRAM (1967), ebenso KÜNZLER u. MITTERMAIER (1964). Dagegen ist die Indikation der Steroidgabe (selbstverständlich neben antihämophilem Serum) bei akutem Hämarthros der Hämophilie gesichert: 89% Erfolge mit Steroiden gegenüber 34% ohne Steroide (KISKER u. BURKE 1970).

Hämophilie

Dosierung: 3 Tage 2 mg/kg und 2 Tage 1 mg/kg.

Im Gefolge von Infekten können sich *Kälteautoantikörper* entwickeln, welche hämolytische Krisen auslösen können. Im akuten Schub sind Steroide wirksam, die AK-Titer können aber nicht dauerhaft gesenkt werden. Bei chronischen Fällen werden Immunosuppressiva versucht.

Kälteagglutinin-Krankheit

Bei der *Donath-Landsteinerschen Krankheit* werden Autoantikörper bei Kälte an die Erythrozyten gebunden, die Hämolyse tritt aber erst bei Wiedererwärmung ein. Auch hier werden die hämolytischen Schübe mit Kortikoiden kupiert.

Paroxysmale Kältehämoglobinämie

Leuko- und Thrombopenien aus anderen Ursachen

Allgemeine und toxische Markschädigungen

Bei allergischen und toxischen (vor allem durch Arzneimittel bedingten) sowie bei den postinfektiösen Leukopenien und Panzytopenien ist das Erkennen und Ausschalten des schädlichen Agens die wichtigste therapeutische Maßnahme. In schweren Fällen kann man vorübergehend Kortikoide symptomatisch einsetzen.

Besondere Bedeutung gewinnen die Hormone, wenn eine lebensnotwendige Therapie – z. B. die Zytostatikatherapie oder die Strahlenbehandlung von Karzinomen – vom Knochenmark nicht toleriert wird. Dann ist es oft nur durch zusätzliche Kortikoidgaben möglich, die Behandlung fortzuführen. Hierbei sind im allgemeinen nur kleinere Dosen erforderlich (SCHOEN 1968).
Dosierung: Man beginnt mit 30 mg Prednison und baut rasch zu Erhaltungsdosen von 10–15 mg ab.

Einen vorübergehenden symptomatischen Erfolg kann man auch erwarten, wenn Anämie oder Thrombopenie als Begleiterscheinung oder Folge einer anderen Erkrankung, z. B. einer Leukämie oder eines Milztumors (splenogene Markhemmung), auftritt.

Vaskuläre Purpura

Unter den *vaskulär bedingten hämorrhagischen Diathesen* hat sich die Anwendung von Kortikoiden bei der Purpura Schönlein-Henoch in schweren Fällen – besonders bei gleichzeitigem Gelenkbefall, bei Gewebsschwellungen und abdominellen Schmerzen – bewährt, freilich ohne ganz zu überzeugen. Sie sollten besonders dann eingesetzt werden, wenn eine stärkere Hämaturie besteht; allerdings ist intakte Nierenfunktion Voraussetung.

Dosierung: Beginn mit 30 mg Prednison und langsame Reduktion bis zur Erhaltungsdosis. Absetzen erst nach Abheilen aller Erscheinungen.

Literatur

Amorosi, E. L., J. E. Ultmann: Medicine (Baltimore) 45 (1966), 139.

Begemann, H., H. G. Harwerth: Praktische Hämatologie, 5. Aufl. Thieme, Stuttgart 1971.

Benett, A. E., G. I. C. Ingram: Lancet 1967/I, 967.

Böhnel, J., A. Stacher: Wien. med. Wschr. 113 (1963), 292.

Distenfeld, A., E. Oppenheim: Ann. intern. Med. 65 (1966), 245.

Kisker, C. T., C. Burke: New Engl. J. Med. 282 (1970), 639.

Künzler, W., G. Mittermaier: Klin. Wschr. 42 (1964), 1191.

Marx, R.: Therapiewoche 17 (1967), 737.

Marx, R.: Therapiewoche 20 (1970), 894.

Müller-Eckhardt, Chr.: Dtsch. med. Wschr. 95 (1970), 2342.

Müller-Eckhardt, Chr.: Therapiewoche 21 (1971), 1281.

Selgard, P., C. Elbers, G. Gehrmann: Dtsch. med. Wschr. 96 (1971), 1494.

Schmutzler, R.: Schweiz. med. Wschr. 25 (1965), 854.

Schoen, D.: Med. Welt 19 (1968), 1661.

Wintrobe, M. M.: The purpuras in clinical hematology, 6. Aufl. Saunders, Philadelphia 1967.

Leukämien

Akute Leukämien

(Akute Leukose, akute Myelose, Paraplasten-, Paramyeloblasten-, Myeloblastenleukämie; akute Lymphoblastenleukämie [retikulär-lymphatische Leukämie]).

Es gehört zu den eindrucksvollsten ärztlichen Erlebnissen, zu beobachten, wie bei einem jugendlichen Menschen mit einer perakuten unreifzelligen Leukämie innerhalb weniger Tage alle Symptome der infausten Erkrankung verschwinden: Fieber, Nekrosen, Blutungen und schließlich das leukämische Blutbild und u. U. sogar die Veränderungen im Knochenmark. Das ist mit der modernen Behandlung möglich. Freilich handelt es sich nicht um eine Heilung, sondern um die Einleitung einer Remission. Der Rückfall kommt fast immer auch trotz Weiterbehandlung, nach Wochen, Monaten, längstens nach wenigen Jahren. Aber es gibt auch schon etwa 100 Fälle auf der Welt, bei denen eine Dauerremission (Heilung?) eingetreten ist. Deshalb erscheint in jedem Falle der Einsatz aller zur Verfügung stehenden Mittel indiziert.

In den früheren Jahren hat man teilweise nur mit Kortikoiden behandelt, dabei aber meist nur sehr kurzfristige Remissionen gesehen. Heute gilt die Kombination von Kortikoiden mit Antimetaboliten als Therapie der Wahl, und die Behandlungsergebnisse sind eindeutig besser geworden. Dabei konnte man auch die zeitweilig empfohlenen Mammutdosen (1,0 g Prednison/die) mit ihren oft deletären Nebenwirkungen (Böhnel u. Stacher 1963) wieder verlassen.

Die besten Ergebnisse erreicht man bei den akuten lymphatischen Leukämien, welche die Masse der kindlichen Leukämien ausmachen. Bei den Erwachsenen handelt es sich meist um Leukämien aus der myeloischen Reihe;

diese sind schlechter in die Remission zu bringen, und die Remissionen halten kürzer an.

Grundprinzip der modernen Leukämiebehandlung ist die möglichst frühzeitige und hochdosierte Anwendung von Steroiden und Antimetaboliten mit dem Ziele, auch die letzten Leukämiezellen auszurotten (BERNARD 1966, 1970). Dabei darf man nicht zimperlich sein und muß leukopenische und thrombopenische Phasen in Kauf nehmen, bzw. sie durch entsprechende gezielte Blutübertragungen kompensieren. Anschließend soll eine Dauertherapie mit Antimetaboliten durchgeführt werden, am besten mehrere Präparate gleichzeitig oder alternierend. Kommt es zu einem neuen Schub der Erkrankung, wird der Antimetabolit gewechselt und es werden zusätzlich hohe Steroiddosen verabreicht.

Verschiedene Schulen haben verschiedene Behandlungsschemen herausgegeben, welche hier nicht im einzelnen referiert werden können. Hier sei nur das grundsätzliche Vorgehen in Anlehnung an BERNARD (1966, 1970) erwähnt.

Bei akuten *lymphoblastischen Leukämien* beginnt man mit hohen Steroiddosen (3 mg/kg/die) und leitet eine Vincristin- oder Daunorubicinbehandlung ein. Ist eine Remission erreicht, werden Methotrexate und 6-Mercaptopurin (Puri-Nethol) verabreicht. Dazwischen werden in Intervallen von Monaten wieder 8–10 Tage dauernde Stöße mit der Anfangstherapie gegeben. Auf diese Weise werden heute die besten Ergebnisse erzielt.

Die Behandlung der akuten *Myeloblastenleukämie* gestaltet sich schwieriger. Hier gibt BERNARD entweder Daunorubicin allein oder in Kombination mit Cytosine-Arabinosid. Auch die L-Asparaginase ergibt in der Kombination gute Ergebnisse. Für die Remissionsbehandlung werden verschiedene Kombinationen empfohlen, z. B. die VAMP-Behandlung nach FREIREICH u. Mitarb. (1964), d. h. die Kombination von Vincristine, Amethopterin, 6-Merkaptopurin und Prednison (40 mg/m² Körperoberfläche). Andere Schulen geben die verschiedenen Zytostatika nicht gleichzeitig, sondern nach einem „zyklischen" System (ZUELZER 1964) oder in Form von „sequentieller" Therapie (WILLOUGHBY u. LAURIE 1968).

Bei Auftreten eines Rezidivs müssen hohe Steroiddosen gegeben werden. MOESCHLIN (1966) empfiehlt 500 mg Prednison oder 100–120 mg Dexamethason für 10–12 Tage. Gleichzeitig soll man wieder einen Wechsel des Zytostatikums vornehmen.

Selbstverständlich müssen derartige Behandlungsmethoden klinisch überwacht werden, um die unvermeidlichen Therapieschäden (KOBYLINSKI 1967) auf einem Minimum zu halten. Besondere Überwachung erfordern neben Blutbild auch das Bluteiweißbild, die Nierenfunktion und der Elektrolyt-Wasser-Haushalt. Außerdem dürfen zusätzliche Behandlungsverfahren, wie gezielter Blut- oder Blutkörperchenersatz, Antibiotika bzw. Fungistika zur Bekämpfung von Superinfektionen nicht vernachlässigt werden.

Chronische Myelose

Bei der *chronischen myeloischen Leukämie* besteht keine Indikation für eine Steroidtherapie; es sei denn, daß die Kortikoide zur Abschirmung von Nebenwirkungen der Zytostatika gegeben werden. Mittel der Wahl ist heute

Busulfan (Myleran). Lediglich bei einer akuten Myeloblastenkrise werden Kortikoide gemeinsam mit Antimetaboliten gegeben. Dosierung wie bei akuter Leukose.

Chronische Lymphadenose

Die *chronische lymphatische Leukämie* sollte bei gutartigem Verlauf und geringen klinischen Symptomen – auch wenn die Leukozytenzahlen erheblich ansteigen – überhaupt nicht behandelt werden. Entwickelt sich jedoch eine Infiltration des Knochenmarks mit Thrombopenie, eine störende Drüsenschwellung oder eine übergroße Milz, so ist eine Behandlung indiziert. Bei leichteren Fällen genügen Kortikoide, die man mit etwa 30–50 mg beginnt und dann langsam bis zu einer Erhaltungsdosis von 5 bis 15 mg reduziert. Tritt eine erworbene hämolytische Anämie auf, sind Dosen bis zu 100 mg Prednison/die erforderlich. Bei schweren Fällen empfiehlt sich eine Kombination mit Chlorambucil (Leukeran), welches im Falle ungenügender Wirkung durch Zyklophosphamid (Endoxan) ersetzt werden kann. Röntgenbestrahlungen sind nur bei stark störenden Drüsen- oder Milzschwellungen empfehlenswert.

Bei aleukämischer bzw. leukopenischer Form (chronische maligne Retikulose) beginnt man die Behandlung mit hohen Dosen Cortison, geht auf Erhaltungsdosen, welche meist bei 25–30 mg Prednison/die liegen müssen, zurück und kombiniert vorsichtig mit Chlorambucil.

Maligne Lymphome (Lymphogranulomatose, Lympho- und Retikulosarkom, Lymphoblastomatose Brill-Symmers)

Trotz des lymphoklastischen Effekts der Kortikosteroide ist mit diesen Mitteln keine dauerhafte Beeinflussung der malignen Lymphdrüsenerkrankungen möglich. Freilich können Drüsen- und Milzvergrößerung verschwinden und es können sich die sekundären Blutbildschäden bessern; der Erfolg hält aber meist nur kurz an. Aus diesem Grunde kommen die Steroide heute nur noch als Adjuvantien in Frage. Therapie der ersten Wahl ist die Hochvolttherapie des Herdes und seiner Umgebung, wie sie in USA von Kaplan u. Rosenberg (1966), Peters (1950), in Frankreich von Bernard (1966, 1970) und in Deutschland von Musshoff u. Mitarb. (1967) empfohlen und mit sehr guten Ergebnissen durchgeführt wird. Die zytostatische Therapie kommt erst in zweiter Linie in Betracht, zur Intervallbehandlung und bei Generalisierung, d. h. also im Stadium III und vor allem IV. Auch hier hat sich die Kombinationstherapie am besten bewährt. Bernard (1966, 1970) beginnt die Behandlung mit 6 Kuren von je 14 Tagen mit 14 Tagen Pause; dabei werden verabreicht: Natulan (3 mg/kg/die), Vincristin (2× in 1wöchigem Abstand 0,05 mg/kg i.v.) sowie die N-Lost-Verbindung Dichloren (0,2 mg pro kg; ebenfalls 2× i.v.) und Prednison (1,5 mg/kg mit Abbau). Die Steroide verbessern Appetit und Allgemeinzustand und üben einen protektiven Effekt auf das Knochenmark aus.

Zur Erhaltungstherapie werden entweder monatlich 1 × 0,2 mg/kg Velbe oder tgl. 100–150 mg Natulan verabreicht. Es ist selbstverständlich, daß eine solch massive Therapie bei einer schon zu Immundefekten führenden Erkrankung eine sehr gewissenhafte Überwachung und Infektprophylaxe voraussetzt.

In Endstadien und bei Resistenz gegenüber Strahlen und Zytostatika können hohe Steroiddosen manchmal noch eine Remission hervorrufen. HALL u. Mitarb. (1967) empfehlen hierzu 150 mg, HEISIG u. MÖHLMANN (1965) 250 mg, DUBOIS-FERRIERE (1968, 1970) 600–1000 mg Prednison. Die hohe Dosis wird jeweils nur für einige Tage als Stoß gegeben.

Osteomyelosklerose

Die Ursache dieser nicht seltenen Erkrankung, welche durch Knochenmarksfibrose und erythromyeloische Blutreaktion gekennzeichnet ist, kennt man nicht. Es ist auch noch nicht entschieden, ob es sich um ein einheitliches Krankheitsbild handelt. Daher gibt es keine kausale Therapie. Steroide können in Frage kommen, wenn eine Anämie, eine hämorrhagische oder hämolytische Störung oder Milzvergrößerung auftritt. Gleichzeitig ist ihr Einfluß auf Allgemeinbefinden und Appetit günstig. Daneben versucht man hohe Dosen Testosteron und evtl. Zytostatika.

Dosierung: Man beginnt mit 50–60 mg Prednison und geht bald auf die Erhaltungsdosis von 5–10 mg zurück; diese muß über lange Zeit verabreicht werden.

Literatur

Amiel, J. L. u. Mitarb.: Presse méd. 75 (1967), 1895.
Begemann, H., H. G. Harwerth: Praktische Hämatologie, 5. Aufl. Thieme, Stuttgart 1970.
Bernard, J. u. Mitarb.: Presse méd. 74 (1966), 1241.
Bernard, J.: Méd. et Hyg. (Genève) 24 (1966), 463.
Bernard, J., M. Boiron, A. Goguel, C. Jacqullat, J. Tanzer, M. Weil: Presse méd. 75 (1967), 2647.
Bernard, J.: Méd. et Hyg. (Genève) 28 (1970), 1898.
Bernard, J.: Méd. et Hyg. (Genève) 28 (1970), 600.
Bernard, J.: Méd. et Hyg. (Genève) 28 (1970), 1930.
Bernard, J., Cl. Jacquillat, M. Boiron, M. Weil, A. Bussel, M. J. Larrieu, J. Delobel, A. Goguel, D. Levy, J. Tanzer: Presse méd. 78 (1970), 161.
Böhnel, J., A. Stacher: Wiener med. Wschr. 113 (1963), 292.
Bouroncle, B.: New Engl. J. Med. 276 (1967), 122.
Caviezel, O.: Praxis 56 (1967), 1178.
Dtsch. Arbeitsgemeinschaft f. Leukämie-Forsch.: Fortschr. Med. 85 (1967), 507.
Dubois-Ferrière, H.: Méd. et Hyg. (Genève) 26 (1968), 1147.
Dubois-Ferrière, H.: Méd. et Hyg. (Genève) 28 (1970), 315.
Ehrhardt, H.: Klin. Wschr. 45 (1967), 1113.
Fleischhacker, H.: Internist. Praxis 9 (1969), 215.
Fleischhacker, H.: Münch. med. Wschr. 112 (1970), 2104.
Freirich, E. J., M. Karon, E. Frei: Proc. Amer. Ass. Cancer Res. 5 (1964), 20.
Gerhartz, H.: Dtsch. med. Wschr. 92 (1967), 2371.
Hall, Th. C. u. Mitarb.: Ann. intern. Med. 66 (1967), 1144.
Havemann, K., M. Schmidt, H. Malchow, C.-P. Sodomann: Internist 11 (1970), 441.
Heisig, N., E. Möhlmann: Dtsch. med. J. 16 (1965), 780.
Hennemann, H. H.: Dtsch. med. Wschr. 94 (1969), 664.
Hertl, M.: Mschr. Kinderheilk. 118 (1970), 22.
Holton, C. P.: Proc. Amer. Ass. Cancer Res. 10 (1969), 40.
Jacquillat, Cl., M. Weil, A. Goguel, G. Schaison, J. Delobel, M. F. Gemon, R. Brunel-Kotschi, F. Teillet, M. Boiron, J. Bernard: Presse méd. 79 (1971), 513.
James, K. W., H. E. M. Kay: Lancet 1967/I, 206.
Kanzow, U.: Therapiewoche 20 (1970), 911.
Kaplan, H. S., S. A. Rosenberg: Cancer Res. 26 (1966), 1268.
Kobylinski, S.: Z. ges. inn. Med. 22 (1967), 33.
Kotte, S. u. W.: Arch. Kinderheilk. 175 (1967), 302.
Löffler, H., H. Pralle: Therapiewoche 21 (1971), 1265.
Löffler, H., K. Schultis: Med. Welt 19 (1968), 96.
Lorenzetti: Méd. et Hyg. (Genève) 27 (1969), 646.
Marx, R.: Therapiewoche 17 (1967), 737.
Mathé, G. u. Mitarb.: Schweiz. med. Wschr. 94 (1964), 1637.
Mathé, G. u. Mitarb.: Méd. et Hyg. (Genève) 22 (1964), 663.
Maurice, P.-A.: Schweiz. Rundschau Med., Praxis 60 (1971), 1555.
Maurice, P.-A.: Schweiz. med. Wschr. 101 (1971), 1516.
Moeschlin, S.: Dtsch. med. J. 17 (1966), 551.
Musshoff, K. u. Mitarb.: Dtsch. med. Wschr. 92 (1967), 1603.
Obrecht, P., L. Heilmeyer: Münch. med. Wschr. 108 (1966), 1717.
Obrecht, P.: Therapiewoche 20 (1970), 848.
Oehme, J. Arch. Kinderheilk. 174 (1966), 197.
Peters, V.: Amer. J. Roentgenol. 63 (1950), 299.
Pribilla, W.: Münch. med. Wschr. 110 (1968), 355
Pribilla, W.: Dtsch. Ärztebl. 65 (1968), 11.
Schmalz, H. Dtsch. Gesundh.-Wes. 22 (1967), 626.
Sodomann, C. P., H. Malchow, M. Schmidt, K. Havemann: Internist 11 (1970), 449.
Stich, W., St. Thierfelder: Ther. d. Gegenw. 106 (1967), 1083.
Teillet, F. Münch. med. Wschr. 110 (1968), 2993.
Willoughby, M. L. N., H. C. Laurie: Arch. Dis. Child. 43 (1948), 187.
Wilmanns, W.: Therapiewoche 19 (1969), 2566.
Zuelzer, W. W.: Blood 24 (1964), 477.

Kortikoide in der Tumortherapie

Tumor-propagierung?

Da verschiedentlich beobachtet wurde, daß Tumoren und Metastasen unter Kortikoiden schneller wachsen (z. B. HARTMANN u. SHERLOCK 1961), haben LEGERLOTZ u. MUTH (1966) tierexperimentelle und klinische Untersuchungen zu diesem Thema gemacht und dabei keinen nachteiligen Einfluß der Steroide auf die Krebsentwicklung gesehen. HECKMANN (1967) konnte einen zytostatischen Effekt des Prednisolons auf verschiedene Tumorarten an Resistenztesten nachweisen.

Kombinierte Chemotherapie

Die Chemotherapie des Krebses wird heute ganz überwiegend als Kombinationsbehandlung durchgeführt. Verschiedene Schulen verwenden verschiedene Präparate mit verschiedenen Anwendungsschemen (s. auch Leukosetherapie S. 130 ff.). Alle kombinieren die Zytostatika aber mit Kortikoiden. Durch sie wird der knochenmarkschädigende Effekt der Zytostatika gemildert, und es werden Allgemeinzustand, Appetit und subjektives Befinden des Patienten gebessert. Den Steroiden kommt auch ein eigener immunosuppressiver Effekt zu.

Dosierung: In der Anfangsbehandlung werden 50–150 mg Prednison gegeben, als Erhaltungstherapie 10–20 mg.

Strahlen-reaktionen

Auch im Rahmen der Röntgentherapie eines Tumors können die Kortikoide vorteilhafte Anwendung finden. *Strahlenreaktionen,* z. B. am Enddarm (Durchfälle), in der Blase (zystitische Beschwerden und Tenesmen) oder am Larynx bzw. Pharynx (Atemnot, Schluckbeschwerden) sowie Anschwellung von Bronchialkarzinomen können günstig beeinflußt werden. In vielen Strahlenkliniken wird daher heute schon prophylaktisch eine Kortikoidbehandlung bei gefährdeten Patienten durchgeführt. Bei Enddarm und Blase kommt auch eine Lokalbehandlung mit Klysmen in Frage. Versuche, mit Kortikoidsalben die Hautreaktionen zu verhindern, haben jedoch nicht zu positiven Ergebnisse geführt (HALNAN 1962).

Dosierung: Bei ausgeprägter Strahlenreaktion Beginn mit 40–50 mg Prednison und langsamer Rückgang. Absetzen erst nach völliger Beseitigung der Erscheinungen. Prophylaktische Gabe 10 mg Prednison über längere Zeit.
Zur Lokaltherapie: 25 mg Prednisolon in 100 ml Wasser als Klysma, 2–3mal wöchentlich.

Mammakarzinom

Für die Behandlung des metastasierenden Mammakarzinoms sind früher sehr unterschiedliche Verfahren empfohlen worden, wobei die Kortikoide teils geradezu als Heilmittel, teilweise aber auch als unwirksam angesehen worden sind.

Heute sind die Experten in verschiedenen Ländern über das optimale Behandlungsschema sich weitgehend einig, wobei die Kortikoide einen gesicherten Platz einnehmen (NOWAKOWSKI 1968, RENTSCHNICK 1967, 1971, MOORE u. Mitarb. 1967, MARTZ 1967, 1968, NAGEL u. Mitarb. 1971, JACCARD u. MAURICE 1971, BRULE 1970).

Bei der *Frau vor der Menopause* ist die Ovarausschaltung (chirurgisch oder radiologisch) erste Maßnahme. Bei Erfolg dieser Behandlung wird empfohlen, aber selten durchgeführt, Adrenal- oder Hypophysektomie (beides gleichwertig; je nach Möglichkeit).

Die *Patientinnen, welche später als 5 Jahre nach der Menopause* erkranken, werden zunächst mit Östrogenen behandelt. Bei Erfolg dieser Maßnahme folgt in der 2. Stufe Adrenal- oder Hypophysektomie (s. o.);

In beiden Gruppen ist bei Rezidiv oder Fortschreiten des Krebses die kombinierte Chemotherapie als nächste Maßnahme zu empfehlen, wobei sich den Schweizer Onkologen folgendes Schema am besten bewährt hat:

Prednison 30 mg/die, Endoxan 100 mg/die, Methotrexat je 75 mg an 3 Tagen der Woche.

Erst in der 3. Phase werden heute von den meisten Experten die Androgene angewandt. Manchmal ist auch in dieser Phase zusätzlich eine Kombination von (anderen) Zytostatika (z. B. Vincristin, 5-Fluor-uracil) mit Kortikoiden nützlich.

Die Steroide wirken hauptsächlich auf Haut-, Hirn- und Pleurametastasen sowie auf Fieberzustände und das Allgemeinbefinden; außerdem sind sie bei Hyperkalzämie, welche nicht selten speziell bei der Östrogenbehandlung auftritt, indiziert (s. auch S. 169 f.).

Prostatakarzinom

Kommt es nach Operation und Orchidektomie zu einem Rezidiv bzw. zur Metastasierung, wird heute allgemein eine Östrogentherapie eingeleitet. Zusätzlich verabreichte Kortikosteroide haben nicht nur einen analgetischen und psychisch stimulierenden Effekt (speziell Prednison und Dexamethason), sondern hemmen gleichzeitig die Androgenbildung in der Nebennierenrinde (Martz 1967, 1968).

Paraproteinosen

Beim *Plasmozytom* (Morbus Kahler, multiples Myelom) und bei der generalisierten Form der *Makroglobulinämie Waldenström* (solange keine Komplikationen bestehen, sollte möglichst gar nicht behandelt werden) kann man mit Kortikoiden eine Besserung des Allgemeinbefindens, der Schmerzen und oftmals auch der Anämie erzielen; manchmal bessert sich auch die Protein- und Paraproteinurie. Als optimale Behandlung gilt heute allgemein die Kombination von Steroiden mit alkylierenden Substanzen (in erster Linie Melphalan [Alkeran], aber auch Zyklophosphamid [Endoxan]) und Anabolika. Während bisher die kleindosierte Langfristbehandlung üblich war, scheint sich neuerdings die intermittierende Stoßbehandlung noch besser zu bewähren (Braun 1972).

Dosierung: 4 Tage lang 0,25 mg/kg Alkeran per os; gleichzeitig 4 Tage 2 mg/kg Prednison, dann je 1 Tag 1,5, 1,0, 0,5, 0,25 mg/kg. Diese Stöße werden – selbstverständlich unter klinischer Kontrolle – alle 6 Wochen wiederholt.

Palliativtherapie

Schließlich ist die reine *Palliativtherapie inoperabler Krebskranker* ein dankbares Anwendungsgebiet für die Kortikoide. Besonders im Endzustand der Krankheit können sich die Patienten unter einer niedrig dosierten Behandlung körperlich und psychisch noch einmal erholen, Appetit bekommen, an Gewicht zunehmen und ihre Schmerzen verlieren.

Die Beseitigung von entzündlichen Veränderungen innerhalb zerfallender Tumoren, der Schutz des Gewebes vor den Auswirkungen toxischer Eiweißabbauprodukte, der appetitsteigernde Effekt und nicht zuletzt die psychisch stimulierende Wirkung der Kortikosteroide erklären diese Wirkung. Selbstverständlich gibt es auch bei dieser Behandlung Versager. Auch hält der Erfolg manchmal nicht zu lange vor. Wahrscheinlich wird die Lebensdauer der Patienten nicht verlängert. Bei länger dauernder Therapie sind natürlich auch die möglichen Komplikationen in Betracht zu ziehen

Dosierung: Beginn mit 15 mg Prednison; Erhaltungsdosis 7,5–10 mg/die.

Literatur

Begemann, H., H. G. Harwerth: Praktische Hämatologie, 5. Aufl. Thieme, Stuttgart 1970.
Bock, H. E.: Internist 4 (1963), 77.
Braun, H. J.: Dtsch. med. Wschr. 97 (1972), 84.
Brulé, G.: Méd. et Hyg. (Genève) 28 (1970), 1845.
Brunner, K. W.: Dtsch. med. Wschr. 92 (1967), 1505.
Bucher, U.: Tägl. Praxis 8 (1967), 167.
Burchenial, J. H.: In: Lymphomas and related Diseases, hrsg. von G. T. Pack, I. M. Ariel. Harper and Row, New York 1964.
Cameron, S. J., I. W. B. Grant, J. G. Pearson, C. Marques: Brit. med. J. 1972/I, 535.
Cooper, R. G.: Proc. Amer. Ass. Cancer Res. 10 (1969), 15.
Fölsch, E.: Dtsch. med. Wschr. 91 (1966), 2265.
Freyman, J. G., J. B. Vander, E. A. Marler, D. G. Meyer: Brit. J. Haemat. 6 (1960), 303.
Hall, T. C., O. S. Coi, A. Abadi, M. J. Krant: Ann. intern. Med. 66 (1967), 1144.
Halnan, K.: Brit. J. Radiol. 35 (1962), 403.
Hartmann, W. H., P. Sherlock: Cancer 14 (1961), 426.
Hartwich, G.: Fortschr. Med. 88 (1970), 929.
Heckmann, U.: Med. Welt 18 (1967), 483.
Horton, J. u. Mitarb.: Arch. intern. Med. 117 (1966), 775.
Hülshoff, Th.: Landarzt 47 (1971), 1456.
Jaccard, M. A.: Méd. et Hyg. (Genève) 19 (1971), 1735.
Karnofsky, D. A.: In: Modell, W.: Drugs of Choice. Mosby, St. Louis 1966.
Klein, U., H. W. Pabst: Münch. med. Wschr. 109 (1967), 1813.
Kofman, S., C. P. Perlia, E. Boesen, R. Eisenstein, S. G. Taylor: Cancer 15 (1962), 338.
Kyle, R. A., C. E. McFarland, W. Dameshek: Ann. intern. Med. 57 (1962), 717.
Legerlotz, C., H. Muth: Geburtsh. u. Frauenheilk. 26 (1966), 1034.
Mannheimer, I. H.: Cancer 18 (1965), 679.
Martz, G.: Praxis 56 (1967), 1625.
Martz, G.: Internist 9 (1968), 375.
Moore, F. D. u. Mitarb.: New Engl. J. Med. 277 (1967), 460.
Murphy, M. L.: In: Current Therapy, hrsg. von H. F. Conn. Saunders, Philadelphia 1964.
Nagel, G. A., H. J. Senn, K. H. Renner: Schweiz. Rundschau Med.; Praxis 60 (1971), 1460.
Nissen-Meyer, R.: MKurse ärztl. Fortb. 14 (1964), 11.
Nowakowski, H.: Internist 9 (1968), 380.
Olah, A.: Praxis 55 (1966), 258.
Ranney, H. M., A. Gellhorn: Amer. J. Med. 22 (1957), 405.
Rentschnick, P.: Méd. et Hyg. (Genève) 25 (1967), 269; 306.
Rentschnick, P.: Méd. et Hyg. (Genève) 29 (1971), 1712.
Ruderman, N. B., Th. C. Hall: Cancer 18 (1965), 298.
Schell, H. W.: Amer. J. med. Sci 252 (1966), 641.
Scheurlen, P. G.: Dtsch. med. Wschr 92 (1967), 137
Schmidt, C. G.: Therapiewoche 19 (1969), 2446.
Taylor, S. G., C. P. Perlia, S. Kofman: In: The second Biennial Louisiana Cancer Conference, hrsg. von A. Segaloff. Saunders, St. Louis 1958.
Vogler, W. R., C. M. Huguley, R. W. Rundles: Cancer 20 (1967), 1221.
Wilcke, O., U. Oesingmann: Dtsch. med. Wschr. 94 (1969), 87.

Lebererkrankungen

Akute Virushepatitis (Hepatitis epidemica und Serumhepatitis)

Seit HEILMEYER u. Mitarb. 1955 sowie SIEDE u. KLAMP 1956 den Nachweis erbrachten, daß die Virushepatitis durch Kortikoide günstig beeinflußt werden kann, hatte sich in den folgenden Jahren die Anwendung von NNR-Hormonen immer mehr zur Routinetherapie entwickelt. Später sind dann zunehmend kritische Stimmen laut geworden. Man muß wissen, daß diese häufigste Infektionskrankheit des Erwachsenen in 80% aller Fälle spontan ausheilt, und man muß bedenken, daß jede Hormonbehandlung mit Risiken belastet ist. Neuere Statistiken ergeben übereinstimmend, daß die Transaminasenaktivität nicht schneller abfällt (DE RITIS u. Mitarb. 1964), die Krankheitsdauer durch Steroide nicht verkürzt wird, und es wird bezweifelt, daß die morphologischen Veränderungen schneller abheilen. Auch der Übergang in eine chronische Hepatitis kann nicht verhindert werden, und Rezidive sind bei mit Cortison behandelten Patienten sogar häufiger. So bleiben als Cortisoneffekt nur eine Besserung des Appetits und schnellere Wiederherstellung des Allgemeinzustandes sowie ein rascherer Abfall des Bilirubins. SHERLOCK (1966) sprach von „white washing effect" der Kortikoide, und WILDHIRT (1967) nennt die Cortisonwirkung „Serumkosmetik". Dem hielten allerdings HEILMEYER u. BECK (1966) entgegen, daß die Entgiftungswirkung der Leber verbessert wird, was sich daraus ergibt, daß das indirekte (nichtkonjugierte) Bilirubin schneller abfällt

Steroidindikationen

Als Indikationen für den Einsatz von Kortikoiden bei akuter Hepatitis werden heute von praktisch allen Hepatologen übereinstimmend angesehen (DEMLING 1967, GROS 1968, HÄMMERLI 1967, KÜHN u. Mitarb. 1971, MARTINI u. Mitarb. 1969, MÜTING 1967, NEUMAYR 1972, SCHETTLER 1969, SIEDE 1970, THALER 1967, WILLIAMS 1963):

- Appetitlosigkeit und schlechter Allgemeinzustand des Patienten,
- fortgeschrittenes Alter des Patienten,
- schweres klinisches Bild (unabhängig von Bilirubin- und Transaminasenwerten),
- keine Besserung (bzw. Verschlechterung) der Krankheitszeichen nach 14-tägiger Behandlung mit Bettruhe und Diät,
- cholestatische Verlaufsformen,
- drohendes oder beginnendes Koma.

Dosierung: Beginn mit 40–60 mg Prednison; Abbau erst nach deutlicher klinischer Besserung (im allgemeinen nach 3–5 Tagen); stufenweise Reduktion; Absetzen erst nach Normalisierung des Serumbilirubins, im allgemeinen nicht unter 4 Wochen.

In diesem Zusammenhang sei darauf hingewiesen, daß – entgegen früheren Befürchtungen – Prednison auch bei Leberkranken schnell und in hohem Prozentsatz zu Prednisolon umgebaut wird, während die Bildung von Cortisol aus Cortison erheblich erschwert ist (JENKINS u. SAMPSON 1967).

Chronische Hepatitis und Leberzirrhose

Da die Kortikoide nicht nur die Entzündung unterdrücken, sondern auch das Eindringen von Bindegewebe in die Leberläppchen verhindern können und damit der Zirrhoseentwicklung vorbeugen (DEMLING 1966), da sie den pathologisch veränderten Mesenchymstoffwechsel beeinflussen (ADLUNG 1966), die pathologisch gesteigerte Proteinsynthese in der Leber dämpfen (RICHTER u. Mitarb. 1970) und schließlich auch die antikörperbildenden Zellen im Lebergewebe hemmen (VORLAENDER u. SELBACH 1966), hat man sie auch bei der chronischen Hepatitis und bei der Leberzirrhose eingesetzt.

Noch mehr als bei der akuten Hepatitis waren die Erfahrungen unterschiedlich und reichten von der Feststellung, daß kein anderes Medikament auf den Verlauf einer Leberkrankheit besser einwirke (KÜHN u. Mitarb. 1971), bis zur Behauptung, daß die Kortikoide kontraindiziert seien (WILDHIRT 1967) oder nur zur Psychotherapie des behandelnden Arztes dienten (SCHMID 1966).

Diese unterschiedlichen Auffassungen sind heute weitgehend beseitigt, seit man die chronische Hepatitis in eine persistierende und eine chronisch-aggressive Verlaufsform unterscheiden gelernt hat und man Fälle, bei welchen bereits eine Zirrhose vorliegt, abtrennt. Damit ist gesagt, daß vor Beginn einer Behandlung eine histologische Untersuchung gefordert werden muß.

Chronisch-persistierende Hepatitis

Die chronisch-persistierende Hepatitis, welche durch geringe periportale Infiltrationen ohne Destruktion der Leberläppchen charakterisiert ist, hat eine günstige Prognose. Diese wird durch Medikamente nicht beeinflußt; eine Kortikoidtherapie ist deshalb nicht indiziert.

Chronisch-aggressive Hepatitis

Die chronisch-aggressive Hepatitis zeichnet sich durch den Einbruch der entzündlichen Veränderungen durch die Grenzlamellen in das Leberläppchen und die typischen Mottenfraßnekrosen an der Läppchenperipherie aus. Die Prognose dieser Erkrankung ist ungünstig, der Ausgang in eine Zirrhose wahrscheinlich häufig. Während kein Zweifel daran besteht, daß aktive Phasen der Erkrankung (sog. nekrotische Schübe), welche durch Verstärkung des Ikterus, Anstieg der Transaminasen und Zunahme der entzündlichen bzw. nekrotisierenden Veränderungen im Biopsiebild gekennzeichnet sind, durch Steroide günstig beeinflußt werden können, wird der Gesamtverlauf der Erkrankung nicht verändert, d. h. der Übergang in eine Zirrhose nicht verhindert und dadurch die Lebenserwartung nicht verlängert. Aus diesem Grunde, weil jeder Absetzversuch zu einem Krankheitsrezidiv führen kann, und wegen der bei langfristiger Behandlung erheblichen Risiken wird die Dauertherapie der chronisch-aggressiven Hepatitis von den meisten Autoren abgelehnt. Einige Jahre wurden deshalb anstelle der Kortikoide die sog. Immunosuppressiva – vorwiegend in Form von Azathioprin (Imurek) oder D-Penicillamin (Metalcaptase) – eingesetzt. Aber auch diese Therapie kann die Fibrose bzw. den Übergang in Zirrhose nicht sicher verhindern; außerdem ist auch sie mit einer Reihe von Risiken belastet (s. auch Kapitel Rheumatologie).

Da zumindest die ungünstigen Wirkungen der Immunosuppressiva auf das Knochenmark durch gleichzeitige Steroidgabe gebessert werden können und dabei kleinere Dosen jedes Medikamentes als bei Monotherapie genügen, scheint die Kombinationstherapie heute am vorteilhaftesten.

Dosierung: Nach anfänglich höherer Dosis Dauertherapie mit 5–7,5 mg Prednison und 50 mg Imurek unter strengen Überwachungskautelen.

Leberzirrhose

Bei der *Alkoholzirrhose* besteht keine Indikation für die Anwendung von Steroiden, wie sich das aus einer prospektiven Doppelblindstudie von PORTER u. Mitarb. (1971) eindeutig ergibt.

Bei *aktiver Zirrhose* mit dystrophischen Schüben (Gelbsucht und Transaminasenerhöhung) sind Steroide indiziert (PAGE u. Mitarb. 1964, KOMMERELL 1971). Die Kopenhagen-Studie an 400 Patienten zeigte, daß bei weiblichen Patienten mit starker entzündlicher Komponente und hohen Gammaglobulinen die Vierjahresüberlebensrate von 42% auf 72% ansteigt.

Kontraindiziert ist eine Kortikoidbehandlung bei Bestehen von Ösophagusvarizen und bei hepatogenem Ulkus (Röntgenuntersuchung vor Behandlungsbeginn!).

Bei *portaler Dekompensation* hat man in früheren Jahren die Steroide als Diuretika eingesetzt. Da heute sehr wirksame und kaliumschonende Diuretika zur Verfügung stehen (Spirolactone, Amiloride, Etacrynsäure, Triamteren), kommen die Kortikoide praktisch nicht mehr in Frage. Ihr Einsatz kann nur noch bei hyponatriämischen Zuständen indiziert sein (s. Kapitel Ödeme).

Intrahepatische Cholestase

Von intrahepatischer Cholestase spricht man bei jenen Fällen von Gelbsucht, welche das klinische Bild des Verschlusses bieten, ohne daß ein mechanisches Hindernis in den extrahepatischen Gallengängen vorliegt: Verdinikterus mit starkem Juckreiz, hohe alkalische Phosphatase, relativ niedrige Transaminasen. Das Syndrom kommt sowohl bei der *Hepatitis epidemica* als auch beim Arzneimittel- und beim Schwangerschaftsikterus sowie bei verschiedenen anderen Leberschädigungen *(cholestatische Hepatose)* vor. Am wichtigsten ist zweifellos die Drogenätiologie: Phenothiazine, Antibiotika, Antirheumatika, Thyreostatika, methylierte Sexualhormonpräparate und viele andere können diese Störung auslösen.

Bei der cholestatischen Hepatitis ist die Kortikoidtherapie die Behandlung der Wahl. Wenn auch nicht in jedem Fall von Hepatose ein Erfolg zu erreichen ist, sollte zumindest beim Drogenikterus ein Versuch mit Kortikoiden gemacht werden (MARKOFF 1972, MARTINI u. Mitarb. 1969, SIEDE 1970, WILDHIRT 1967).

Dosierung: wie bei akuter Hepatitis.

Coma hepaticum

Ist die Leber so schwer geschädigt, daß alle ihre Funktionen zusammenbrechen (Leberinsuffizienz), entwickelt sich das sog. Leberkoma. Die Beeinträchtigung des Bewußtseins ebenso wie die motorischen Störungen (speziell der flapping tremor) sind die Folge einer toxischen Hirnschädigung.

Diese kann bei Leberkranken aus verschiedenen Gründen auftreten. Bei einer Leberzirrhose geraten Ammoniak und andere toxische Substanzen aus dem Darm (speziell Phenole und Indole) über den Kollateralkreislauf ins Gehirn und lösen ein Koma aus. Dieses Krankheitsbild nennt man *Leberausfallskoma*.

Zerfällt die Leber bei fulminanter Virushepatitis oder schwerer Vergiftung, so kann sie die aus dem Darm anfallenden Eiweißabbauprodukte nicht mehr entgiften; sie gelangen zusammen mit in der Leber selbst entstandenen toxischen Substanzen in den großen Kreislauf und schädigen das Gehirn. Man spricht dann von *Leberzerfallskoma*.

Die Differenzierung der beiden Komaformen ist aus therapeutischen und prognostischen Gründen wichtig.

Zerfallskoma

Das *Zerfallskoma* entwickelt sich in der Mehrzahl der Fälle aus einer foudroyant verlaufenden Virushepatitis oder im Gefolge einer Intoxikation (z. B. Tetrachlorkohlenstoff- oder Knollenblätterpilzvergiftung). Bei beiden Ursachen ist eine Steroidanwendung theoretisch zu begründen, und sie wird auch von den meisten Autoren verwendet, obwohl ihre Wirksamkeit noch nicht bewiesen ist (Martini u. Mitarb. 1969). Da die Prognose bekanntermaßen sehr schlecht ist, sucht man auch nach anderen Wegen der Behandlung. Austauschtransfusion und heterologe Perfusion sind nicht überzeugend gewesen, die homologe Perfusion bringt schwierige juristische Probleme.

Dosierung: 500–1000 mg Prednisolon/die intravenös für einige Tage; bei Besserung langsamer Abbau, bei Unwirksamkeit Absetzen nach etwa 4 Tagen.

Ausfallskoma

Beim *Ausfallskoma* kommt es darauf an, die Bildung von Ammoniak und anderen toxischen Eiweißabbauprodukten zu verhindern oder zumindest zu reduzieren. Dazu führen eiweißfreie Diät, Darmspülungen (nach Magen-Darm-Blutungen), Verabreichung von schwer resorbierbaren Antibiotika sowie Laktulose oder Bifidummilch zur Beeinflussung der Darmflora. Ob es möglich ist, durch Zufuhr verschiedener Aminosäuren den Ammoniakspiegel zu senken, bleibt umstritten. Von einer Steroidbehandlung ist in diesen Fällen sicher nichts zu erwarten.

Spezielle Risiken der Steroidtherapie bei Leberkrankheiten

Die Behandlung der Leberkrankheiten mit Kortikosteroiden ist, insbesondere bei langdauernder Therapie, mit *besonderen Risiken* belastet. Kalk (1967) weist auf die Gefahr einer Leberverfettung hin. Auch das Auftreten von Lebernekrosen wurde den Kortikoiden angelastet (Bässler 1962).

Das Risiko einer Magenblutung bzw. -perforation ist bei Leberkranken dreimal so hoch wie bei anderen Patienten. BLUM u. Mitarb. (1966) fanden bei der chronischen Hepatitis eine Mortalität von 0,7%, bei steroidbehandelten Fällen von 2,4% infolge der Ulkuskomplikationen.

30% aller langfristig mit Steroiden behandelten Leberkranken entwickeln einen Diabetes und 10% einen Kaliummangel (PABST u. Mitarb. 1967).

Bei tierexperimentellen Untersuchungen hat EGER (1964) nach Gallengangsverschluß unter Kortikoidgabe eine Zunahme des Ikterus und das Auftreten von eitrigen Cholangitiden beobachtet.

LINDNER hat schon 1959 darauf aufmerksam gemacht (und diese Beobachtungen wurden inzwischen von vielen Seiten bestätigt), daß bei Zirrhosepatienten nach Absetzen oder schon bei Dosisreduktion ein akuter Nekroseschub mit Ikterus und Transaminasenanstieg auftreten kann. Auch bei akuter Hepatitis können nach Absetzen einer Steroidtherapie gehäuft Rezidive auftreten. Außerdem beobachtet LINDNER bei kortikoidbehandelten Zirrhosekranken das Auftreten von akuten Pankreasnekrosen.

Aufgrund dieser Beobachtungen wird man die Indikation für eine Steroidtherapie bei Leberkrankheiten streng stellen müssen. Jede Langfristtherapie erfordert eine gewissenhafte ärztliche Überwachung. Das Absetzen muß mit besonderer Vorsicht durchgeführt werden.

Literatur

Bässler, R.: Acta hepato-splenol (Stuttg.) 9 (1962), 23.
Blum, A. u. Mitarb.: Helv. med. Acta Suppl. Compt. Redn. Soc. Méd. Interne 34. Ass. ann. 14/15 Mai 1966.
Brühl, W.: Leber- und Gallenwegserkrangungen, 4. Aufl. Thieme, Stuttgart 1970.
Clara, F.: Méd. et Hyg. (Genève) 29 (1971), 1229.
The Copenhagen Study Group for Liver Diseases: Lancet 1969/I, 1065.
Creutzfeldt, W.: Bayer. Äztebl. 23 (1968), 109.
Demling, L.: Vortr. Kurs f. prakt. Gastroenterologie. Erlangen, 1966; ref. Selecta 9 (1967), 429.
Drug and Therapy, Bull 5. (1967), 15.
Eger, W., H. Nasser-Esfahani: Med. Welt 15 (1964), 1822.
Eisenburg, J.: Dtsch. med. Wschr. 92 (1967), 749.
Eisenburg, J., A. Christoforis: Fortschr. Med. 89 (1971), 317.
Fodor, O.: Méd. et Hyg. (Genève) 26 (1968), 94.
Franken, F. H.: Dtsch. med. Wschr. 93 (1968), 132.
Franken, F. H.: Dtsch. med. Wschr. 93 (1968), 129.
Gros, H.: Münch. med. Wschr. 110 (1968), 298.
Haemmerli, U. P.: Vortrag Therapiewoche Karlsruhe 1967; ref. Med. Welt 18 (1967), 2449.
Haug, H.: Münch. med. Wschr. 109 (1967), 708.
Heilmeyer, L., K. Beck: Wien. klin. Wschr. 78 (1966), 687.
Heully, F., G. Rauber, P. Gaucher, J. Laurent, M. A. Bigard, R. Jeanpierre: La nouvelle Presse méd. 1 (1972), 111.
Hofstetter, J. R.: Praxis 56 (1967), 241.
Jenkins, J. E., P. A. Sampson: Brit. med. J. 1967/II, 5546.
Kalk: Dtsch. Ärztebl. 64 (1967), 697.
Kommerell, B.: Dtsch. med. Wschr. 96 (1971), 430.
Kühn, H. A., E. Richter, B. Leinweber, H. Liehr: In: Die akute Hepatitis, hrsg. von H. D. Bock, L. Wannagat. Thieme, Stuttgart 1971.
Kühn, H. A., E. Kuntz: Med. Klin. 62 (1967), 1853.
Kühn, H. A., E. Kuntz: Med. Klin. 62 (1967), 1893.
Lindner, H.: Landarzt 43 (1967), 910.
Markoff, N.: Wiener med. Wschr. 122 (1972), 95.
Martini, G. A., G. Strohmeyer, W. Dölle: Internist 10 (1969), 456.
Möller, E., W. Brinkmann, O. Weber: Med. Welt 18 (1967), 884.
Mühler, E., K. Zwirner, H. Gros: Med. Klin. 62 (1967), 1869.
Neumayr, A.: Arzneimittelpraxis 2 (1972), 1.
Paton, A.: Brit. med. J. 1968/I, 164.
Page, A. R., R. M. Condie, R. A. Good: Amer. J. Med. 36 (1964), 200.
Porter, H. P., F. R. Simon, C. E. Pope, W. Volwiler, L. F. Fenster: New Engl. J Med. 284 (1971), 1350.
Richter, E., S. Rotter, B. Leinweber, H. Liehr, D. Brachtel, H. A. Kühn: Acta hepato-splenol. (Stuttg.) 17 (1970), 84.
Schettler, G.: Dtsch. Ärztebl. 22 (1969), 3139.
Sherlock, S.: Acta med. scand. (1966) Suppl. 445, 426.
Siede, W., A. Klamp: Dtsch. med. Wschr. 85 (1960), 333.
Siede, W.: Hess. Ärztebl. 31 (1970), 986.
Schimmelpfennig, W., K. Wagner, D. Theuer, G. Schneider, A. Hecht, R. Schimmelpfennig: Dtsch. Ges. Wesen 26 (1971), 1965.
Schmid, M.: Die chronische Hepatitis. Springer, Berlin 1966.
Theuer, D., K. Wagner, G. Schneider, W. Schimmelpfennig: Dtsch. Ges. Wesen 23 (1968), 253.
Tygströp, N. u. Mitarb.: Vortrag III. Weltkongreß Gastroenterologie, Tokio, 1966; ref. Med u. Ernähr. 7 (1966), 201.
Wildhirt, E., H. Selmair: Münch. med. Wschr. 109 (1967), 887.
Wildhirt, E.: Landarzt 43 (1967), 906.
Williams, R.: Med. Clin. N. Amer. 47 (1963), 801.

Erkrankungen des Magen-Darm-Kanals

Speiseröhrenverätzung

Über die Behandlung der *Speiseröhrenverätzung* (Oesophagitis corrosiva) mit Kortikosteroiden liegen ausgedehnte und positive Erfahrungen vor. Durch frühzeitige, ausreichend hochdosierte und lang genug durchgeführte Anwendung läßt sich der initiale Schockzustand beherrschen, die Epithelisierung beschleunigen und die Bildung von Narbengewebe hemmen, so daß die Gefahr einer Striktur- oder Stenosenbildung weitgehend gebannt werden kann. Das ist zweifellos ein großer Fortschritt. Die Behandlung gehört selbstverständlich in die Hand eines Fachmannes. Ösophagoskopische und röntgenologische Kontrollen müssen die Therapie leiten. Ist trotz Steroidbehandlung eine Bougierung erforderlich, so kann sie meist mit weichen Schläuchen durchgeführt werden. Außerdem wird die Dauer der Bougierungsbehandlung durch Kortikoidanwendung abgekürzt. In jedem Fall ist ein hoher antibiotischer Schutz zu geben, um die Durchwanderung einer eventuellen Sekundärinfektion in das Mediastinum zu vermeiden. Auf Symptome einer Mediastinitis ist besonders zu achten.

Dosierung: Man gibt die Steroide anfangs parenteral, je nach Schwere 50 bis 100 mg Prednisolon in 24 Stunden; langsamer Übergang auf kleinere orale Dosen je nach Besserung des Krankheitsbildes. Die Behandlungsdauer richtet sich nach dem ösophagoskopischen Bild, sie wird im allgemeinen mindestens 4 Wochen betragen. Die Hormone sollen erst abgesetzt werden, wenn der Schorf abgestoßen und die Epithelisierung erkennbar ist.

Literatur

Bikhazy, H. B., E. R. Thompson, D. A. Shumrick: Zbl. Hals-, Nas.- u. Ohrenheilk. 100 (1970), 140.
Burian, K.: Pädiat. Praxis 1 (1962), 343.
Dafoe, C. S.: Schweiz. med. Wschr. 100 (1970), 758.
Fleischer, K.: Mkurse ärztl. Fortb. 9 (1959), 240.
Hürzeler, D.: Schweiz. med. Wschr. 101 (1971), 1909.
Kinnman, J. E. G., B. C. Lee, C. W. Lee, H. I. Shin: J. Laryng. 83 (1969), 899.
Rosenau, H.: Hals-, Nas.- u. Ohrenarzt 13 (1965), 89.
Schönborn, H., H. P. Schuster, W. Prellwitz, P. Baum: Therapiewoche 22 (1972), 786.
Schwarzer, R., E. Luschnitz: Dtsch. Ges. Wesen 22 (1967), 2135.

Ileitis terminalis

Bei der ätiologisch immer noch unklaren *Enteritis regionalis (= Ileitis terminalis;* Morbus Crohn) können akute und subakute Phasen günstig beeinflußt werden, so daß ein operativer Eingriff zunächst vermieden werden kann. Fieber und Entzündungszeichen verschwinden meist schnell, Schmerzen und Durchfälle werden weniger, und Appetit sowie Allgemeinbefinden bessern sich. Selbstverständlich muß gleichzeitig eine diätetische und antiinfektiöse Behandlung (Sulfonamide und Antibiotika) durchgeführt werden. Trotz dieses günstigen Einflusses der Steroide auf die akute Krankheitssituation lassen sich Rezidive und chronische Verläufe nicht vermeiden. Kortikoidbehandlung ist im übrigen besonders in jenen Fällen indiziert, bei denen die Erkrankung mit einer Polyarthritis oder einem Erythema nodosum kombiniert ist. Da neuerdings eine immunologische Genese der Erkrankung diskutiert wird, fehlt es auch nicht an Versuchen mit immunosuppressiver Therapie. Ihre Ergebnisse lassen sich noch nicht absehen.

Sicher ist, daß bei Auftreten von Komplikationen eine chirurgische Intervention nicht zu umgehen ist (z. B. bei Stenosen, Perforationen, Blutungen, Fistelbildungen).

Dosierung: Beginn mit 50 mg Prednison und Rückgang je nach klinischer Besserung. Eine Erhaltungsdosis von 7,5–10 mg Prednison soll solange weitergegeben werden, bis sich alle Erscheinungen zurückgebildet haben.

Akute Pankreatitis

Bei der *akuten Pankreatitis* ist in früheren Jahren die Anwendung der Kortikoide zur unspezifischen Entzündungshemmung empfohlen worden. Heute sieht das Therapieschema Schockbekämpfung, Schmerzbeseitigung, Ruhigstellung der Organfunktion und Verhütung von Komplikationen vor. Im Rahmen der Schocktherapie – und nur hier – können die Steroide gegebenenfalls kurzfristig Verwendung finden. Vor einer längerdauernden Behandlung soll gewarnt werden, da unter langfristiger Steroidtherapie das Auftreten von Pankreatitiden beobachtet worden ist (GÜLZOW 1967, GOEBELL 1971, FORELL u. DOBOVICNIK 1961, HEINKEL 1964, KASPER u. SCHULTIS 1969, RITTER 1971, SIEDE 1971).

Dosierung: s. »Schock« S. 156 ff.

Einheimische Sprue

Die *einheimische (idiopathische) Sprue* beruht auf einer Überempfindlichkeit gegenüber dem oder einer toxischen Wirkung des Gliadin im Klebereiweiß. Sie ist durch voluminöse fettige Durchfälle und zunehmende körperliche Reduktion sowie eine Anämie gekennzeichnet. Therapie der Wahl ist eine glutenfreie Ernährung, welche selbstverständlich lebenslänglich eingehalten werden muß.

Sind die Patienten in ihrem Allgemeinzustand sehr heruntergekommen, so bewährt sich eine initiale Kortikoidtherapie, welche meist in wenigen Tagen zu einem Umschwung im Krankheitsbild führt. Die Hormontherapie sollte aber nur für wenige Wochen durchgeführt werden. Dauertherapie ist nicht nötig, da ja eine kausale Behandlung möglich ist. Bei Diätfehlern und Rückfällen kann man u. U. kurzfristig wieder Steroide einsetzen (HAFTER 1957, 1970, FRUHMANN 1967, DEMLING 1967, WAGNER 1968, TRUELOVE 1971, WALL u. Mitarb. 1970).

Auch beim Spruesyndrom nach ausgedehnter Dünndarmresektion kann eine Kortikoidbehandlung vorteilhaft sein (KOGAN u. Mitarb. 1959).

Dosierung: Anfangs 50–75 mg Prednisolon pro 24 Stunden i.v. (um Resorptionsverluste zu vermeiden); Übergang auf orale Gaben entsprechend der Besserung der Darmsymptome.

Colitis ulcerosa

Die *Colitis ulcerosa* stellt nach wie vor eines der schwierigsten therapeutischen Probleme dar. Ihre Ursache ist unbekannt; psychische Faktoren spielen sicher eine große Rolle. Die Diagnose darf nicht nur aufgrund von blutigen und schleimigen Stühlen vermutet, sie muß durch Rektoskopie (evtl. mit Biopsie) und Röntgenuntersuchung gesichert werden, wobei gleichzeitig eine parasitäre Ätiologie (speziell Amöben) ausgeschlossen werden muß.

Die Erkrankung verläuft in 80–90% chronisch kontinuierlich oder chronisch rezidivierend. Heilung ist, wenn überhaupt, nur durch Psychotherapie oder durch Operation möglich (CURTIUS 1967, KÜHN 1965, DEMLING 1967). Die konservative Behandlung muß sich also auf Abkürzung oder Milderung eines Schubs, Vermeidung von Frühtodesfällen und rasche Wiedererholung des Patienten beschränken.

Neben der Diätetik gehört die antiinfektiöse Therapie mit Salazopyrin (Azulfidine) zur Basisbehandlung. Liegt eine starke entzündliche Reaktion vor oder ist der Allgemeinzustand des Patienten schlecht, kombiniert man die Anfangsbehandlung mit Kortikoiden. Ihr günstiger Einfluß auf das klinische Bild kann als gesichert gelten; er ist um so spektakulärer, je schwerer das Krankheitsbild ist (Arzneimittelbrief 1971, TRUELOVE 1971, JALAN u. PRESCOTT 1970, MAGYAR u. KOVACS 1970, MÜLLER-WIELAND 1972, KÜHN 1965, DEMLING 1967).

Die Gefahr, daß die Steroide zur Perforation von Dickdarmgeschwüren führen, besteht praktisch nicht (GOLDGRABER u. Mitarb. 1957, KIRSNER 1965, MÜLLER-WIELAND 1966, 1969, 1972, TRUELOVE 1971). Wie bei allen chronischen Krankheiten erhöht dagegen die langfristige Therapie das Risiko von Komplikationen, insbesondere das Auftreten von Magen- und Duodenalgeschwüren, aber auch von Durchwanderungsperitonitiden (MÖRL u. MATIS 1967). Aus diesem Grunde sollte man die Kortikoide – ähnlich wie bei der chronischen Polyarthritis – nur bei akuten Phasen einsetzen und Dauerbehandlungen vermeiden.

Das ist aber oftmals nicht möglich, weil schon die Reduktion der Dosis zu einer erheblichen Verschlechterung des klinischen Bildes führen kann. In solchen Fällen versuche man zumindest auf eine alternierende Therapie überzugehen (s. S. 69). Nach COCCO u. MENDELOFF (1967) können die gleichen therapeutischen Ergebnisse bei geringerer Komplikationsrate erzielt werden. Die durch dieses Behandlungsschema nicht oder nur kaum beeinträchtigte Funktion des HT-HVL-NNR-Systems ist auch von großer Bedeutung für den Fall, daß eine chirurgische Intervention erforderlich wird.

Um eine NNR-Atrophie zu vermeiden, hat man auch immer wieder die lokale Therapie in Form von Kortikoidverweilklysmen empfohlen. Ihre Wirkung ist nicht nur bei Rektosigmoiditis, sondern auch bei allen Formen der Kolitis sehr gut. Das beruht darauf, daß die Klysmen – auch wenn Kristallsuspensionen Verwendung finden – zum überwiegenden Teil resorbiert werden. Wie bereits auf S. 73 f. dargelegt, führt die im allgemeinen geübte abendliche Verabreichung eines Klysmas jedoch zu einer massiven Hemmung der körpereigenen Hormonproduktion. Sie ist somit zweifellos gefährlicher als die oben empfohlene alternierende Therapie.

Um eine längerdauernde Steroidtherapie zu vermeiden oder sie zumindest mit erheblich reduzierten Dosen durchführen zu können, wird neuerdings auch bei der Colitis ulcerosa versucht, eine immunosuppressive Behandlung durchzuführen. Ob damit die Dauerergebnisse besser und die Gefahren geringer werden, bleibt noch abzuwarten.

Dosierung: Bei *fulminanter Kolitis* wird die Behandlung mit 4–6mal täglich 25 mg Prednisolon i.v. begonnen und nach Besserung des Zustandes durch

Vergrößerung der Injektionsintervalle reduziert; Übergang auf orale Dosen erst nach wesentlicher klinischer Besserung. Fortsetzung der Behandlung mit oralen Erhaltungsdosen und Versuch der Beendigung der Therapie nach einigen Wochen.

Die *schwere, das ganze Kolon betreffende Kolitis* erfordert Initialdosen von 40 bis 60 mg Prednison – je nach Situation oral oder parenteral gegeben. Behandlungsdauer nicht unter 12 Wochen; sehr langsames Ausschleichen wegen der Rezidivgefahr.

Für die *Instillationstherapie* gibt man 25–50 mg eines wasserlöslichen oder kristallinischen Prednisolonpräparates in 30–100 ml körperwarmen Wassers oder eine fertige 5-mg-Betamethasonzubereitung (Betnesol) als Klysma, zunächst täglich, später in größeren Intervallen je nach klinischer Besserung; auch die Klysmen sollen möglichst zirkadiangerecht, d. h. in den Morgenstunden und nicht abends, verabreicht werden.

Röntgen-Proktitis

Bei Proktitis, vor allem im Anschluß an eine Strahlenbehandlung, hat sich ebenfalls die rektale Applikation von Prednisolon als Klysma (2–3mal wöchentlich jeweils 25 mg) oder auch die Verabreichung von Kortikoidsuppositorien bewährt (GUTH 1962).

Literatur

Arzneimittelbrief 5 (1971), 11.
Bläcker, F. u. Mitarb.: Mschr. Kinderheilk. 117 (1969), 52.
Classen, M.: Therapiewoche 20 (1970), 482.
Cocco, A. E., A. L. Mendeloff: Gastroenterology 53 (1967), 801.
Curtius, F.: Selecta 9 (1967), 1489.
Debray, C u. Mitarb.: Méd. et Hyg. (Genève) 24 (1966), 1191.
Demling, L.: Fortschr. Med. 85 (1967), 809.
Downie, C. G. B.: Brit. med. J. 1967/I, 570.
Fahrländer, H.: Dtsch. med. Wschr. 92 (1967), 2191.
Forell, M. M., W. Dobovicnik: Klin. Wschr. 39 (1961), 47.
Fruhmann, G.: Internist 8 (1967), 111.
Goebell, H.: Internist 12 (1971), 498.
Goldgraber, M. B., I. B. Kirsner, W. L. Palmer: Gastroenterology 33 (1957), 434.
Grewe, H. E., K. Lampe, V. Berndt: Zbl. Chir. 96 (1971), 1448.
Gülzow, M.: Z. ges. inn. Med. 22 (1967), 161.
Guth, G.: Münch. med. Wschr. 104 (1962), 897.
Hafter, E.: In: Almanach für die ärztliche Fortbildung. Lehmann, München 1957.
Hafter, E.: Prakt. Gastroenterologie, 4. Aufl. Thieme, Stuttgart 1970.
Hartmann, G.: Selecta 9 (1967), 1490.
Heinkel, K.: Verh. Dtsch. Ges. inn. Med. 70 (1964), 810.
Jalan, K. M., R. J. Prescott: New Engl. J. Med. 282 (1970), 588.
Kasper, H., K. Schultis: Med. Welt 20 (1969), 425.
Kirsner, J. B.: J. Amer. med. Ass. 191 (1965), 809.
Knappe, G. u. Mitarb.: Dtsch. med. Wschr. 91 (1966), 1228.
Kogan, E. u. Mitarb.: J. Amer. med. Ass. 169 (1959), 166.
Korelitz, B. C. u. Mitarb.: Ann. intern. Med. 57 (1962), 592.
Kühn, H. A.: Dtsch. med Wschr. 90 (1965), 1059.
Kühn, H. A., K. Schultis: Med. Welt 21 (1970), 597.
Lambling, A.: Méd. et Hyg. (Genève) 25 (1967), 762.
Lindner, H.: Dtsch. med. Wschr. 89 (1964), 833.
Lindner, H. u. Mitarb.: In: Pathogenese, Diagnostik und Therapie der Erkrankungen des exogenen Pankreas. Schattauer, Stuttgart 1964.
Magyar, I., A. Kovács: Dtsch. med. Wschr. 95 (1970), 2375.
Matts, S. G. F.: Gut 3 (1962), 312.
Mörl, F. K., P. Matis: Med. Welt 18 (1967), 2844.
Müller-Wieland, K.: Med. Klin. 61 (1966), 597.
Müller-Wieland, K.: Med. Klin. 64 (1969), 964.
Müller-Wieland, K.: Kolitis in der inneren Medizin. In: Colitis ulcerosa und granulomatosa, hrsg. von C. Krauspe, K. Müller-Wieland, F. Stelzner, Urban & Schwarzenberg, München 1972.
Ritter, U.: Erkrankungen des exkretorischen Pankreas. Thieme, Stuttgart 1971.
Schmidt, G. u. Mitarb.: Dtsch. Gesundh.-Wes. 22 (1967), 642.
Schulze, M.: Tägl. Prax. 8 (1967), 245/2.
Siede, W.: Dtsch. Ärztebl. 68 (1971), 138.
Sparberg, M., J. B. Kirsner: Amer. J. dig. Dis. 11 (1966), 865.
Truelove, C.: Practitioner 206 (1971), 26.
Volkheimer, G.: Mkurse ?rztl. Fortb. 14 (1964), 227.
Wagner, A.: Therapiewoche 18 (1968), 276.
Wall, A. J., A. P. Douglas, C. C. Booth, G. E. Pearse: Gut 11 (1970), 7.
Werner, M: In: Lehrbuch der klinischen Allergie, hrsg. von K. Hansen, M. Werner. Thieme Stuttgart 1967.
Wright, R.: Gastroenterology 58 (1970), 888.

Erkrankungen der Nieren und ableitenden Harnwege

Nephrotisches Syndrom

Das nephrotische Syndrom ist durch ausgedehnte Ödeme, erhebliche Eiweißausscheidung im Urin, Hypo- und Dysproteinämie sowie Erhöhung der Serumlipoide und Lipoidausscheidung im Harn gekennzeichnet.

Ursächlicher Mechanismus ist eine erhöhte Permeabilität der glomerulären Kapillarwände. Das Syndrom kann durch sehr verschiedene Grundkrankheiten hervorgerufen werden; die genuine Lipoidnephrose ist eine überwiegend bei Kindern auftretende Krankheit. Bei Erwachsenen wird das Syndrom überwiegend durch eine Glomerulonephritis ausgelöst; hinsichtlich Prognose und Therapie ist dabei zwischen membranösen und proliferativen Formen zu unterscheiden, was voraussetzt, daß in jedem Falle eine bioptische Untersuchung gemacht wird. Weiterhin kann ein nephrotisches Syndrom bei Kollagenosen, bei diabetischer Glomerulosklerose, bei Amyloidose und Paraproteinose, bei chronischen Vergiftungen und Infektionen sowie bei chronischer Stauung vorkommen.

Die Therapie hat sich einmal – soweit möglich – gegen die Grundkrankheit zu richten. Zum zweiten wird man versuchen, die klinische Symptomatik unmittelbar zu beeinflussen.

Lipoidnephrose

Die günstigsten Ergebnisse mit der Steroidtherapie können bei der kindlichen Lipoidnephrose erzielt werden (s. S. 185).

Glomerulonephritis

Bei der Glomerulonephritis hängen – wie bereits erwähnt – Prognose und Therapieaussichten weitgehend davon ab, welche histologischen Veränderungen sich finden. Die günstigsten Aussichten bieten die Fälle mit sog. Minimalveränderungen. Relativ gute Ergebnisse werden erreicht bei den membranösen Nephritisformen. Durch die bisherigen Therapiemöglichkeiten kaum beeinflußt werden dagegen die proliferativen Glomerulonephritiden.

Die Kortikoide vermögen nach allen bisherigen Erfahrungen das klinische Krankheitsbild in etwa der Hälfte der Fälle zu verbessern: Eine Beeinflussung des geweblichen Substrates ist jedoch nur selten und nur bei den von vornherein prognostisch günstigen Fällen zu erwarten. Immerhin ist Sarre (1967) davon überzeugt, daß die Überlebensrate durch diese Therapie verbessert werden kann, und Heintz (1964) glaubt, daß die Progredienz des Prozesses verlangsamt werden kann.

Im übrigen hat sich das wesentlich risikoärmere Präparat Indometacin (Amuno) als symptomatisch wirksames Mittel speziell bei den leichteren Formen von proliferativer Glomerulonephritis bewährt (Michielsen 1971).

Vorsicht mit Kortikoiden ist geboten bei hypertonischen Nierenentzündungen; die Therapie scheint auch die Rate der kardiovaskulären Komplikationen zu erhöhen (Black u. Mitarb. 1970). Auch bei Niereninsuffizienz soll keine Kortikoidlangfristtherapie durchgeführt werden.

Das nicht so seltene nephrotische Syndrom des älteren Menschen kann in gleicher Weise behandelt werden, wobei selbstverständlich besonders gewissenhafte Überwachung nötig ist (Kellner u. Wüst 1970, Fawcett u. Mitarb. 1971).

Wie bei anderen chronischen Erkrankungen (z. B. chronischer Polyarthritis, chronisch-aggressiver Hepatitis) werden auch bei den chronischen Glomerulonephritiden mit nephrotischem Syndrom in zunehmendem Maße die Kortikoide mit sog. Immunosuppressiva kombiniert. Ob dadurch die Gesamtprognose verbessert wird, ist bisher noch fraglich. Die Therapiekomplikationen scheinen aber geringer zu sein, weshalb die Kombination zumindest in jenen Fällen empfohlen wird, bei denen sich nur unter hochdosierter Steroidtherapie eine Besserung des klinischen Bildes erzielen läßt. Mittel der Wahl ist wie bei den anderen genannten Krankheiten heute das Azathioprin (Imurek).

Die früher von vielen Autoren bevorzugte Anwendung von ACTH hat keine wesentlich besseren Ergebnisse gebracht als jene mit Kortikoiden, weswegen heute auch von Reubi (1971) den Steroiden der Vorzug gegeben wird.

Ob sich durch erheblich höhere Dosen, wie sie von Fritz u. Mitarb. (1968, 1971) versucht worden sind (Beginn der Behandlung mit 400 mg Prednison pro die), bessere Ergebnisse erzielen lassen, ist noch nicht abzusehen. Die erhöhte Komplikationsrate dieser hochdosierten Therapie muß ihre Empfehlung einschränken.

Es ist selbstverständlich, daß neben der medikamentösen Therapie die Allgemeinbehandlung, insbesondere die Diätetik, nicht vernachlässigt werden darf.

Dosierung: Verschiedene Schulen haben unterschiedliche Therapieschemen empfohlen. Allen gemeinsam ist die Tendenz, zunächst höhere Dosen zu geben, bis eine diuretische Wirkung einsetzt, und dann auf eine intermittierende Behandlung überzugehen.

Anfangsbehandlung mit 60–80 mg Prednison (= ca. 1 mg/kg Körpergewicht) über etwa 3 Wochen; tritt eine Wirkung ein, so kann auf eine Erhaltungstherapie in Form der alternierenden Behandlung (s. S. 69) übergegangen werden. Langfristbehandlung unter entsprechenden Kontrollen ist erforderlich.

Treten nach dreiwöchiger hochdosierter Behandlung keine wesentliche Steigerung der Diurese und keine Abnahme der Proteinurie ein, so emfiehlt sich abruptes Absetzen, wodurch manchmal die Diurese in Gang kommt. Anschließend kommt eine langfristige kombinierte Steroid-Immunosuppresiva-Therapie, sofern nach dem histologischen Befund überhaupt eine Beeinflussung der Erkrankung wahrscheinlich erscheint (s. o.), in Frage.

Amyloidnephrose

Im Gegensatz zu früheren optimistischen Äußerungen hat eine kontrollierte Studie durch Maxwell (1970) ergeben, daß die Amyloidnephrose durch Kortikoide nicht beeinflußt werden kann. Ihr Einsatz wird daher heute bei dieser Indikation allgemein abgelehnt (Reubi 1968, 1971, Maxwell 1970).

Kimmelstiel-Wilson-Syndrom

Bei der diabetischen Glomerulosklerose entwickelt sich nicht selten ein nephrotisches Syndrom. Da diese Krankheit aber auf einem Diabetes beruht, zu einem oft erheblichen Hochdruck (meist auch mit Auswirkungen auf das Herz) und zu Niereninsuffizienz führt, sind Kortikoide absolut kontraindiziert (REUBI 1968, 1971).

Literatur

Black, D. A. K., G. Rose, D. B. Brewer: Brit. med. J. 1970/III, 421.
Börner, E., F. Krück: Therapiewoche 19 (1969), 1717.
Brass, H. u. Mitarb.: Arch. Klin. Med. 216 (1969), 303.
Champendahl, P.: Méd. et Hyg. (Genève) 26 (1968), 319.
Ducrot, H., J.-P. Grunfeld, J.-M. Watchi: Presse méd. 75 (1965), 2661.
Fakatselli, N. M. u. Mitarb.: Méd. et Hyg. (Genève) 25 (1967), 1092.
Fawcett, I. W., P. J. Hilton, N. F. Jones, A. J. Wing: Brit. med. J. 1971/I, 387.
Fritz, K. W., R. Willbrandt, R. Paetzold: Münch. med. Wschr. 110 (1968), 733.
Fritz, K. W., R. Willbrandt, W. Messerschmidt, H. Hünerbein: In: Medikamentöse Therapie bei Nierenerkrankungen, hrsg. von R. Kluthe. Thieme, Stuttgart 1971.
Heintz, R.: Nieren-Fibel, 2. Aufl. Thieme, Stuttgart 1968.
Heintz, R., H. Brass, H. Lapp: In: Medikamentöse Therapie bei Nierenerkrankungen, hrsg. von R. Kluthe. Thieme, Stuttgart 1971.
Kellner, K., I. Wüst: Med. Klin. 65 (1970), 2285.
Krecke, H. J.: Dtsch. med. J. 18 (1967), 646.
Lagrue, G., J. Bariety, B. de Boisdeffre, P. Milliez: Méd. et Hyg. (Genève) 26 (1968), 293.
Lorenz, E.: Wiener klin. Wschr. 79 (1967), 371.
Losse, H.: Kurzlehrbuch der Nierenkrankheiten. Schattauer, Stuttgart 1963.
Maxwell, M. H.: J. Amer. med. Ass. 213 (1970), 881.
Michelsen, P.: In: Medikamentöse Therapie bei Nierenerkrankungen, hrsg. von R. Kluthe. Thieme, Stuttgart 1971.
Miller, R. B., J. T. Harrington, C. P. Ramos, A. S. Relman, W. B. Schwartz: Med. Welt 21 (1970), 5, XVII.
Nieth H.: Dtsch. med. Wschr. 93 (1968), 454.
Renner, D.: zit. 1972 (im Druck).
Renner, E.: Klin. Wschr. 47 (1969), 758.
Reubi, F.: Therapiewoche 18 (1968), 543.
Reubi, F.: Nierenkrankheiten. In: Lehrbuch der Therapie, 5. Aufl., hrsg. von W. Hadorn. Huber, Bern 1971.
Sarre, H.: Nierenkrankheiten, 3. Aufl. Thieme, Stuttgart 1967.
Sarre, H., R. Kluthe, D. Oechslein, H. J. Jedinsky: In: Medikamentöse Therapie bei Nierenerkrankungen, hrsg. von R. Kluthe. Thieme, Stuttgart 1971.
Sarre, H.: Dtsch. med. Wschr. 96 (1971), 1373.
Schütterle, G., K. Schultis: Med. Welt 19 (1968), 729.
Ströder, J., D. Gekle: Münch. med. Wschr. 110 (1968), 750.

Provokationstest bei Pyelonephritis

Die chronische Pyelonephritis, die häufigste aller Nierenerkrankungen, stellt in erster Linie ein diagnostisches Problem dar. Die typischen Symptome, wie Proteinurie und Leukozyturie, können fehlen, die Harnkulturen – zumindest zeitweilig – steril bleiben; auch Glitzerzellen und Leukozytenzylinder sind nicht obligatorisch. Es wurde deshalb schon früher versucht, mit Pyrogenen zu provozieren.

Die Provokation mit Prednisolon ist nach verschiedenen Erfahrungen gleich sicher und für den Patienten erheblich angenehmer (COMMICHAU 1967, PADELT u. OCKLITZ 1967). Der Test hat sich speziell auch bei Kindern bewährt (GEKLE 1965, GUDOWSKI u. Mitarb. 1967, FISCHER 1968, OEHME 1968).

Methode: Der Patient entleert morgens die Blase (Urin I); anschließend erhält er 50 mg Prednisolon intravenös; eine Stunde (Urin II) und 2 Stunden (Urin III) nach Injektion wird der Urin wieder gesammelt. In den 3 Urinproben werden die Leukozyten in der Zählkammer gezählt.

Der Test wird als positiv angesehen, wenn die Leukozytenzahl in Urin II oder III mindestens 50% mehr beträgt als in Urin I. Von verschiedenen Autoren wird ein Anstieg der Leukozytenzahl bis auf 400000/Std. gefordert.

Literatur

Commichau: Z. ärztl. Fortb. 56 (1967), 348.
Fischer, V.: Ärztl. Forsch. 22 (1968), 419.
Gekle, D.: Zbl. Kinderheilk. 95 (1965), 188.
Gudowski, G. u. Mitarb.: Kinderärztl. Prax. 35 (1967), 441.
Maxwell, M. H. u. Mitarb.: Dtsch. med. Wschr. 89 (1964), 1966.
Oehme, J.: Dtsch. med. Wschr. 93 (1968), 1496.
Padelt, H., W. Ocklitz: Kinderärztl. Prax. 35 (1967), 203.

Erkrankungen der Harnwege

Urogenitaltuberkulose

Entsprechend den Erfahrungen in der Behandlung der Lungentuberkulose werden Kortikoide heute auch bei der *Urogenitaltuberkulose* eingesetzt. Sie sollen die „erwünschte Vernarbung am unerwünschten Ort" (BUSCH 1964) verhindern, d. h. einer Abflußbehinderung infolge Strikturierung vorbeugen. Die Kortikoide werden bei dieser Indikation erst im zweiten Stadium der Erkrankung verwendet.

GLOOR (1967), HALLWACHS u. BAAR (1972), CARSTENSEN u. REMIEN (1969), SCHMIEDT u. STRAUSS (1970), STRAUSS u. MAY (1966) haben indes auch ganz frische Nierentuberkulosen kombiniert mit Tuberkulostatika (Dreierkombination) und Kortikoiden erfolgreich behandelt: Besserung der Nierenfunktion, Abgrenzung des Tuberkuloseherdes im Urogramm, Beseitigung von entzündlich-ödematösen Stenosen in den ableitenden Harnwegen, Abklingen entzündlicher Blasenerscheinungen und Besserung des Allgemeinzustandes. Kontraindiziert ist die Steroidanwendung bei Nieren- und Blasenblutungen.

Schließlich kommt Steroidanwendung im Spätstadium im Anschluß an eine plastische Operation in Frage, um erneute Strikturierung zu vermeiden. Bei Schrumpfblasen kommt gleichzeitige lokale Instillation von Antibiotika und Kortikoiden in Betracht (SCHMIEDT u. STRAUSS 1970).

Dosierung nach SCHMIEDT u. STRAUSS: Beginn mit 20–30 mg Prednison; langsame Reduktion bis zur Erhaltungsdosis; Behandlungdauer 4 Wochen. Gegebenenfalls Wiederholung der Kur nach einem vierwöchigen Intervall.

Ureterstrikturen

Harnleiterstrikturen nach gynäkologischen Operationen (ANSELMINO u. TURANLI 1961, SCHMIEDT 1964) oder Röntgenbestrahlungen im kleinen Becken (KLOSTERHALFEN 1960) stellen eine dankbare Indikation für die Cortisontherapie dar. Voraussetzung für den Erfolg ist eine frühzeitige Anwendung. Bei jedem Verdacht auf eine Stauungsniere sollte sofort ein Urogramm gemacht werden.

Dosierung: 20 mg Prednison 2–3 Wochen; dann Kontrolle des Urogramms; je nach Ergebnis Fortführung einer Erhaltungsdosis (10 mg über längere Zeit).

Chronisch fibröse Zystitis

Bei der *chronisch fibrösen Zystitis bzw. chronisch diffusen Blasenwandentzündung* besteht die Gefahr einer Schrumpfblasenentwicklung (ALKEN 1970). Deshalb sollte prophylaktisch Cortison gegeben werden.

Dosierung: Beginn mit 20–25 mg mit langsamem Rückgang auf Erhaltungsdosen. Die Behandlungsdauer ist vom zytoskopischen Befund abhängig zu machen. Bei bakterieller Besiedelung muß selbstverständlich gleichzeitig eine gezielte antibiotische Therapie durchgeführt werden.

Harnröhrenstrikturen

Harnröhrenstrikturen sind die Folge von Entzündungen, traumatischer Schädigung oder einem operativen Eingriff. Bei Bougierung entstehen nicht selten entzündliche Reaktionen und Ödeme. Diese können verhindert werden durch Steroidinstillationen vor der Bougierung: 50 mg wasserlösliches Prednisolon in 10 ml Aqua dest. für 30–40 Minuten; anschließend weicher Thiemann-Katheter für 24 Stunden und Wiederholung der Prozedur bis zur vollständigen Aufdehnung. Von 35 Fällen konnte durch diese Therapie bei 34 ein Erfolg erzielt werden (VOELKEL 1970).

HEBERT (1971) hat transurethral in die Strikturstelle gespritzt (Vollnarkose oder Spinalanästhesie) und bei 10 von 12 Patienten eine Beseitigung der Striktursymptome beobachtet.

Retroperitoneale Fibrose

Die *fibrosierende Retroperitonitis* (retroperitoneale Fibrose, Ormondsche Krankheit) stellt einen chronisch fibrosierenden Entzündungsprozeß noch unklarer Ätiologie und Pathogenese dar, der wahrscheinlich durch verschiedene Mechanismen in Gang kommen kann; neuerdings wurde die Auslösung durch langfristige Methysergid-(= Deseril)Behandlung hingewiesen (WAGENKNECHT 1972). Der Prozeß führt zur Uretereinengung mit allen seinen Konsequenzen. Deshalb ist frühzeitige Diagnosestellung erforderlich. Durch langfristige Steroidgaben sind bereits mehrere Fälle geheilt worden (MORANDI u. Mitarb. 1963, RUST u. MAAS 1967, LUDWIG u. BAUMGARTNER 1963). Nach ANDING u. Mitarb. (1971) läßt sich eine Operation meist nicht vermeiden. TAENZER u. MÜNZEL (1967) sowie BERGMANN u. FRIEDENBERG (1970) empfehlen die Steroide als postoperative Behandlung zur Rezidivprophylaxe.

Dosierung: Beginn mit 30 mg Prednison, nur langsame Dosisreduktion; mehrmonatige Behandlung; Absetzen erst nach Sicherung des Abflusses.

Ostitis pubis

Das verhältnismäßig seltene Krankheitsbild der *Ostitis pubis,* welches im Anschluß an Prostata- oder Blasenoperationen sowie nach Zangengeburten beobachtet wird, führt zu heftigen und kaum beeinflußbaren Schmerzen in der Schambeingegend. Durch Cortisongaben werden die Schmerzen meist in wenigen Tagen beseitigt; die Krankheitsdauer (6–9 Monate) wird dagegen nicht wesentlich verkürzt (HASCHE-KLÜNDER 1956), MARSHALL u. Mitarb. 1964, SCHMIEDT 1964, VAHLENSIECK 1967).

Dosierung: Beginn mit 70 mg Prednison; Rückgang und Abbau nach Beseitigung der Beschwerden.

Literatur

Alken, C. E.: Leitfaden der Urologie, 5. Aufl. Thieme, Stuttgart 1970.
Anding, G., C. W. Fassbender, J. Sökeland: Fortschr. Med. 89 (1971), 509.
Anselmino, K. J., I. Turanli: Geburtsh. u. Frauenheilk. 21 (1961), 878.
Bergmann, H., R. M. Friedenberg: N.Y. State J. Med. 70 (1970), 972.
Busch, H. G.: Urologe 3 (1964), 37.
Carstensen, E., J. Remien: Z. Urol. 62 (1969), 327.
Dörken, H.: Dtsch. med. Wschr. 95 (1970), 1981.
Gloor, H. U.: Schweiz. med. Wschr. 97 (1967), 971.
Hallwachs, O., R. Baar: Med. Welt 23 (1972), 174.
Hasche-Klünder, R.: Dtsch. med. Wschr. 81 (1956), 1088.
Hebert, P. W.: J. Urol. 105 (1971), 403.
Klosterhalfen, H.: Z. Urol. 53 (1960), 693.
Ludwig, J., R. Baumgartner: Schweiz. med. Wschr. 93 (1963), 1405.
Marshall u. Mitarb.: zit. nach E. Schmiedt: Münch. med. Wschr. 106 (1964), 1701.
Morandi, L., P. J. Grob: Arch. intern. Med. 128 (1971), 295.
Morandi, L. u. M.: Schweiz. med. Wschr. 93 (1963), 1409.
Rust, J. A., H. E. Maas: Amer. J. Obstet. Gynec. 98 (1967), 654.
Schmiedt, E., I. Strauss: Dtsch. med. Wschr. 95 (1970), 1410.
Schmiedt, E., I. Strauss: Dtsch. med. Wschr. 95 (1970), 1364.
Schmiedt, E.: Münch. med. Wschr. 106 (1964), 1701.
Strauss, I., H. May: Dtsch. med. Wschr. 91 (1966), 1445.
Taenzer, V., M. Münzel: Dtsch. med. Wschr. 92 (1967), 1715.
Vahlensieck, W.: Aesth. Med. 16 (1967), 295.
Voelkel, H.: Z. Urol. 63 (1970), 149.
Wagenknecht, L. V.: Münch. med. Wschr. 114 (1972), 585.

Herz- und Kreislauferkrankungen

Entzündliche Herzerkrankungen

Endokarditiden

Über die *rheumatisch bedingten Karditiden* wurde im Kapitel über das akute rheumatische Fieber berichtet (s. S. 80 f.).

Bei der *akuten und subakuten bakteriellen Endokarditis* steht die Antibiotikatherapie ganz im Vordergrund. Klinisch besonders schwere Verläufe können unter Umständen eine vorübergehende zusätzliche Steroidtherapie indizieren (Anschütz 1970). Dosierung und Durchführung der Behandlung wie bei anderen septischen Erkrankungen (s. S. 113 f.).

Bei der *chronischen lupoiden Endokarditis* (Libman-Saks-Endokarditis), an welche bei Lentaverlauf ohne Erregernachweis zu denken ist und die durch den LE-Test und den Antiglobulin-Konsumptionstest zu sichern ist, werden Kortikoide wie bei Lupus erythematodes visceralis verabreicht (s. S. 102).

Myokarditis

Nach Dennig (1964) gibt es über 50 verschiedene Ursachen einer *Myokarditis*. Während früher die Diphtherie am häufigsten war, sind heute die verschiedensten, speziell die viralen Infekte – am häufigsten durch Influenza- oder Coxsackieviren, aber auch bei Mononukleose, Parotitis epidemica – auslösend. Auch odontogene Fokalinfektionen können eine Myokarditis hervorrufen. Die Differentialdiagnose gegenüber einer infektiös-toxischen Myokardschädigung ist im Einzelfalle oft schwer zu stellen.

Die Therapie richtet sich in erster Linie gegen den ursächlichen Infekt; zeigen die EKG-Veränderungen keine Rückbildungstendenz, so werden Kortikoide eingesetzt. Aufgrund der im Kapitel Viruskrankheiten besprochenen Beeinflussung der Infektabwehr muß vor zu frühzeitiger Anwendung der Kortikoide gewarnt werden (Smith 1967).

Eine absolute Indikation für die Anwendung von Kortikoiden stellt das Auftreten von *Adams-Stokes-Anfällen* im Rahmen einer Myokarditis dar. (Dosierung S. 153 f.)

Dosierung: Beginn mit 30–40 mg (in schweren Fällen, besonders mit Rhythmusstörungen, auch 100–150 mg) Prednison; stufenweiser Rückgang der Dosierung je nach EKG-Befund.

Myokarditis Fiedler

Bei der seltenen idiopathischen *Myokarditis Fiedler* hat sich nach Hadorn (1963) eine über Monate laufende Steroidbehandlung vorzüglich bewährt. Diese Erkrankung wird auch von Beickert (1970, 1971) als Indikation angegeben.

Dosierung: Beginn mit 40 mg Prednison; Weiterbehandlung je nach Verlauf.

Pericarditis exsudativa

Die *Perikarditis* ist in der Mehrzahl der Fälle als Zweitkrankheit aufzufassen. Rheumatismus, Tuberkulose, Herzinfarkt, Herzinsuffizienz, Urämie, Lupus erythermatodes visceralis und schließlich Geschwülste sind die häufigsten Ursachen.

Die Behandlung richtet sich gegen die Grundkrankheit. Bei Ergußbildung, besonders wenn eine Herztamponade droht, ist Punktion erforderlich. Anschließend empfiehlt sich die Instillation eines Kortikoids, um die Exsudationsneigung zu hemmen und Verwachsungen zu verhindern. Bei Verdacht auf tuberkulöse Ätiologie müssen selbstverständlich Tuberkulostatika zugegeben werden.

Dosierung: s. Behandlung der Pleuritis exsudativa S. 124.

Akute benigne Perikarditis

Die *idiopathische (= akute benigne) Perikarditis,* welche oft mit einem katarrhalischen Infekt beginnt, beruht wahrscheinlich auf einer Virusinfektion (Coxsackie B wurde am häufigsten gefunden). Die Erkrankung beginnt plötzlich mit Fieber und erheblichen lokalen Schmerzen; man hört immer ein starkes Perikardreiben. Bei einem Teil der Fälle kommt es zu Ergußbildung. Wie der Name sagt, handelt es sich um eine benigne Erkrankung, die nach 3–4 Wochen spontan ausheilt; nach Beobachtungen von Hamm u. Wilke (1965) kann sie aber auch mehrere Monate andauern. Froment u. Mitarb. (1967) sowie Roux (1970) weisen besonders darauf hin, daß – ähnlich wie z. B. bei der Virushepatitis – Rückfälle und damit Krankheitsverlängerungen durch eine Steroidtherapie provoziert werden können. Durch die Steroidtherapie verschwinden aber die oft erheblichen Beschwerden meist schlagartig. Außerdem verhindert die Behandlung die Entstehung einer Pericarditis adhaesiva bzw. einer Concretio pericardii. Die Kortikoide sollten deshalb immer dann eingesetzt werden, wenn die Wirkung der nichtsteroidalen Antiphlogistika nicht als ausreichend erscheint.

Über die *Perikarditis nach Herzinfarkt* siehe Postmyokardinfarktsyndrom S. 153.

Dosierung: Je nach Akuität des Prozesses 30–60 mg Prednison; langsam abfallende Dosis. Behandlungdauer mindestens 2–3 Wochen. Bei frühzeitigem Absetzen Rezidivgefahr!

Postkardiotomie-syndrom

Eine Indikation für Steroidtherapie stellen auch die *entzündlichen Komplikationen nach Herzoperationen* dar (Postkardiotomie- oder Postkommissurotomie-Syndrom). Das Syndrom hat Ähnlichkeit mit dem Postmyokardinfarkt-Syndrom und spricht gut auf Steroide an (Vorlaender 1962).

Dosierung: Anfangsdosis 25 mg mit allmählicher Reduktion auf 7,5 mg, welche über lange Zeit gegeben werden müssen. Bei Streptokokkenätiologie (Antistreptolysintiter!) muß zusätzlich Penicillin verabreicht werden.

Herzinfarkt

Über die Anwendung von Kortikosteroiden bei Herzinfarkt wurde jahrelang diskutiert: Die Empfehlungen reichten von grundsätzlicher Anwendung bis zu völliger Ablehnung. Bei kritischer Würdigung der Literatur und aufgrund umfangreicher eigener Erfahrungen empfahl ich 1960 die folgende Einstellung, die m. E. noch zu Recht besteht und inzwischen auch von vielen Experten (z. B. Halhuber 1965, Semple u. Dall 1965) übernommen worden ist:

Indikationen

- Die Steroidtherapie gehört nicht zur Routinebehandlung des Herzinfarktes.
- Cortisonpräparate können beim frischen Herzinfarkt indiziert sein:
  - wenn ein schwerer, insbesondere protrahierter Schockzustand vorliegt, der allein durch die übliche Kreislaufbehandlung nicht beherrscht werden kann (s. S. 157),
  - bei Auftreten von Rhythmusstörungen, besonders bei Adams-Stokes-Anfällen (siehe unten),
  - wenn ein sehr schweres klinisches Krankheitsbild vorliegt, insbesondere bei hochgradiger entzündlicher Reaktion (Fieber); in diesen Fällen nur kurzfristige niedrigdosierte Behandlung.
- Steroidtherapie ist indiziert bei folgenden Infarktfolgen:
  - beim Postmyokardinfarktsyndrom (siehe unten),
  - als Lokaltherapie bei Schulterkapselschrumpfung mit Gelenkblockierung (s. S. 99 ff.) bzw. Schulter-Hand-Syndrom. Cave bei Antikoagulantientherapie!

Nach allen bisherigen Erfahrungen kann man sagen, daß die Kortikosteroidtherapie des Herzinfarktes, sofern gleichzeitig gerinnungshemmende Therapie durchgeführt wird, keine höheren Risiken beinhaltet als jede Anwendung dieser Hormone aus anderer Indikation. Gegen die 1- bis 2malige Verabreichung eines Cortisonpräparates als Notfallmaßnahme durch den praktischen Arzt bestehen daher keinerlei Bedenken.

Postmyokardinfarktsyndrom

Bei dem von DRESSLER (1955) erstmals beschriebenen Syndrom handelt es sich um die Entwicklung einer oft exsudativen Perikarditis, manchmal zugleich mit einer Pleuritis, unter Fieberanstieg und entsprechenden Schmerzen im Anschluß an einen Herzinfarkt. Die Ursache ist nicht ganz klar; DRESSLER nimmt an, daß es sich um eine Allergisierung gegen das nekrotische Muskelgewebe aus dem Infarkt handelt. Die Symptomatik tritt bei 3–4% aller Infarktkranken auf (SIMON u. FRICKE 1971).

Obwohl die Krankheit auch spontan ausheilt, allerdings manchmal mit mehreren Rezidiven, ist eine Steroidtherapie zu empfehlen, weil sie das Krankheitsbild und die Beschwerden des Patienten prompt unterdrückt.

Dosierung: 20–25 mg Prednison, abfallend auf 10 mg; Behandlungsdauer 8–10–14 Tage.

Adams-Stokes-Anfälle

Zu einem anfallsweise auftretenden Kreislaufstillstand mit Bewußtseinsverlust (Adams-Stokes-Anfall) kann es bei Asystolie oder bei Kammertachykardie (infolge Flimmern oder Flattern) kommen. Ursache kann sowohl eine ischämische wie eine entzündliche Herzmuskelerkrankung sein. In der Notfalltherapie steht die Reanimation durch Herzmassage und Mund-zu-Mund-Beatmung im Vordergrund. Erst wenn dadurch ein minimaler Kreislauf in Gang gekommen ist, soll die elektrokardiographische Differenzierung der Störung angestrebt und die gezielte Therapie mit Schrittmacher bzw. Defibrillator durchgeführt werden.

In weniger bedrohlichen Fällen wird man die heute zur Verfügung stehenden Antiarrhythmika einsetzen (auf deren Indikation und Dosierung in diesem Rahmen nicht eingegangen werden kann).

In jedem Falle können zusätzlich Kortikoide gegeben werden. Während sie bei entzündlicher Ursache der Störung gut begründet sind, nimmt man an, daß sie bei ischämischer Genese entzündliche Reaktionen in den Randzonen beeinflussen.

Dosierung: Beginn mit 75–100 mg Prednisolon (zunächst i.v.) und schnellem Rückgang je nach klinischer Besserung.

Herzinsuffizienz

Therapie-refraktäre Ödeme

Schon 1955 wies BICKEL darauf hin, daß man in manchen Fällen von refraktären Ödemen durch Glukokortikoide die Diurese in Gang bringen kann. Zunächst nahm man einen Antialdosteroneffekt, später eine Hemmwirkung auf das antidiuretische Prinzip des Hypophysenhinterlappens an. Beide Hypothesen sind heute widerlegt. Durch die Entwicklung hochwirksamer Diuretika ist auch das Interesse an den Kortikoiden in dieser Indikation erheblich geringer geworden. Trotzdem gibt es immer wieder einmal Fälle, welche auf alle heute verfügbaren Maßnahmen refraktär bleiben; und von diesen sprechen einige ausgezeichnet auf Kortikoide an.

Bei einem Teil dieser Fälle von chronischer Herzinsuffizienz kann man annehmen, daß die Steroidtherapie einem Substitutionseffekt entspricht, nachdem KARL schon 1959 nachweisen konnte, daß bei solchen Patienten eine NNR-Unterfunktion besteht. Neuerdings nimmt man jedoch an, daß die Steroide besonders dann wirksam sind, wenn es sich um das Bild einer Verdünnungshyponatriämie handelt.

Dieses ist charakterisiert durch Vorhandensein von Ödemen und gleichzeitiger Hyponatriämie. Wahrscheinlich besteht dabei aber eine Vermehrung des Gesamtnatriumbestandes des Organismus, d. h. daß sich das Natrium überwiegend intrazellulär befindet; daher auch die Bezeichnung „sick-cell-syndrome". Die Ursache ist wahrscheinlich eine Zellstoffwechselstörung; ausgelöst wird das Syndrom meist durch massive Therapie mit Saluretika. In diesen Fällen ist Natriumzufuhr selbstverständlich kontraindiziert, und die Flüssigkeitszufuhr muß gedrosselt werden. Durch Kortikoide kann offenbar die veränderte Zellpermeabilität normalisiert werden. Es kommt zur besseren Diurese und zum Ausgleich der Hyponatriämie. Anschließend reagieren die Patienten wieder auf die übliche Therapie (BEICKERT 1970, 1971), HEILBORN 1955, JAHRMÄRKER 1971, JICK 1966, KRÜCK 1969, SIEGENTHALER 1969).

Dosierung: 30 mg Prednison/die, bis die Diurese anläuft, dann Reduktion und Absetzen; keine Dauertherapie.

Lungenödem

Besonders erwähnt werden soll auch die *akute Linksherzinsuffizienz mit Lungenödem,* bei welcher sich die Kortikoide als zusätzliche Maßnahme bewährt haben. Basis der Therapie bleiben selbstverständlich blutiger oder unblutiger Aderlaß, Strophantingabe, Einsatz von schnell wirkenden Diuretika (z. B. Lasix), Sauerstoffatmung und evtl. Trachealabsaugung. Die intravenöse Steroidgabe kommt hauptsächlich als Notfallmaßnahme vor Klinikeinweisung in Betracht. Ihre Wirkung beruht wohl vorwiegend auf einer Verminderung der Permeabilität.

Dosierung: Zunächst 50–100 mg Prednisolon i.v.; je nach Besserung wiederholt in Intervallen.

Digitalisvergiftung

Bei der *Digitalisvergiftung* sind die Kortikoide ebenfalls verwendet worden. Da bei dieser Intoxikation ursächlich oder sekundär ein Kaliummangel vorliegt, war man jedoch mit Steroiden allenthalben zurückhaltend. KUNZ u. WILBRANDT (1963) haben indes experimentell nachgewiesen, daß Steroide (Gluko- und Mineralokortikosteroide ebenso wie Progesteron und Testosteron) die Steigerung der zellulären Kaliumabgabe durch Herzglykoside zu antagonisieren vermögen. Die Kortikoidbehandlung erscheint daher unbedenklich.

Primäre pulmonale Hypertonie

Im Kapitel Lungenemphysem (S. 109) wurde darauf hingewiesen, daß sich auch die kardiovaskulären Folgen des Asthmas, also das Cor pulmonale chronicum, günstig beeinflussen lassen. In den letzten Jahren wurden zunehmend Fälle von primärer pulmonaler Hypertonie beobachtet, wobei sich Appetitzügler als Ursache herausstellten. Neben Absetzen des Appetitzüglers wurde eine Behandlung mit Antikoagulantien empfohlen, um das Fortschreiten der Lungenobstruktion zu verhindern. Gleichzeitig gaben die meisten Autoren Kortikoide, welche zu einer Besserung des subjektiven Befindens führen (GURTNER u. Mitarb. 1968, SCHWINGSHACKL u. Mitarb. 1969, SLEEPER u. Mitarb. 1962, WOODS 1968). Eine objektive Wirkung hat sich aber nicht nachweisen lassen, weshalb BAEDEKER von der Kortikoidtherapie abrät.

Literatur

Abel, H., P. Krebs: Münch. med. Wschr. 110 (1968), 697.
Acar, J., J. di Mattéo, J. Lenègre, L. Scebat, H. Pequinot: Presse méd. 73 (1967), 1965.
Anschütz, F.: Dtsch. med. Wschr. 95 (1970), 128.
Baedecker, W.: Pers. Mitteilung 1972.
Bayliss, R. I. S.: Brit. med. J. 1966/II, 721.
Beickert, A.: Erweiterte Therapie der Herzinsuffizienz. VEB Fischer, Jena, 1971.
Beickert, A.: Z. ges. inn. Med. 25 (1970), 865.
Bickel, G.: Méd. et Hyg. (Genève) 13 (1955), 472.
Czoniczer, G. u. Mitarb.: Circulation 29 (1964), 813.
Dennig, H.: In: Herz und Rheumatismus. Steinkopff, Darmstadt 1964.
Dressler, W.: Circulation 12 (1955), 472.
Dressler, W.: Arch. intern. Med. 103 (1959), 28.
Edeiken, J., H. Bass: Amer. Heart J. 68 (1964), 868.
Erwers, H.: In: Herz und Rheumatismus. Steinkopff, Darmstadt 1964.
Froment, R. u. Mitarb.: Méd. et Hyg. (Genève) 25 (1967), 617.
Gurtner, H. P., M. Gertsch- C. Salzmann, M. Scherrer, P. Stucki, F. Wyss: Schweiz. med. Wschr. 98 (1968), 1579.
Halhuber, M. J., H. Kirchmair: Notfälle in der inneren Medizin, 8. Aufl. Urban & Schwarzenberg, München 1969.
Halhuber, M. J.: Med. Welt 16 (1965), 2196.
Hamm, J., K. H. Wilke: Dtsch. med. Wschr. 90 (1965), 1.
Heiborn, G. H., P. R. Schemm: Amer. J. med. Sci. 259 (1955), 621.
Heinecker, R.: Therapiewoche 17 (1967), 479.
Jahrmärker, H.: Internist 12 (1971), 364.
Jick, H.: Ann. N.Y. Acad. Sci. 139 (1966), 512
Kaiser, H.: Münch. med. Wschr. 102 (1960), 931
Karl, K.: Klin. Wschr. 37 (1959), 1124.
Kunz, H. A., W. Wilbrandt: Helv. Physiol. Acta 21 (1963), 83.
Markoff, R.: Dtsch. med. Wschr. 93 (1968), 697.
Moisejeu, S. G., N. W. Erschowa: Mkurse ärztl. Fortbild. 21 (1971), 174.

Roux, J.-P.: Schweiz. Rundschau Med.; Praxis 59 (1970), 1561.
Schäbitz, J. W. Teichmann, P. Rikirsch: Dtsch. Gesundh.-Wes. 26 (1971), 1726.
Schröder, R. u. M.: Z. Kreisl.-Forsch. 56 (1967), 950.
Schröder, R.: Z. Kreisl.-Forsch. 56 (1967), 953.
Schwingshackl, H., H. Amor, F. Dienstl: Dtsch. med. Wschr. 94 (1969), 639.
Semple, T. D., L. Dall: Amer. Heart J. 70 (1965), 717.
Siegenthaler, W.: In: F. Krück: Klinische Pharmakologie der Diuretika. Urban & Schwarzenberg, München 1969.
Simon, H., G. Fricke: Dtsch. med. Wschr. 96 (1971), 166.
Slepper, J. C., E. S. Orgain, H. D. McIntosh: Circulation 26 (1962), 1358.
Smith, W. G.: Amer. Heart J. 73 (1967), 439.
Stein, E.: Therapiewoche 17 (1967), 389.
Theile, U.: Dtsch. med. Wschr. 97 (1972), 568.
Todorov, A.: Méd. et Hyg. (Genève) 25 (1967), 279.
Vorlaender, M.: Dtsch. med. Wschr. 97 (1962), 628.
Windorfer, A.: Münch. med. Wschr. 108 (1966), 2213.
Woods, P.: Diseases of heart and circulation. 3. Aufl. Lippincott, Philadelphia. 1968.

Schock

Über den von LE DRAN 1743 geprägten Begriff Schock wird immer noch und immer wieder diskutiert. Forscher aller Länder, internationale Symposien und Kongresse haben sich gerade in den letzten Jahren besonders intensiv mit den Schockproblemen beschäftigt. Viele Einzelprobleme sind heute aufgeklärt. Aber immer noch herrschen „Verwirrung und Unsicherheit über den Entstehungsmechanismus und die Faktoren, welche das Schocksyndrom auslösen und den letalen Verlauf bewirken" (HERSHEY u. ALTURA 1966).

Definition

Einig ist man sich heute aber weitgehend über die Definition: Schock ist ein Zustand ungenügender Durchblutung der vitalen Organe, und diese Gewebshypoxie kann unmittelbar zum Tode führen. Es handelt sich dabei nicht nur um ein Kreislaufproblem, sondern es stellen sich auch schwere Stoffwechselstörungen ein – besonders eine Azidose –, und schließlich spielen Veränderungen in der Blutgerinnung eine besondere Rolle.

Tatsache ist jedenfalls, daß Schock nicht mit einem Blutdruckabfall identisch ist; oftmals und gerade in sehr schweren Fällen kommt es lediglich zu einer Verkleinerung der Blutdruckamplitude.

Auf die heutigen Vorstellungen über die Schockpathogenese kann in diesem Rahmen nicht eingegangen werden. Festzuhalten ist nur, daß sehr verschiedene Ursachen einen Schock auslösen können: Blut- und Flüssigkeitsverlust, Herzversagen, septische Infekte, anaphylaktische Reaktionen, Störungen endokriner Funktionen und Unterbrechung der neurogenen Reaktionen. Die jeweilige Ursache gilt es selbstverständlich zu klären und nach Möglichkeit zu beseitigen. Darüber hinaus gibt es, unabhängig von der primären Ursache, heute allgemeine Richtlinien der Schockbehandlung, welche hier auch nicht genauer ausgeführt werden können. Da aber vor einigen Jahren viele Ärzte als erstes zur Cortisonspritze griffen und da es auch heute noch Indikationen für die Anwendung von Kortikoiden gibt, muß auf die verschiedenen Schockformen eingegangen werden.

Volumenmangelschock

Der *Volumenmangelschock* kommt zweifellos am häufigsten vor. Er wird ausgelöst durch eine Blutung oder durch ein Trauma mit Plasmaverlust; bei der Oberschenkelfraktur kann der Verlust bis zu 1,5 l, bei einer Verbrennung bis zu 5 l betragen. Auch große Wasser- und Elektrolytverluste (z. B. durch Gastroenteritis) sowie Plasmaverluste bei Pankreatitis, Peritonitis und Ileus sowie der Hitzschlag (überwiegender Wasserverlust) können zu Volumenmangel führen.

In all diesen Fällen ist selbstverständlich die Auffüllung des Gefäßsystems mit Blut, Plasma oder Plasmaexpandern, speziell mit niedermolekularem Dextran, die wichtigste und vordringlichste Therapie; sie sollte einsetzen, bevor es zu sekundären Veränderungen gekommen ist. Kreislaufmittel sind kontraindiziert; im Stadium der Zentralisation (Erfassung durch Venendruckmessung) können sogar gefäßerweiternde Mittel erforderlich werden.

Kardiogener Schock

Der *kardiogene Schock* beruht entweder auf einem Herzversagen oder auf einer Gefäßinsuffizienz. Oftmals sind beide Mechanismen gleichzeitig vorhanden. Häufigste Ursache ist der Herzinfarkt; daneben spielen Herzrhythmusstörungen und alle Formen der myokardialen Insuffizienz eine Rolle.

Beim primären Herzversagen stehen Herzglykoside, bei Rhythmusstörungen die modernen Antiarrhythmika im Vordergrund. Während zur Beseitigung der Gefäßinsuffizienz früher Katecholamine (die sog. Kreislaufmittel) Verwendung fanden, sind diese von den meisten Schulen (aber nicht von allen!) verlassen worden, da man annimmt, daß eine überschießende Vasokonstriktion die Ursache des Schocks ist. Deshalb werden heute β-stimulierende Sympathikomimetika gegeben, welche eine positiv inotrope Wirkung mit einer peripheren vasodilatierenden verbinden (z. B. Alupent). Gefäßerweiternde Mittel erfordern selbstverständlich Zufuhr von Volumen, am besten in Form von niedermolekularem Dextran (Rheomacrodex). In dieser Phase haben Kortikosteroide keine Indikation.

Erst wenn die Situation durch diese Maßnahmen nicht beherrscht werden kann, sollte ein Versuch mit Kortikoiden in sehr hoher Dosierung gemacht werden. Diese Therapie geht auf Untersuchungen von DIETZMANN u. LILLEHEI (1968) zurück. Nach i.v. Injektion von 1,5–2,5 g (= 1500–2500 mg!) Prednisolon bzw. Methylprednisolon – kleinere Dosen erwiesen sich als unwirksam – konnten die Autoren innerhalb von wenigen Minuten eine Beherrschung der Schocksymptomatik erreichen. Die Wirkung beruht wahrscheinlich in erster Linie auf Gefäßerweiterung, da der periphere Widerstand eklatant abfällt; gleichzeitig bessern sich aber auch Stoffwechselgrößen wie pH, pCO_2 und Milchsäurekonzentration. Die Gefäßerweiterung erfordert natürlich eine Volumenzufuhr; nötigenfalls können dann auch Katecholamine eingesetzt werden. Nach LILLEHEI (1962) konnte die Mortalität des Infarktschocks von etwa 80% auf ca. 30% gesenkt werden.

In Deutschland konnte DONAT (1972) bei 35 Patienten mit Schock nach Infarkt über gleich günstige Ergebnisse berichten, sofern die Behandlung sehr frühzeitig (innerhalb der 2-Stunden-Grenze) begonnen wurde. Es darf aber nicht verschwiegen werden, daß die Mehrzahl der Experten dieser Therapie noch skeptisch gegenübersteht. Den Wert der Kortikoide bei kardiogenem Schock objektiv zu prüfen, ist auch nahezu unmöglich, da in solch lebensbedrohlichen Situationen natürlich keine Doppelblindversuche gemacht werden können, sondern praktisch immer eine Polypragmasie durchgeführt werden muß.

Im übrigen sei noch erwähnt, daß nachteilige Wirkungen einer einmaligen oder zweimaligen Gabe extrem hoher Steroiddosen nicht beobachtet worden sind.

Endotoxinschock

Der *infektiös-toxische Schock* ist die Folge einer schweren Kreislaufstörung durch Bakterientoxine (speziell von gramnegativen Keimen: Endotoxinschock) oder durch besondere toxische Viren. Dieses Krankheitsbild ist im Tierexperiment besonders eingehend studiert worden, wobei sich freilich Unterschiede zwischen den einzelnen Spezies ergeben, so daß die Übertragung auf den Menschen nur mit Vorbehalt möglich ist. Immerhin ist gesichert, daß bei diesen infektiösen Intoxikationen das Herzminutenvolumen und der mittlere arterielle Blutdruck abfallen und der periphere Widerstand ansteigt, nachdem der Rückfluß aus Leber und Darm abgefallen ist. Die Folge ist die typische Schocksymptomatik: kalte blasse Extremitäten, Oligurie und Desorientiertheit. Es ist selbstverständlich, daß bei einer durch Erreger hervorgerufenen Störung zunächst und in erster Linie die antibiotische Behandlung einzusetzen hat. Da ein Abwarten des Kulturergebnisses nicht möglich ist, wird man am besten eine breit wirksame bakterizide Kombination wählen. Meist kommt aber in diesen Fällen die kausale Therapie zu spät, zumal sie gegen die Toxine nicht wirksam ist. Auch die in jedem Falle durchzuführende Kreislaufbehandlung (Volumenzufuhr und gefäßerweiternde Mittel wie beim kardiogenen Schock) ist oftmals wenig wirksam.

Dann ist die hochdosierte Kortikoidbehandlung einzusetzen. Sie basiert auf den experimentellen Untersuchungen von WEIL (1970), BEIN (1962), LILLEHEI (1962). Diese Forschergruppen konnten nachweisen, daß hohe Steroidkonzentrationen die Zellen vor den Toxinen schützen, indem sie die Membranen stabilisieren, so daß die Tiere in hohem Prozentsatz die ohne Steroidgabe tödliche Endotoxingabe überlebten. Zusätzlich spielt sicher die bereits beim kardiogenen Schock erwähnte Wirkung auf den Kreislauf (Gefäßerweiterung) mit ihren günstigen Auswirkungen auf den Stoffwechsel eine Rolle. Schließlich dürfte dem entzündungshemmenden Effekt der Steroide gerade bei dieser Indikation eine Bedeutung beizumessen sein.

Voraussetzung für die Wirkung ist – ebenso wie beim kardiogenen Schock – die Anwendung extrem hoher Dosen: 2000–4000 mg Prednisolon i.v., wobei eine sehr hohe Anfangsdosis gegeben werden soll und die Behandlung dann in reduzierter Dosierung über einige Tage – d. h. bis zur Überwindung der kritischen Situation – weiter verabreicht werden soll.

Nach SPINK u. VICK (1961), konnte durch diese Therapie die Mortalität von 83% auf 57% gesenkt werden. In der Zwischenzeit liegen auch Erfahrungsberichte aus vielen inneren, chirurgischen, speziell aber auch urologischen und gynäkologischen Kliniken vor, so daß die Anwendung dieser hohen Steroiddosen beim Endotoxinschock heute wohl als weitgehend anerkannt angesehen werden kann (BEICKERT 1970, BELLER 1970, BYRNE 1966, CREMER 1970, DIETZMANN u. Mitarb. 1969, 1971, HALBERSTADT u. HELLER 1968, KORALNIK 1967, KLASTERSKY 1972, MILLS 1965, 1971, MIROUZE 1969, MOSLER 1971, MOTSAY 1971, OAKS u. COHEN 1967, RAPIN 1969).

Anaphylaktischer Schock

Der *anaphylaktische Schock* stellt immer eine dramatische Situation dar, zumal er oftmals durch eine parenterale Medikamentengabe ausgelöst wird und somit eine iatrogene Krankheit ist.

Die Kortikoide sind hier kausal wirksam, weil sie in den Pathomechanismus eingreifen. Die bedrohliche Situation erfordert gleichzeitige Verabreichung von Adrenalin und nach der Empfehlung von HOIGNÉ [1966]) eines Antihistaminikums (s. S. 106).

Schock und NNR-Versagen

Eine kausale Therapie stellt die Kortikoidanwendung bei allen durch eine *akute NNR-Insuffizienz* ausgelösten Schockzuständen dar. Hierzu gehören die Addisonkrise (s. S. 17 f.), die akute HVL-Insuffizienz (s. S. 19), Streßsituation bei einem unter Cortison stehenden Patienten, die begleitende NNR-Insuffizienz bei Basedow-Koma (s. S. 167) und schließlich der Zustand nach operativer Entfernung der Nebennieren (s. S. 190 f.).

Bei allen diesen Indikationen sind selbstverständlich wesentlich niedrigere, nämlich substitutive Dosen erforderlich.

Demgegenüber gibt es beim Nebennierengesunden praktisch keine „Erschöpfung“ durch eine Streßsituation, so daß eine substitutive Behandlung nötig wäre. Diese früher immer wieder zur Begründung einer Kortikoidtherapie angeführte Hypothese ist endgültig widerlegt. Die NNR reagiert außer in den eben erwähnten Fällen praktisch immer auf einen Streß, auch dann, wenn sie – wie z. B. beim Waterhouse-Friderichsen-Syndrom – hämorrhagisch infarziert ist. Auch im hohen Alter funktioniert das Anpassungssystem uneingeschränkt (s. S. 8). Lediglich bei extrem unterernährten Personen kann es unter Streßbelastung zu einer relativen NNR-Insuffizienz kommen (s. S. 21). Die Anwendung substitutiver Kortikosteroiddosen ist daher außer bei erwiesener NNR-Unterfunktion sinnlos.

Gefahren der Steroidtherapie beim Schock

Nun sei noch zu der Frage Stellung genommen, inwieweit eine Anwendung von Cortisonpräparaten bei Schockzuständen *schädlich oder gefährlich* werden kann. Jede Kortikoidtherapie ist mit gewissen Risiken belastet, sofern sie nicht zur Deckung eines Hormondefizits dient. Allerdings ist aus der klinischen Empirie schon lange gesichert, daß das Risiko einer kurzfristigen Verabreichung hoher Dosen ungleich geringer ist als dasjenige einer langfristigen Therapie mit kleineren Mengen. Da sich bei Schockzuständen das Schicksal des Patienten meist innerhalb von Stunden, zumindest innerhalb weniger Tage entscheidet, müssen alle evtl. Risiken in Kauf genommen werden. Wie bereits erwähnt, hat auch die höchstdosierte Therapie beim kardiogenen Schock und beim Endotoxinschock nicht zu bedenklichen Komplikationen geführt. Zu achten ist selbstverständlich auf die Entgleisung oder Manifestation eines vorher nicht bekannten Diabetes. Auch Ulkuskomplikationen müssen im Auge behalten werden. Interessant ist speziell, daß die Hemmwirkung einmaliger extrem dosierter Kortikoidgaben auf das Endokrinium diejenige kleinerer Dosen praktisch nicht überschreitet.

Aus diesen Gründen besteht allgemeine Übereinstimmung, daß die einmalige Verabreichung eines Cortisonpräparates – und das ist hier wohl die entscheidende Frage für den Praktiker – in jedem Falle ungefährlich ist.

Zusammenfassung

Faßt man die Erfahrungen nach dem derzeitigen Stand zusammen, so ist die Frage, wann bei einem Schock Cortison gegeben werden sollte, wie folgt zu beantworten:

1. *Substitutionsdosen* bei Defizit an NNR-Hormon: Addisonkrise; Streßsituation während oder einige Wochen bis Monate nach Abschluß einer langfristigen Kortikoidbehandlung; begleitende NNR-Insuffizienz bei akuten endokrinen Erkrankungen (spez. thyreotoxische Krise); nur sehr selten: relative NNR-Insuffizienz bei stark Unterernährten.
2. *Pharmakodynamische „Normal“-Dosen* (100–250 mg Prednisolon, ausnahmsweise auch mehr) bei akuten allergischen und anaphylaktischen Reaktionen.

3. *Extrem hohe Dosen* (1 g – 4 g Prednisolon) bei Endotoxinschock (selbstverständlich unter antibiotischer Abschirmung) und bei refraktärem kardiogenem Schock (unter gleichzeitiger Volumenzufuhr) sowie bei zentral ausgelöstem Schock (hier bevorzugt Dexamethason).

Literatur

Barnett, J. A., J. P. Sanford: J. Amer. med. Ass. 209 (1969), 1514.
Beickert, A.: Dtsch. Ges Wesen 25 (1970), 2061.
Bein, H. J.: In: Schock, hrsg. von K. D. Bock. Springer, Berlin 1962.
Beller, K.: In: F. W. Ahnefeld, M. Halmagyi. Intensivtherapie beim septischen Schock, hrsg. von Springer, Berlin 1970-
Bock, K. D.: Schock. Springer, Berlin 1962.
Byrne, H. H.: New Engl. J. Med. 275 (1966), 659.
Cavanach, D., A. G. W. McLeod: Amer. J. Obst et Gynec. 96 (1966), 913.
Carlson, H. C. jr.: Use of corticosteroids in shock. In: Cardiovascular drug therapy, hrsg. von A. N. Brest, J. H. Moyer, Grune & Stratton, New York 1965.
Cremer, H.: Arch. Kinderheilk. 182 (1970), 209.
Dietzmann, R. H., R. C. Lillehei: Amer. Heart J. 75 (1968), 274.
Dietzmann, R. H., G. J. Motsay, R. C. Lillehei: Internist 12 (1971), 103.
Dietzmann, R. H., R. A. Evsek, J. M. Bloch, R. C. Lillehei: Angiology 20 (1969), 691.
Dietzmann, R. H. u. Mitarb.: Chest 57 (1970), 440; ref. Abstr. Wld. Med. 44 (1969), 11; 841.
Donat, K.: Med. Tribune 7 (1972), 9 a, 1.
Fine, J.: J. Amer. med. Ass. 218 (1971), 741.
Fine, J.: Septic shock: J. Amer. med. Ass. 188 (1964), 127.
Fine, J.: Gastroenterology 52 (1967), 454.
Frost, V.: Herz/Kreisl. 3 (1971), 389.
Haan, D., H. J. Auguatin: Med. Welt 22 (N. F.) (1971), 1202.
Halberstadt, E., L. Heller: Münch. med. Wschr. 110 (1968), 2122.
Hardaway, R. M. u. Mitarb.: J. Amer. med. Ass. 199 (1967), 779.
Heller, L., E. Halberstadt: Zbl. Gynäk. 24 (1970), 111.
Hershey, S. G., B. M. Altura: Schweiz. med. Wschr. 96 (1966), 1516.
Hinshaw, Solomon, Freeny, Reins: Arch. Surg. 94 (1967), 61.
Hitzig, W. H.: Dtsch. med. Wschr. 95 (1970), 642.
Hodes, H. L.: Pediatrics 44 (1969), 248.
Hoigné, R.: Praxis 55 (1966), 326.
Huth, K.: Med. Tribune 6 (1971), 18; 16.
Klastersky, J.: Nouvelle Presse méd. 1 (1972), 183.
Koralnik, O.: Méd. et Hyg. (Genève) 25 (1967), 803.
Kyank, H., H. Wilken: Dtsch. Ges. Wesen 22 (1967), 1177.
Lasch, H. G.: Med. Welt 18 (1967), 1780.
Lillehei, R. C.: In: Schock, hrsg. von K. D. Bock. Springer, Berlin 1962.
Lundsgaard-Hansen, P.: Méd. et Hyg. (Genève) 25 (1967), 852.
Lundsgaard-Hansen, P.: Chirurg. 41 (1970), 498.
Menkin, V.: Brit. J. exp. Path. 34 (1953), 412.
Mills, L. C.: Drug therapy of shock: In: Cardiovascular Drug Therapy, hrsg. von A. N. Brest, J. H. Moyer. Grune & Stratton, New York 1965.
Mills, L. C.: Proc. Soc. exp. Biol. (N. Y.) 138 (1971), 507.
Mirouze, J., C. Mion, B. Roquefeuil: Semaine Hôp. Paris 45 (1969), 1663.
Mosler, W.: Dtsch. Ges. Wesen 26 (1971), 1356.
Motsay, G. L.: Med. Tribune 6 (1971), 43,1.
Neumann, M.: Méd. et Hyg. (Genève) 25 (1967), 805.
Oaks, W., H. E. Cohen: Geriatrics 22 (1967), 120.
Pichlmayr, I.: Fortschr. Med. 89 (1971), 781.
Pichlmayr, I.: Fortschr. Med. 89 (1971), 819.
Rapin, M.: Anesth. Analg. Curr. Res. 26 (1969), 753.
Rau, G.: Therapiewoche 20 (1970), 2868.
Rehn, J.: Dtsch. med. J. 18 (1967), 382.
Rutte, B.: Méd. et Hyg. (Genève) 25 (1967), 802.
Schneider, K. W.: Münch. med. Wschr. 107 (1965), 347.
Schröder, R.: Dtsch. med. Wschr. 96 (1971), 167.
Schuner, W., L. L. Nyhus: Corticosteroids in the Treatment of the Shock. University of Illinois Press, Urbana 1970.
Shubin, H., M. H. Weil: J. Amer. med. Ass. 197 (1966), 154.
Sonnenschein, H. J.: Clin. pediat. 9 (1970), 251.
Spink, W. W., J. Vick: Circulat. Res. 9 (1961), 184.
Strubeit, O.: Internist. Prax. 11 (1971), 625.
Tönz, O., F. Aufdermauer: Schweiz. med. Wschr. 97 (1967), 1611.
Tschirren, B.: Praxis 56 (1967), 862.
Vaughn, D. L. u. Mitarb.: Amer. J. Obst et. Gynec. 99 (1967), 208.
Vaughn, D. L. u. Mitarb.: Proc. Soc. Exp. Biol. Med. 124 (1967), 760.
Weil, M. H.: Med. Tribune 5 (1970), 3; 42.
Weil, M. H.: Experimentelle Untersuchungen zur Anwendung von Kortikosteroiden für die Behandlung eines Schocks nach Endotoxin oder Blutverlust. In: Schock, Stoffwechselveränderungen und Therapie, hrsg. von W. Zimmermann, I. Staib. Schattauer, Stuttgart 1970.

Gefäßkrankheiten

Allergische Vasopathien

Allergisch bedingte Gefäßerkrankungen sind sicher häufiger, als sie diagnostiziert werden (Bock 1957). Allergische Momente spielen wahrscheinlich bei der Genese aller entzündlichen Gefäßerkrankungen eine Rolle. Am bedeutendsten sind zweifellos Überempfindlichkeitsreaktionen gegenüber Medikamenten. Daneben hat man auch Autoimmunisierungsvorgänge zu berücksichtigen. Die akute Hypersensivitätsangiitis wird besonders häufig nach Penicillintherapie beobachtet.

Die Therapie der Wahl ist neben der Elimination der Allergene die Steroidanwendung. Dadurch können alle Symptome verschwinden. Entscheidend ist, daß die Behandlung frühzeitig eingeleitet wird, d. h. bevor es zu irreparablen Schäden an den Gefäßen und besonders den Nieren gekommen ist. McCoombs (1965) erzielte bei einem Viertel seiner Patienten eine völlige Heilung, bei einem Drittel eine wesentliche Besserung.

Dosierung: Beginn mit 60 mg Prednison; langsamer Rückgang auf 10 mg, welche über längere Zeit gegeben werden müssen.

Zu bedenken ist, daß es durch zu schnelles Abheilen zu Narbenbildung und Gefäßverschlüssen kommen kann, weshalb gleichzeitige Antikoagulantientherapie zu empfehlen ist.

Periarteriitis nodosa

Die *Periarteriitis nodosa* (Panarteriitis nodosa, Kussmaul-Maiersche Krankheit) wird von Bock (1958, 1960) ebenfalls zur Gruppe der allergisch bedingten Vasopathien gerechnet, während andere Autoren sie in die Kollagenosen einreihen. Es handelt sich bei der Periarteriitis nodosa (P. n.) um eine sepsisartige abakterielle, in Schüben verlaufende Allgemeinerkrankung, bei welcher durch Gefäßverschlüsse schmerzhafte Krisen in den verschiedensten Organen ausgelöst werden; die Erkrankung führt zu Polyneuritis, Myositis und allgemeiner Abmagerung. Pathologisch-anatomisch besteht eine generalisierte, entzündliche nekrotisierende Gefäßerkrankung. Die Sicherung der Diagnose ist nur durch Probeexzision möglich. Die Prognose ist ungünstig; die Patienten sterben an Herz- oder Nierenversagen oder sie verbluten aus Ulzerationen bzw. Gefäßrupturen.

Bei frühzeitiger Anwendung können Kortikoide zumindest vorübergehend zu Remissionen führen (Dollery 1969, Unterberg 1971, Wilbrandt u. Mitarb. 1969, Schöntal 1969).

Da bei chronischer Polyarthritis unter langfristiger Steroidtherapie ähnliche Gefäßveränderungen vermehrt beobachtet worden sind (s. S. 54), ist andererseits auch wieder eine gewisse Zurückhaltung zu empfehlen. Erste Versuche mit immunosuppressiver Therapie sind im übrigen ermutigend (Moeschlin 1969).

Wegenersche Granulomatose

Auch bei der *Wegenerschen Granulomatose,* welche als maligne Verlaufsform der Panarteriitis nodosa aufgefaßt wird und sich vor allem und zuerst in den oberen Luftwegen und in der Lunge abspielt, lassen sich bei entsprechender Steroiddosierung Remissionen erzielen. Die Gesamtprognose wird wahrscheinlich durch die Steroide nicht gebessert (Pfeifer u. Juchems 1967). Wesentlich bessere Ergebnisse scheinen bei rechtzeitiger Diagnose durch die kombinierte Steroid-Immunosuppressiva-Therapie möglich (Kunkel u. Mitarb. 1965, Hutas u. Mitarb. 1969, Küstner u. Mitarb. 1971, Kanzler u. Mitarb. 1969).

Dosierung: wie bei allergischen Gefäßerkrankungen.

Thrombangiitis obliterans

Die *Thrombangiitis obliterans Buerger* wird von Harkavy als Folge einer Tabakallergie aufgefaßt. Bock (1958, 1960) hält diese Ätiologie für wahrscheinlich, andere lehnen sie ab. Da die meisten Autoren an der hyperergisch-entzündlichen Ätiologie nicht zweifeln, kann eine langdauernde Kortikosteroidtherapie versucht werden (FREYSCHMIDT 1960, KAPPERT u. HADORN 1971). Selbstverständlich muß gleichzeitig eine Antikoagulantientherapie durchgeführt werden.

FREYSCHMIDT (1960) empfiehlt eine intermittierende Stoßtherapie, wobei er 8–10 Tage 30 mg Prednison gibt und dann auf 10 mg zurückgeht. Derartige Stöße werden alle 3–6 Wochen wiederholt.

Arteriitis temporalis

Die *Arteriitis temporalis* stellt die häufigste Manifestation einer generalisierten Riesenzellarteriitis dar. Sie muß deshalb in jedem Falle als eine ernste Erkrankung aufgefaßt werden, nicht zuletzt, da sie oftmals auch Gehirn- und Augengefäße betrifft (Arteriitis capitis) und zu Blindheit und zentralen Ausfällen führen kann. Schließlich gehört zu diesem Krankheitsbild auch die Polymyalgia rheumatica (s. S. 95).

Die Riesenzellarteriitis mit ihren Manifestationen befällt ausschließlich ältere Menschen – Frauen viermal so häufig wie Männer – und geht mit hochgradigen humoralen Entzündungszeichen einher. Die Ursache der Krankheit ist noch nicht bekannt; immunologische Ursachen werden vermutet, sind aber noch nicht bewiesen.

Kopf- und Gesichtsschmerzen sowie Verdickung, Druckschmerzhaftigkeit oder Pulslosigkeit der Aa. temporales sollten den Verdacht erwecken. Die Diagnose muß durch Entfernung der Aa. temporales gesichert werden. Dieser harmlose Eingriff ist zugleich therapeutisch wirksam.

Trotzdem muß in jedem Falle eine langfristige Kortikoidbehandlung eingeleitet werden, welche schon innerhalb kurzer Zeit zur subjektiven Besserung – auch der myalgischen Beschwerden – und zur Normalisierung der humoralen Entzündungszeichen führt. Wird die Behandlung aber abgebrochen, so ist ein Rezidiv sicher. Deshalb ist eine langfristige Therapie nicht zu umgehen, und zwar so lange, bis die Erkrankung spontan ausheilt. Dieser Zeitpunkt, er liegt im allgemeinen bei 1 bis 2 Jahren, muß durch vorsichtige Reduktion der Steroiddosis ertestet werden. Es ist selbstverständlich, daß eine langfristige Kortikoidtherapie bei einem älteren Individuum einer gewissenhaften Überwachung bedarf.

Dosierung: Beginn mit 50–70 mg Prednison; langsamer Rückgang auf 7,5 bis 10 mg als Langfrist-Erhaltungs-Therapie.

Gangrän

Bei der *arteriosklerotischen Verschlußkrankheit mit Gangrän* kann nach STÖTTER (1955) und eigenen Erfahrungen (ENGELHART u. KAISER 1958) durch intraarterielle Injektion eines Steroids die konservative Therapie verbessert werden. Die allgemeinen Auswirkungen des lokal geschädigten Gewebsstoffwechsels werden vermindert, lokale Entzündungsvorgänge gebremst, Schmerzen gemildert und schließlich der Allgemeinzustand gehoben. Besonders günstig sind die Ergebnisse bei diabetischer Gangrän; hierbei ist selbstverständlich klinische Überwachung des Kohlenhydratstoffwechsels erforderlich. Von insgesamt 50 amputationsreifen Beinen konnte durch die kombinierte konservative Behandlung 30mal die Extremität erhalten werden.

Dosierung: 2–3mal wöchentlich 25 mg Prednisolonhemisukzinat, evtl. unter Zusatz eines Breitbandantibiotikums und gemeinsam mit gefäßerweiternden Substanzen intraarteriell.

Literatur

Ahi, O., G. Földes: Münch. med. Wschr. 109 (1967), 1855.
Bock, H. E.: Allergische Erkrankungen des Herzens und des Gefäßsystems. In: Allergie, 3. Aufl., hrsg. von K. Hasen. Thieme, Stuttgart 1957.
Bock, H. E.: Dtsch. med. J. 9 (1958), 286.
Bock, H. E.: Brit. med. J. 2 (1960), 1399.
Bour, H., M. Renoux, B. Guy-Grand, M. Tutin, J. Costil, C. Escande: Presse méd. 77 (1969), 233.
Dollery, C. T.: Brit. med. J. 1969/I, 827.
Engelhart, G., H. Kaiser, Vortrag Nordwestdtsch. Internisten-Kongr. Hamburg 1958.
Engelhart, G., B. Hülsemann, I. Seidler, G. Stötter: Dtsch. med. Wschr. 85 (1960), 1969.
Figarra, B. J.: Vasc. dis. 3 (1966), 362; ref. Zbl. Hals-, Nas.- u. Ohrenheilk. 94 (1967), 486.
Freyschmidt, P.: Med. Welt 11 (1960), 251.
Gossmann, H.: Münch. med. Wschr. 111 (1969), 2243.
Harkavy, zit. nach Bock
Hauser, W. A., R. H. Ferguson, K. E. Holley, L. T. Kurland: Proc. Mayo Clin. 46 (1971), 597.
Healey, L. A. u. Mitarb.: Ann. intern. Med. 70 (1969), 1084.
Hornstein, O. P., N. Hofmann: Med. Welt 23 (N. F.) (1972), 86.
Hoigné, R., U. Latscha, M. Mumenthaler, P. Niesel, J. Laissue: Schweiz. med. Wschr. 99 (1969), 392.
Hutas, I., G. Miklos, D. Fenyes: Orv. Hetil. 110 (1969), 2164.
Kanzler, G., B. Messer, K. M. Müller: Med. Welt, (N. F.) 20 (1969), 590.
Kappert, A., W. Hadorn: In: Hehrbuch der Therapie, 5. Aufl., hrsg. von W. Hadorn. Huber, Bern 1971.
Kollmannsberger, A.: Münch. med. Wschr. 111 (1969), 1141.
Kunkel, G., U. Huttemann, H. G. Nickling: Dtsch. med. Wschr. 94 (1969), 959.
Küstner, W., P. Lübbers, H. Uthgenannt, F. Wegener: Schweiz. med. Wschr. 101 (1971), 1137.
Leading article: Lancet 1967/II, 926.
Lorant: Med. Klin. 64 (1969), 765.
Moeschlin, S.: Schweiz. med. Wschr. 99 (1969), 1632.
Pfeifer, U., U. R. Juchems: Klin. Wschr. 45 (1967), 839.
Schöntal, H.: Therapiewoche 19 (1969), 994.
Stötter, G.: Vortr. Dtsch. Internistentagung, Leipzig 1955.
Taubner, A.: Münch. med. Wschr. 107 (1965), 66.
Taubner, A.: Z. ges. inn. Med. 20 (1965), 251.
Unterberg, W.: Dtsch. Äztebl. 68 (1971), 1697.
Valenti, P. F.: Münch. med. Wschr. 107 (1965), 1859.
Vallina, E.: Med. Welt 17 (1966), 1030.
Vorlaender, K. O.: Méd. et Hyg. (Genève) 25 (1967), 453.
Wilbrandt, R., G. Neuhaus, D. Seilin, K. W. Fritz: Dtsch. med. Wschr. 94 (1969), 657.
Wyss, J., M. Reiner: Praxis 58 (1969), 1524.

Stoffwechselkrankheiten

Diabetes mellitus

Cortison-Glukose-Toleranztest

Die Glukokortikosteroide können aufgrund ihrer physiologischen Wirkung auf den KH-Stoffwechsel eine Bedeutung für die *Diagnose des Diabetes* haben. Man bemüht sich heute, die Diagnose schon im präklinischen Stadium zu stellen. Hier besteht weder ein erhöhter Nüchternblutzucker noch eine Glukosurie. Auch eine Kohlenhydratbelastung allein läßt manchmal die Situation nicht sicher beurteilen. Für diese Fälle wurde die Glukosebelastung unter Cortison empfohlen. Manche Autoren glauben sogar, auf diese Weise die sog. Prädiabetiker (also Menschen mit genetisch bedingter Anlage in einem Stadium, da noch keine Kohlenhydratstoffwechselstörung vorliegt) erfassen zu können. Diese Hoffnung hat sich nicht bestätigt. Schließlich wird der Test auch durch Alter und Schwangerschaft modifiziert. Aus diesen Gründen hat er seine praktische Bedeutung erheblich eingebüßt und wird überwiegend nur noch für wissenschaftliche Fragestellungen eingesetzt (Jahnke 1968, Bottermann 1969, Pfeiffer 1971). Deshalb soll hier auch nicht auf die vielen verschiedenen Varianten des Testes und ihre Interpretation eingegangen werden; sie sind bei Pfeiffer referiert.

Originalmethode nach Conn und Fajans: 3 Tage vor dem Belastungstest erhalten die Patienten eine kohlenhydratreiche Ernährung (300 g KH). 8½ und 2 Stunden vor dem Glukosetoleranztest werden je 10 mg Prednison (oder 50 mg Cortison) bei Patienten unter 72 kg bzw. bei schwereren Kranken 12,5 mg Prednison (oder 62,5 mg Cortison) gegeben. Die Glukosebelastung wird dann in üblicher Weise durchgeführt: 100 g Zucker (oder 1,75 g pro kg Körpergewicht) in Wasser gelöst werden rasch getrunken. In halbstündigen Abständen werden Blutzuckeruntersuchungen durchgeführt. Der Test wird als normal bewertet, wenn der Blutzucker nach einer Stunde nicht über 160 mg%, nach 2 Stunden nicht über 120 mg% liegt.

Insulinresistenz

Die *chronische Insulinresistenz,* infolge derer ein Patient mehrere hundert bis zu 1000 E. Insulin täglich benötigt, kann durch Antikörper gegen Insulin oder durch Entwicklung von Serumantagonisten, schließlich auch durch eine Gewebsresistenz bedingt sein. Sind Antikörper gegen Insulin die Ursache, ist eine Steroidtherapie oftmals wirksam, so daß trotz der diabetogenen Wirkung der Kortikoide die benötigten Insulindosen erheblich verringert werden können. In einem Falle von Field (1962) war eine Reduktion von 1900 E. auf 80 E. täglich möglich. Unter einer solchen Behandlung gehen der Titer der zirkulierenden Antikörper und die Insulinbindungsfähigkeit des Plasmas erheblich zurück. Die Behandlung erfordert relativ hohe Dosen und muß mindestens über 2 Wochen durchgeführt werden, weil der Erfolg sich oft erst nach 10 Tagen einstellt. Bei Ansprechen der Therapie gibt man die Steroide weiter, bis die Insulindosis entscheidend abgefallen ist (längstens 4 Wochen), und baut dann langsam ab. Meist ist die Resistenz dann durchbrochen; manchmal muß eine kleine Steroiddauerdosis gegeben werden. Bei Unwirksamkeit sind – ähnlich wie bei anderen Erkrankungen – immunosuppressiv wirksame Substanzen zu versuchen (Cockel u. Mann 1967, Oakley u. Mitarb. 1967, Kerp u. Mitarb. 1967, Pfeiffer 1971, Mehnert u. Förster 1970, Fankhauser 1969, Stötter 1966).

Dosierung: 50–60 mg Prednison täglich. Wirkungsbeginn erst nach 8 bis 10 Tagen. Mit Eintritt der Wirkung Versuch des Steroidabbaus.

Insulinallergie

Bei *Insulinallergie,* welche meist mit Resistenz kombiniert, aber auch alleine vorkommen kann, sind die Kortikosteroide ebenfalls versucht worden (Büding u. Schneeweis 1963, Kerp u. Mitarb. 1967, Michel 1965).

Man benötigt relativ hohe Anfangsdosen (50–100 mg Prednison), mit welchen man eine Verschlechterung des Stoffwechsels in Kauf nehmen muß. Die Anwendung kommt daher nur vorübergehend in Frage, bis man entweder ein Insulin gefunden hat, gegen welches der Patient nicht allergisch reagiert, oder man den Patienten auf eine orale Behandlung umgestellt hat oder schließlich eine Desensibilisierung durchgeführt wurde.

Literatur

Bottermann, P.: Med. Klin. 64 (1969), 49.
Büding, A., J. Schneeweiss: Dtsch. med. J. 14 (1963), 211.
Cockel, R., S. Mann: Brit. med. J. 1967, 722.
Conn, J. .: Diabetes 7 (1958), 347.
Fajans, St. S.: J. Amer. med. Ass. 186 (1963), 279.
Fankhauser, S.: Praxis 58 (1969), 1082.
Field, J. B.: Diabetes 11 (1962), 165.
Jahnke, K.: Therapiewoche 18 (1968), 6.
Jahnke, K. u. Mitarb.: Der potentielle Diabetes. In: Pathogene des Diabetes mellitus. Springer, Berlin 1967.
Kerp, I., K. Sihler, S. Raju, E. Berning, S. Stein-

hilber: Int. Arch. Allergy 31 (1967), 195; ref. Kongr. Zbl. ges. inn. Med. 295 (1967), 151.
Knick, B.: Dtsch. Ärztebl. 65 (1968), 75.
Löffler, F., M. Beissert: Dtsch. Ges. Wesen 23 (1968), 1998.
Mehnert, H., F. Förster: Stoffwechselkrankheiten. Thieme, Stuttgart 1970.
Oakley, W. G., u. Mitarb.: Brit. med. J. 1967/I, 134.
Pfeiffer, E. F.: Handbuch des Diabetes mellitus. Lehmann, München 1971.
Sachse, B., A. Yazdanfar: Dtsch. med. Wschr. 93 (1968), 57.
Stötter, G.: Almanach ärztl. Fortbildung. Lehmann, München 1966.

Andere Stoffwechselstörungen

Hypoglykämie

Da die Kortikoide die Glukoneogenese fördern, ist es verständlich, daß sie zur Behandlung spontaner *hypoglykämischer Zustände* Verwendung finden. Natürlich kommt die Steroidgabe nur als symptomatische Maßnahme in Betracht, bis die Ursache der Störung geklärt und behandelt ist. Im übrigen ist sie nicht immer wirksam; auch ist bei Patienten mit Inselzelladenom deren Ulkusprädisposition zu berücksichtigen. Schließlich steht heute in Form des Glukagons der physiologische Insulinantagonist als viel wirksameres Mittel zur Verfügung.

Dosierung: Dosierung bei Kindern: Beginn mit 1,5 mg/kg/Tag; nach 1 Woche langsame Reduktion.

Dosierung bei Erwachsenen: 20–50 mg Prednison/die.

Literatur

Hornbostel, H.: Dtsch. med. Wschr. 93 (1968), 880.
Wolff, G.: Med. Welt 22 (N.F.) (1971), 1632.

Steroidfieber

Periodisch in Intervallen von 1–6 Wochen auftretendes Fieber von 1 bis 6 Tagen Dauer ohne erkennbare klinische Ursache – verbunden mit entzündlichen Blutveränderungen, My- und Arthralgien sowie Bauchschmerzen und Erbrechen – ist verdächtig auf *Ätiocholanolon-Fieber*. Ätiocholanolon ist ein physiologisches Abbauprodukt des Testosterons, welches zeitweilig vermehrt im Serum auftritt und pyrogen wirkt. Der Spiegel ist exakt bestimmbar und sichert die Diagnose. Die Erkrankung kommt idiopathisch oder in Zusammenhang mit anderen Erkrankungen, speziell mit dem adrenogenitalen Syndrom und dem Nebennierenkarzinom, vor. Die idiopathische Form ist wahrscheinlich häufiger, als sie erkannt wird. Beziehungen zum periodischen Mittelmeerfieber werden diskutiert.

Während Antibiotika verständlicherweise ohne Einfluß auf das Steroidfieber sind, reagiert es auf Kortikoide prompt. Nach den bisherigen Erfahrungen schützt jedoch Dauertherapie nicht vor Wiederauftreten eines Fieberschubes.

Literatur

Essers, W., W. Bleifeld, E. Kaiser: Dtsch. med. Wschr. 96 (1971), 107.
Huhnstock, K., D. Kuhn, G. W. Oertel: Dtsch. med. Wschr. 91 (1966), 1641.
Kuhn, D., K. Huhnstock: Therapiewoche 17 (1967), 14.
Mamou, H.: Presse méd. 78 (1970), 785.
Schilling, F.: In: Die Entzündung, hrsg. von Hofmann u. Herter. Urban & Schwarzenberg, München 1966.

Gicht

Bei der *Arthritis urica* sind Kortikoide zwar im Anfall wirksam, sie haben aber gegenüber Kolchizin, Phenylbutazon und Indomethacin keine Vorteile. Die Steroidtherapie sollte daher den seltenen Fällen vorbehalten bleiben, bei denen die genannten Mittel unwirksam oder aus irgendeinem Grunde kontraindiziert sind. Im übrigen kann bei Befall eines Gelenkes durch lokale Injektion eines Kortikoids unter Umständen schnell und nachhaltig ein Abklingen der Entzündungserscheinungen und der Schmerzen erreicht werden. Für die Dauertherapie der chronischen Gicht kommen Steroide in keinem Fall in Frage.

Literatur

Bäumer, A.: Mkurse ärztl. Fortb. 21 (1971), 443.
Goldfinger, St. E.: New Engl. J. Med. 285 (1971), 1303.
Golding, D. M.: Rheumatische Erkrankungen, 2. Aufl. Thieme, Stuttgart 1971.
Gottesburen, H., C. Strohmeyer: Internist 12 (1971), 518.
Gröbner, W.: Dtsch. med. Wschr. 96 (1971), 1345.
Mertz, D. P.: Gicht. Thieme, Stuttgart 1971.
Mugler, A.: Europa med. 1 (1962), 117.
Quäck, J.: Therapiewoche 22 (1972), 219.
Ryckewaert, A., J. Dry, F. Paolaggi: Les hyperuricémies Geigy, Basel.
Ryckewaert, A., M. Caroit: In: Bréviaire de rhumatologie, 3. Aufl. L'Expansion, Paris 1967.
Schattenkirchner, M.: Landarzt 47 (1971), 226.
Schattenkirchner, M.: Therapiewoche 22 (1972), 136.
Schilling, F.: Klinik und Therapie der Gicht und deren Abgrenzung von der Pseudogicht. In: Fettsucht-Gicht, hrsg. von G. Schettler, W. Boecker. Thieme, Stuttgart 1971.
Schilling, F.: Med. Tribune 5 (1970), 47 a, 15.
Schilling, F.: Ärztl. Fortb. 16 (1967), 36.
Zöllner, N.: Dtsch. med. Wschr. 93 (1968), 138; 310.

Pseudogicht

Die *Chondrocalcinosis articularis* wird auch als Pseudogicht bezeichnet, da sie einmal Gelenke und ihre Umgebung durch Kristalle imprägniert – in diesem Falle Kalksalze – und zum zweiten oft anfallsweise verläuft. In der Mehrzahl der Fälle entwickelt sich allerdings ein polyarthritisches Bild.

Die Ursache dieser wahrscheinlich erbbedingten Störung ist nicht bekannt. Die Diagnose wird durch den Nachweis von Kalziumpyrophosphatkristallen in der Synovia und insbesondere durch den typischen Röntgenbefund gestellt. Die in Schüben verlaufende Krankheit hat im Prinzip eine gute Prognose; es können sich freilich erhebliche Behinderungen durch eine Sekundärarthrose entwickeln.

Eine Therapie der Chondrokalzinose gibt es nicht. Bei akuten entzündlichen und schmerzhaften Schüben kommen Antirheumatika, speziell Phenylbutazon, aber auch Kolchizin (FALLERT u. Mitarb. 1972) in Frage. Kortikoide sollen schwereren Verläufen vorbehalten bleiben; eine lokale Steroidapplikation kann oftmals – wie bei der Gicht – günstig sein. Eine länger dauernde Behandlung bringt keinen Nutzen, erhöht aber die Risiken.

Literatur

Cohen, L., E. G. L. Bywaters. In: Textbook of the Rheumatic Diseases, hrsg. von. W. S. C. Copeman, Livingstone, Edinburg, 1969.
Fallet, G. H., I. Boussina, A. Micheli: Méd. et Hyg. (Genève) 30 (1972), 608.
Hubault, A.: In: Bréviaire du rhumatologie, 3. Aufl., hrsg. von S. de Sèze, M. Caroit. L'Expansion, Paris 1967.
Radi, I., D. Kankova, E. Martin: Schweiz. med. Wschr. 99 (1969), 1005.
Zitnan, D., S. Sitaj: Chondrocalnicosis articularis. Acta rheum. et balneol. Pistiniana Bd. II, 1966.

Morbus Albers-Schönberg

PILGERSTORFER (1960) hat in 2 Fällen von Morbus Albers-Schönberg eine Besserung der Anämie mit fast völliger Rückbildung der Leber- und Milzvergrößerung und Verschwinden der kernhaltigen Erythrozyten aus dem Blut erreichen können; die Knochenveränderungen blieben allerdings unbeeinflußt.

Dosierung: Beginn mit 45 mg Prednison; nach 2–3 Tagen Rückgang auf 30 mg; schließlich stufenweise auf 15 mg. Behandlungsdauer über Monate.

Literatur

Pilgerstorfer, W.: Wien. Z. inn. Med. 41 (1960), 177.

Der Flush beim Karzinoidsyndrom kann – vermutlich durch Hemmung der Kininfreisetzung – durch Kortikoide unterdrückt werden. GÖSCHKE (1967) gab 12 mg Methylprednisolon pro Tag mit Erfolg.

Karzinoid-syndrom

Literatur

Göschke, H.: Schweiz. med. Wschr. 97 (1967), 1548.

Erkrankungen endokriner Drüsen

Addison-Krise

Bei der *Addison-Krise* stellt die Zufuhr von Kortikosteroiden eine kausale Therapie dar (s. S. 17).

Basedow-Koma

Die thyreotoxische Krise (Basedow-Koma, Schilddrüsensturm) ist eine zwar seltene, aber sehr schwere und prognostisch ungünstige Verlaufsform der Hyperthyreose. Als Ursache wird eine Überschwemmung des Organismus mit Schilddrüsenhormon angenommen. Diese Erkrankung ist immer von einer biologisch und histologisch nachweisbaren Nebennierenrindeninsuffizienz begleitet (BASTENIE u. Mitarb. 1966, SCHWARZ 1959). Kortikoide sind darüber hinaus gegen die Intoxikation und die Hyperthermie wirksam. Ihre Anwendung ist daher neben der intravenösen Gabe von hohen Dosen Jod und Thyreostatika begründet.

Selbstverständlich erfordert der bedrohliche Zustand immer eine Polypragmasie, wobei Dämpfung des hyperadrenergen Zustandes (durch Reserpin oder β-Rezeptorenblocker), Kalorien-, Flüssigkeits- und Elektrolytzufuhr, Herz- und Kreislaufbehandlung und evtl. Unterkühlung in Frage kommen.

Dosierung: 50 mg Prednisolon i.v.; dann in 6stündigen Intervallen je 25 mg i.v. bis zur Normalisierung der Situation; dann rascher Abbau.

Maligner Exophthalmus

Der *maligne Exophthalmus* (endokrine Exophthalmie) beruht auf einer Überproduktion des exophthalmotropen Faktors des Hypophysenvorderlappens, welcher gemeinsam mit dem thyreotropen Hormon gebildet wird. Trotz des Basedow-Aussehens besteht bei den Patienten oftmals keine oder nur eine geringe Schilddrüsenüberfunktion; dies ganz besonders in Fällen von „iatrogenem Exophthalmus“, d. h. bei Patienten, welche wegen Schilddrüsenüberfunktion über lange Zeit Thyreostatika ohne die erforderliche gleichzeitige Gabe von Schilddrüsenhormon erhalten hatten. Ein Exophthalmus kann im übrigen auch nach einer Strumaoperation und seltener nach Radiojodbehandlung auftreten. Vor der Therapie muß daher die Schilddrüsenfunktion mit Hilfe des Radiojodtests und eines Szintigramms genau untersucht werden.

Bei Hypo- und Euthyreosen gibt man Schilddrüsenhormone; bei Hyperthyreose können diese in kleinen Dosen versucht werden.

Kortikoide können die Protrusio bulbi und das Ödem günstig beeinflussen; ein Einfluß auf den Hypophysenvorderlappen ist nicht wahrscheinlich. Im übrigen ist die Zusammenarbeit mit dem Augenarzt erforderlich. Dieser muß entscheiden, ob er retrobulbäre (nach OBERDISSE u. KLEIN [1967] bringen sie Blutungsgefahr mit sich) oder nach dem Vorschlag von GARBER (1966) subkonjunktivale Injektionen von Kortikoiden verabreichen will. Als ultima ratio kommt Röntgenbestrahlung oder operative Entfernung der Hypophyse in Frage.

Dosierung: Beginn mit 40 mg Prednison; langsamer Rückgang; Behandlung mit kleinen Dosen (10–15 mg) über längere Zeit (SCHEMMEL 1967). OBERDISSE u. KLEIN (1967) empfehlen eine Intervalltherapie: Alle 3–4 Monate Steroidstoß über 5–6 Wochen, beginnend mit 30 mg, langsam abfallend auf 5 mg.

In ganz hoffnungslos erscheinenden Fällen hat sich die Anwendung sehr hoher Steroiddosen bewährt: 120–140 mg Prednison/die; Reduzierung erst nach etwa einer Woche und langsamer Abbau (WERNER 1966).

Prätibiales Myxödem

Das *prätibiale Myxödem* kommt als Komplikation bei Hyperthyreosen vor, bei welchen es nicht gelingt, die Schilddrüsenhormonbildung ausreichend zu bremsen. Für die Hautveränderungen ist der long-acting-thyroid-stimulator (LATS) verantwortlich. BENOIT u. GREENSPAN (1967) konnten durch ACTH oder Kortikoide die Serumspiegel von LATS senken und die Hauterscheinungen in 5 von 7 Fällen zum Verschwinden bringen. Sie gaben 40 mg Methylprednisolon/die für mehrere Wochen und gingen später auf lokale Steroidapplikation über. Über lokale Steroidtherapie s. S. 76 und 199 ff.

Myxödemkoma

Ob bei dem sehr seltenen *Myxödemkoma* (Kardinalsymptome: Hypothermie, Bradykardie, Bradypnoe) eine Steroidtherapie sinnvoll ist, wird noch diskutiert. Während HALHUBER u. KIRCHMAIR (1970), KAZMEIER u. Mitarb. (1962) sowie GILBERT-DREYFUS (1963) eine begleitende Nebennierenrindeninsuffizienz annehmen und daher für eine Substitutionstherapie plädieren, haben WILLIAMS u. Mitarb. (1957) keine Minderfunktion der Nebennierenrinde finden können. Aus diesem Grunde halten HOLVEY u. Mitarb. (1964) die Steroidtherapie für unnötig. WINKELMANN (1970) erwähnt die Kortikoidtherapie ebenfalls nicht.

Akute Thyreoiditis

Die *akute Thyreoiditis* entwickelt sich meist mit oder nach einem Infekt. Sie führt zu heftiger und schmerzhafter Schwellung der ganzen oder eines Teiles der Schilddrüse und geht mit hohem Fieber einher. Therapeutisch werden Antibiotika und/oder Antiphlogistika eingesetzt, da eine Differenzierung, ob die Erkrankung bakterieller oder viraler Ätiologie ist, oft nicht möglich erscheint. Kommt der Entzündungsprozeß nach einigen Wochen nicht zur Ruhe, so ist eine Steroidbehandlung zu empfehlen, wobei gegebenenfalls ein antibiotischer Schutz verabreicht werden muß.

Dosierung: Beginn mit 30 mg Prednison, dann langsamer Abbau.

Subakute Thyreoiditis

Die *subakute Thyreoiditis* ist entweder die Folge eines Virusinfektes oder eine Reaktion auf Radiojodbehandlung. Die Schilddrüse ist nur wenig geschwollen und verursacht Mißempfindungen. Im Blut finden sich Entzündungszeichen. In diesen Fällen ist frühzeitige Steroidbehandlung zu empfehlen, wobei die Therapie über Monate fortgeführt werden muß. Der Verlauf der Erkrankung muß durch blutchemische und nuklearmedizinische Untersuchungen kontrolliert werden.

Dosierung: Beginn mit 50 mg Prednison und Abbau auf Erhaltungsdosen.

Hashimoto-Thyreoiditis

Die *chronische Thyreoiditis lymphomatosa* Hashimoto, welche 1–7% aller Schilddrüsenkrankheiten ausmacht (Freyschmidt u. Ramdohr 1968), beruht auf der Bildung von Autoantikörpern gegen das Thyreoglobulin, gegen ein zweites Protein des Kolloids und gegen ein Antigen aus Zytoplasma der Schilddrüsenzellen. Während es sich bei den ersten beiden um zirkulierende Antikörper handelt, gehört das letztere zum Spätreaktionstyp (Vorlaender 1967). Struma, hohe Senkung, Antikörpernachweis und evtl. Nadelbiopsie beweisen die Diagnose.

Die Erkrankung führt fast immer zu einer Schilddrüsenunterfunktion, weshalb – auch bei euthyreoten Stadien – unbegrenzte Schilddrüsenhormonbehandlung indiziert ist. Kortikoide hemmen unspezifisch den Entzündungsvorgang und dämpfen die Antikörperbildung, so daß die Titer abfallen; außerdem mindern sie die Auswirkungen der Antigen-Antikörper-Reaktion, verhindern die Zerstörung des Schilddrüsengewebes und verhüten die Überflutung des Organismus mit Schilddrüsenantigen. Bei Steroidkontraindikationen oder bei ungenügender Wirkung kommen Immunosuppressiva in Frage.

Dosierung: Beginn mit 50 mg Prednison; langsamer Rückgang auf eine Erhaltungsdosis von 10–15 mg; Absetzversuch, wenn die Titer deutlich abgefallen sind.

Schilddrüsenkarzinom

Bei anaplastischen *Karzinomen und Sarkomen* sowie bei Lungenmetastasen oder Absiedlungen in Lymphknoten im Halsbereich kann die zusätzliche Steroidtherapie zu vorübergehender Tumorregression führen (Oberdisse u. Klein 1967).

Dosierung: 30–40–50 mg Prednison über längere Zeit; Reduktion erst nach erkennbarem Wirkungseintritt.

Literatur

Bastenie, P.-A., Ch. Cauchie, J.-E. Sternon: Presse méd. 74 (1966), 1849.
Beickert, A.: Dtsch. Ges. Wesen 24 (1969), 1975.
Benoit, F. L., F. S. Greenspan: Ann. intern. Med. 66 (1967), 711.
Freyschmidt, P., B. Ramdohr: Dtsch. med. Wschr. 93 (1968), 359.
Grosser, K. D., W. Hübner, J. Hermann, G. Steinbruck: Therapiewoche 22 (1972), 1248.
Halhuber, M. J., H. Kirchmair: Notfälle in der inneren Medizin. Urban & Schwarzenberg, München 1970.
Kazmeier, F., F. H. Franken, H. Lins, B. Sachse: Krisen bei Erkrankungen des Stoffwechsels und der inneren Sekretion. Enke, Stuttgart 1962.
Klein, E.: Dtsch. med. Wschr. 90 (1965), 2083.
Klein, E.: Dtsch. med. Wschr. 93 (1968), 2533.
Klein, E.: Dtsch. med. Wschr. 95 (1970), 773.
Küchle, H. J.: Dtsch. med. Wschr. 93 (1968), 1487.
Müller, W.: Internist 11 (1970), 17.
Oberdisse, K., E. Klein: Die Krankheiten der Schilddrüse. Thieme, Stuttgart 1967.
Overzier, C.: Therapiewoche 19 (1969), 886.
Pfannenstiel, P.: Med. Klin. 66 (1971), 1781.
Schemmel, K.: Ärztl. Praxis 19 (1967), 1310.
Schwarz, K.: Klin. Wschr. 37 (1959), 654.
Vorlaender, K. O.: Internist 8 (1967), 94.
Williams, G. A., K. R. Crispell, W. Parson: J. clin. Endocr. 17 (1957), 1347.
Winkelmann, W.: Internist 11 (1970), 58.

Hyperkalzämiesyndrom

Das *Hyperkalzämiesyndrom* kann beim spontanen Hyperparathyreoidismus, bei Vitamin-D-Intoxikation, A.T.-10-Vergiftung, idiopathisch im Kindesalter und bei den verschiedensten Knochenkrankheiten, vor allem während einer Hormonbehandlung, auftreten.

Das Syndrom ist gekennzeichnet durch Durst, Polyurie, Anorexie, Erbrechen, Exsikkose und allgemeine Erschöpfung.

Neben Kalziumentzug in der Nahrung (milch- und käsefreie Nahrungsmittel), Verordnung von Kalkresorptionshemmern (Natriumphytat), Flüssigkeits- und Elektrolytersatz, ist – speziell bei Sarkoidose, Plasmozytom, Vitamin-D-Vergiftung und bei idiopathischer Hyperkalzämie im Kindesalter – eine Steroidtherapie wirksam.

Beim Hyperparathyreoidismus sind die Kortikoide nach ASHKAR (1971) nicht wirksam, was zugleich die Differentialdiagnose erleichtert.

Nach HIOCO (1970) wirken die Steroide durch Blockierung der Kalziumresorption in der Niere sowie direkt am Knochengewebe, indem sie den Abbau (allerdings auch den Aufbau) hemmen.

Ob in Zukunft eine Thyreokalzitoninbehandlung alle anderen Maßnahmen überflüssig machen wird, bleibt abzuwarten.

Dosierung: Bei der akuten Krise 50–100 mg Prednisolon i.v./die; bei chronischen Fällen Beginn mit 30–40 mg über 10 Tage, dann langsame Reduktion der Dosis; Absetzen erst nach wesentlicher Besserung des klinischen Bildes bzw. der Blutkalkwerte.

Anwendung in der Pädiatrie s. auch S. 188.

Literatur

Ashkar, F. S.: Lancet 1971/I, 7688; 41.
Boström, H., A. Lindström: Nord. Med. 77 (1967), 753.
Favus, M. J.: New. Engl. J. Med. 283 (1970), 1468.
Hey, D., K. Schultis: Med. Welt 20 (N. F.) (1969), 2655.
Hioco, D.: In: L'actualité rhumatologique, hrsg. von S. de Sèze. L'Expansion, Paris 1970.
Kaiser, W., H. Krosch: Münch. med. Wschr. 109 (1967), 1798.
Kuhlencordt, F.: Dtsch. med. Wschr. 92 (1967), 671.
Podgorski, J., J. Ströder: Dtsch. med. Wschr. 95 (1970), 1492.
Serre, H., J. Sany: Méd. et Hyg. (Genève) 30 (1972), 601.
Werner, T.: Ther. d. Gegenw. 107 (1968), 31.
Wernly, M. M.: Schweiz. med. Wschr. 91 (1961), 795.
Windsma, J., J. M. Coenegracht: Ned. milit. geneesk. T. 107 (1963), 637.

Nervenkrankheiten

Infektionskrankheiten

Die *Infektionskrankheiten,* bei welchen das Nervensystem primär oder sekundär befallen ist (z. B. Poliomyelitis anterior acuta, Meningitis tuberculosa, Herpes zoster, postinfektiöse Meningoenzephalopathien u. ä.), sind im Kapitel Infektionskrankheiten abgehandelt (s. S. 111 ff.).

Bei *bakteriell bedingten Meningitiden* (Meningitis epidemica, Pneumokokkenmeningitis und Meningitis durch andere Erreger) kann eine zusätzliche Steroidtherapie indiziert sein, wenn es sich um ein besonders schweres Krankheitsbild handelt.

Dosierung: wie bei anderen schweren Infektionen (s. S. 113 f.).

Toxische Neuropathien

Die *toxischen Neuropathien* werden im Kapitel *Vergiftungen* abgehandelt (s. S. 176 ff.).

Entzündliche Nervenkrankheiten

Die *entzündlichen Erkrankungen der peripheren Nerven und ihrer Wurzeln* (Polyneuritiden, Radikulitiden) stellen nur dann eine Indikation für eine Cortisontherapie dar, wenn es sich um eine allergische Ätiologie (z. B. nach Seruminjektion) oder um die Teilerscheinung einer Mesenchymkrankheit handelt. Zwar darf man auch bei diesen Fällen nicht erwarten, daß die Erkrankung wesentlich schneller oder besser abheilt, aber die Besserung, insbesondere des subjektiven Befindens (speziell der Stimmung) und der Sensibilitätsstörung, setzt früher ein. Die Sanierung des Liquorbefundes wird durch Steroide nicht beeinflußt.

Dosierung: Beginn mit 40–50 mg Prednison; langsam abfallend auf 10 mg; Behandlungsdauer 3–4 Wochen.

Guillain-Barré-Syndrom

Die *Polyneuroradikulomyelitis* Guillain-Barré, speziell mit Landryscher Verlaufsform, galt viele Jahre lang als sichere Indikation für eine Steroidtherapie. Heute weiß man, daß auch diese Verlaufsform durch Steroide keine entscheidende Beeinflussung erfährt; weder wird der Verlauf verkürzt noch das Endresultat verbessert (Siegenthaler u. Regli 1966, Kaeser 1967, 1971, Krüger u. Mitarb. 1967). Trotzdem geben immer noch viele Kliniker Steroide (z. B. Gecow u. Pawela 1970), und selbst Kaeser berichtet über ihre Anwendung bei chronisch verlaufenden Formen oder bei Rezidiven „gelegentlich mit frappantem Erfolg“. Im übrigen bleibt ihr Wert unbestritten, wenn die neurologische Symptomatik Folge einer Kollagenkrankheit, speziell einer Panarteriitis nodosa, ist.

Dosierung: Bei schweren Fällen mit Atem- und Schlucklähmung beginnt man die Behandlung parenteral und gibt zuerst 6–8mal in 24 Stunden, dann 4mal in 24 Stunden je 25 mg Prednisolon i.v. Diese Dosierung wird aufrechterhalten, bis sich eine Besserung bemerkbar macht; dann langsamer Rückgang. Beendigung der Therapie erst, wenn weitgehende Rückbildungstendenz der Lähmungen eingetreten ist.

Von ACTH – das von manchen Autoren bei neurologischen Krankheiten den Kortikoiden vorgezogen wird – gibt man täglich 50–75 E. als intravenöse Tropfinfusion mit 5%iger Zuckerlösung im Verlauf von etwa jeweils 10 Stunden; erst wenn die Lähmungen deutlich zurückgehen, reduziert man die Dosis durch Verlängerung der Intervalle bzw. durch Übergang auf intramuskuläre Therapie. Gesamtbehandlungsdauer 3–4 Wochen.

In jedem Falle muß selbstverständlich bei diesen infektgefährdeten Kranken ein entsprechender antibiotischer Schutz verabreicht werden.

Fazialislähmung

Die *periphere Fazialislähmung* ist im Gegensatz zu früheren Auffassungen niemals rheumatischer Genese. Virusinfekte, speziell eine Mononukleose, ein isoliertes Guillain-Barré-Syndrom oder isolierte Polyneuritiden, schließlich auch Geschwülste können eine Gesichtslähmung hervorrufen. In der Mehrzahl der Fälle kennt man die Ätiologie nicht und spricht daher von idiopathischer oder kryptogenetischer Fazialislähmung.

Die Behandlungsergebnisse sind – vermutlich in Abhängigkeit von der Ätiologie und dem Therapiebeginn – unterschiedlich. Während man den

Steroiden im allgemeinen eine günstige Wirkung nachsagt, haben MÜLLER u. MUMENTHALER (1963) bei katamnestischen Erhebungen von 278 Fällen, von denen 100 mit Steroiden behandelt waren, kein statistisch gesichertes besseres Ergebnis gefunden. TAVERNER u. Mitarb. (1971) vergleichen die Ergebnisse bei Behandlung mit ACTH und Prednisolon in einer prospektiven Studie an 186 Patienten. Dabei schnitt Prednisolon eindeutig besser ab. Im übrigen wurden die besten Ergebnisse erzielt bei Patienten unter 45 Jahren, bei welchen die Behandlung am 1. oder 2. Tag begonnen wurde.

Wichtig ist in jedem Falle, nicht zu lange Zeit mit konservativer Therapie abzuwarten, sofern sie wirkungslos ist. Ergibt sich bei elektrischer Prüfung eine Schädigung des Nerven, dann soll die operative Dekompression des Nerven im Mittelohrbereich vorgenommen werden.

Dosierung: Bei frischen Fällen Beginn mit 60 mg Prednison und langsamer Rückgang bis auf 10 mg; Gesamtbehandlungsdauer 2–3–4 Wochen.

Karpaltunnelsyndrom

Die häufigste Ursache von Akroparästhesien, insbesondere der Brachialgia paraesthetica nocturna, ist eine Kompression des N. medianus unter dem Lig. carpi transversum im Karpalkanal an der Handwurzel. Dieses sog. *Karpaltunnelsyndrom* kann nach Unfällen oder bei Knochenkrankheiten, aber auch bei entzündlich-rheumatischen Erkrankungen (chronische Polyarthritis, Spondylarthritis ankylosans, Arthritis urica) sowie schließlich bei endokrinen Erkrankungen (Myxödem, Akromegalie, Menopause) auftreten.

Von internistischer und neurologischer Seite wird zunächst eine konservative Therapie mit Fixierung der Handgelenke in Mittelstellung und allgemeiner Sedierung empfohlen. Reicht diese Behandlung nicht aus, kommt die lokale Injektion eines Kortikoids in den Karpaltunnel in Frage. Die Ergebnisse sind häufig überraschend gut. Strenge Asepsis und exakte Beherrschung der Technik (s. KAISER 1970) sind erforderlich (BEHRENDS u. Mitarb. 1971, de SÈZE u. Mitarb. 1964, KOMAR 1971, BURKHARDT u. Mitarb. 1968, NITSCHE 1967). Ist der Erfolg dieser Behandlung, insbesondere auf längere Sicht, nicht ausreichend und treten gar Muskelatrophien und trophische Störungen auf, ist operative Dekompression erforderlich (BERINGER 1972). Von chirurgischer Seite (WESSINGHAGE 1969, VALL 1972) wird die Operation als frühzeitige Maßnahme gefordert.

Multiple Sklerose

Über die Steroidtherapie der *multiplen Sklerose* liegt ein umfangreiches Schrifttum vor. Die Steroidanwendung ist zweifellos die meist diskutierte Therapie dieser Erkrankung. Eine Reihe von Forschern und Klinikern lehnt die Steroidtherapie vollständig ab, weil sie bestenfalls zu einer Stimmungshebung, aber nicht zu einer objektiven Besserung führe und den Patienten zusätzlich mit Nebenwirkungen gefährde (BAUER 1965, HALLEN 1967, TOURTELOTTE u. Mitarb. 1965, FOX 1964). Es ist sicher, daß die Kortikoide nicht in den Pathomechanismus der Erkrankung eingreifen und deshalb keine echte Heilwirkung entfalten können (ANGSTWURM u. FRICK 1964). Ein Einfluß auf die gesamte Krankheitsentwicklung ist ebensowenig möglich wie ein Therapieerfolg bei chronisch-stationären Fällen. Man kann aber meist akute Schübe abfangen, so daß ein symptomatischer Behandlungserfolg resultiert. Die Wirkung ist erfahrungsgemäß am besten beim ersten Schub, der signifikant abgekürzt und zur vollen Remission gebracht werden kann (KAESER 1967, 1971, MÜLLER u. KOSTAKOPOULOS 1967, LAUBICHLER 1967, WELTE 1967, OTTO 1962, MILLER u. Mitarb. 1967, GLATZEL u. LUNGERSHAUSEN 1969, NEUMAYER 1969, BEHREND 1969, SCHRADER 1969).

Vor allem von Schweizer Autoren (KAESER 1967, 1971, JERUSALEM 1968) sowie von HAHN (1969) wird ACTH bevorzugt.

Zu bedenken sind in jedem Falle die Nebenwirkungen dieser Therapie. CASS u. Mitarb. (1966) haben 47 MS-Kranke mit hohen Dosen ACTH behandelt; 12 hatten ernsthafte Komplikationen (Psychosen, Ulkus mit Perforation, Sepsis, pathologische Fraktur, Diabetes, NNR-Erschöpfung) und 19 weniger gefährliche Nebenwirkungen. Von 41 über 1–4 Jahre mit ACTH behandelten Patienten traten bei 9 gefährliche Komplikationen auf.

Dosierung (nach KAESER): *ACTH:*

1. Woche täglich 100 I. E.
2. Woche 75 I. E.
3. Woche 50 I. E.

dann jeden 2. Tag 50 I. E. ACTH i.m.

Dosierung von Prednison: Beginn mit 100 mg/die und langsamer Abbau. Behandlungsdauer je nach klinischem Erfolg; zu frühes Absetzen kann ein Rezidiv provozieren.

Die von GÉRAUD u. Mitarb. (1965) empfohlene intralumbale Anwendung von Kortikoiden hat in Deutschland kein Echo gefunden. LANGE (1969) berichtete, daß diese Applikation nur kurzfristige Besserungen bei einem Teil der Patienten herbeiführt, aber die Gesamtentwicklung der Erkrankung nicht beeinflußt.

Schlaganfall

Der *Schlaganfall* ist in erster Linie ein diagnostisches bzw. differentialdiagnostisches Problem. Er beruht nach heutiger Auffassung in 80 % der Fälle auf einem Hirninfarkt, ausgelöst durch eine zerebrale Zirkulationsstörung. Pathogenetisch spielen Blutdruckabfall und Nachlassen der Herzkraft die entscheidende Rolle. Deshalb muß sich die Therapie in erster Linie gegen diese beiden Störungen richten.

Anfang der 50er Jahre war die Steroidbehandlung des frischen Schlaganfalles weit verbreitet. Sie ist ebenso wie die gleichfalls sehr beliebte Theophyllintherapie obsolet geworden. Seit einigen Jahren scheint sich aber ein Comeback mit höheren Dosen und vorwiegend unter Anwendung von Dexamethason anzubahnen. Ausgehend von den Erfahrungen der Neurochirurgen bei der Behandlung des Hirnödems (s. S. 174) zielt die Therapie auf die Beseitigung des für den Umfang des neurologischen Ausfalls wie für die Prognose maßgeblichen perifokalen Ödems. So hat RUBINSTEIN (1965) 4 mg Dexamethason alle 6 Stunden i.v. und i.m., insgesamt 52 mg in 72 Stunden gegeben. Bei nicht hämorrhagischen Infarkten konnten die akute Mortalität verhindert und die Bewußtseinssituation in 9 von 13 Fällen gebessert werden. PATTEN u. Mitarb. (1972) fanden in einer Doppelblindstudie die Kortikoidtherapie signifikant wirksam; sie gaben am 1. Tag 10 mg Dexamethason i.v., dann 4 Tage lang 4×4 mg i.m., danach abfallende Dosen bis zum 17. Tag. CARTER (1972) fand eine Besserung der Überlebensrate unter Dexamethason. MÖLLER (1972) hat die günstigen Ergebnisse bestätigt.

Hirndruck

Während einerseits *Hirndruck* als mögliche unerwünschte Nebenwirkung einer Steroidtherapie bei Kindern auftreten kann (s. S. 47) und andererseits HEMMER u. Mitarb. (1964) bei Liquordruckuntersuchungen keinen statistisch zu sichernden Einfluß der Kortikoide nachweisen konnten, mehren sich in den letzten Jahren positive Mitteilungen über die Steroidtherapie in der Prophylaxe und Behandlung der intrakraniellen Drucksteigerung nach Enzephalographie, Trauma oder Operation bzw. Röntgenbestrahlung eines Tumors sowie – wie bereits erwähnt – nach Schlaganfall (FOX 1965, FRENCH 1966, LONG u. Mitarb. 1966, LOESCHE 1964, BOCK 1966, FACON u. SCHWARTZ 1964, SHENKIN u. Mitarb. 1969, 1970, HOYT 1971, REULEN 1971, CHOU 1969, MÜKE 1971). KULICK 1966 gab Patienten nach Luftenzephalogramm und Kranken nach Pantopaque-Myelogramm 40 mg Methylprednisolon intrathekal und konnte dadurch die Nachbeschwerden signifikant bessern. Eine aktuelle Übersicht zum Thema Steroide und Hirnödem geben REULEN u. SCHÜRMANN (1972).

Dosierung: Beginn mit 100 mg Prednisolon/die i.v. oder i.m.; langsamer Rückgang um jeweils 25 mg. Von den meisten Autoren wird Dexamethason in äquivalenter Dosierung bevorzugt.

BNS-Krämpfe

Die *Blitz-Nick-Salaam-Krämpfe* (Propulsiv petit mal; Hypsarrhythmia Gibbs; West-Syndrom), welche 12–13 % aller kindlichen Krampfanfälle ausmachen, sind die einzigen Krampfleiden, bei denen durch Nebennierenrindenhormone eine Besserung möglich ist. Der Wirkungsmechanismus ist noch unbekannt; der Angriffspunkt liegt wahrscheinlich im Zwischenhirn. Unter der Hormontherapie läßt sich in ca. 50 % der Fälle relativ schnell ein Sistieren der Krämpfe und eine Normalisierung der typischen EEG-Veränderungen erreichen (MATTHES 1967, SCHMIDT 1966, WEINGÄRTNER 1967, SELBACH 1965, BROSER 1966), so daß diese Therapie immer noch als aussichtsreiches Behandlungsverfahren gilt (MILLER u. Mitarb. 1967). Freilich sind die Dauererfolge enttäuschend, d. h. daß die psychomotorische Gesamtentwicklung nicht günstig beeinflußt werden kann (HORSTMANN u. BITTNER 1964, MATTHES 1967, PACHE u. TRÖGER 1967).

Die Mehrzahl der Autoren bevorzugt auch bei dieser Indikation ACTH. BROSER sowie MATTHES sahen gleiche Effekte auch bei Dexamethason.

Dosierung (nach BROSER): ACTH 40–80 I.E. oder Dexamethason 0,3–0,7 mg/kg täglich i.m. bis zur Normalisierung des EEG; dann intermittierende Therapie: 4 Tage Behandlung, 10 Tage Intervall. Gesamtbehandlungsdauer 3–6 Monate.

Sudeck-Syndrom

Das *reflexdystrophische oder Algodystrophie-Syndrom (Sudeck-Syndrom)*, welches nicht nur im Gefolge traumatischer Schädigungen, sondern auch bei degenerativen und entzündlichen Gelenkerkrankungen, bei Halswirbelsäulenstörungen und nach Herzinfarkt vorkommt, ist in seiner Pathogenese noch nicht einhellig geklärt; die therapeutischen Empfehlungen sind vielfältig.

Während eine Prophylaxe mit Kortikosteroiden sicher abgelehnt werden muß und eine langfristige orale Therapie wegen der Gefahr einer Osteoporoseentwicklung zweifellos nicht günstig ist, gilt eine kurzfristige Allgemeinbehandlung als unbedenklich und oftmals günstig. Im eigentlichen dystrophischen Stadium II und im atrophischen Stadium III ist von Steroiden nichts mehr zu erwarten. Selbstverständlich muß in jedem Stadium die entsprechende physikalische Therapie durchgeführt werden (Gross 1971, Jochheim 1970).

Dosierung: Beginn mit 40–50 mg Prednison, langsamer Rückgang auf 10 mg. Gesamtbehandlungsdauer 6–8 Wochen. Gleichzeitig sind Anabolikagaben zu empfehlen.

Myasthenie

Auch bei der schweren *generalisierten Myasthenia gravis* wurden – speziell wenn Cholinesterasehemmer nichts nützen oder nicht vertragen werden – Versuche mit der Hormontherapie gemacht, wobei in einem Teil der Fälle nach einer vorübergehenden Verschlechterung (deshalb nur unter klinischer Kontrolle) eine mehr oder weniger bedeutsame Besserung eintrat. Verabreicht wurde ACTH tägl. 100 I. E. i.v. in wiederholten 10-Tages-Zyklen (Grob u. Namba 1966, Matell 1967, Patten 1971) bzw. Prednison beginnend mit 40–50 mg und langsamem Abbau auf täglich 7,5–15 mg (Dalby u. Mitarb. 1971) bzw. alternierende Therapie mit 100 mg Prednison jeden 2. Tag über lange Zeit (Warmolts u. Mitarb. 1970).

Schiefhals

Der *muskuläre Schiefhals* mit Sternocleidomasteoideus-Hämatom bei Säuglingen wurde von Spiess u. Weiss (1965) durch 5–10malige Injektion von 0,5 bis 1 ml einer Cortisonkristallsuspension unter gleichzeitiger Muskelextension behandelt. Die Ergebnisse waren – insbesondere hinsichtlich der Dauererfolge – gut.

Literatur

Angstwurm, H., E. Frick: Münch. med. Wschr 106 (1964), 1718.
Balzereit, F.: Dtsch. med. Wschr. 91 (1966), 1194.
Behrend, R. Ch.: Therapiewoche 19 (1969), 125.
Behrends, A., W. Eickhoff, R. Janzen: Dtsch. med. Wschr. 96 (1971), 1519.
Beringer, U.: Schweiz. med. Wschr. 102 (1972), 52.
Burkhardt, H., K. Rommel, G. Mähr: Med. Welt 19 (1968), 726.
Broser, E.: Nervenarzt 37 (1966), 25.
Carter, A. B.: Proc. Roy. Soc. Med. 65 (1972), 82.
Cass, L. J. u. Mitarb.: J. Amer. med. Ass. 197 (1966), 173.
Chou, M.: Med. Trib. med. News (N. Y.) (1969), 49; 4.
Dalby, A., M. Kyaer, B. de Fine Olvarius: Lancet 1971/I, 597.
Eisenberg, H. M., C. F. Barlow, A. V. Lorenzo: Arch. Neurol. 23 (1970), 18.
Escher, F.: Praxis 56 (1967), 523.
Fox, J. L.: Ann. D. C. 34 (1965), 261; ref.: Zbl. ges. Neurol. Psychiat. 185 (1966), 138.
French, L. A.: Bull N. Y. Acad. Med. 42 (1966), 301.
Frick, E., H. Angstwurm: Münch. med. Wschr. 110 (1968), 1089.
Gecow, A., I. Pawela: Schweiz. med. Wschr. 100 (1970), 569.
Géraud, J., J. Dussert, J. Bénazet, J. M. Demoures: Presse méd. 75 (1965), 1089.
Glatzel, J., E. Lungershausen: Med. Klin. 64 (1969), 1157.
Grob, D., T. Namba: J. Amer. med. Ass. 198 (1966), 703.
Gross, D.: Dtsch. med. Wschr. 96 (1971), 345.
Hahn, E.: Therapiewoche 19 (1969), 1255.
Hallen, O.: Therapiewoche 17 (1967), 635.
Harber, G., W. Laubichler: Ärzt. Praxis 19 (1967), 3629.
Hemmer, R. u. Mitarb.: Med. Klin. 59 (1964), 1590.
Hoppe, W.: Dtsch. Ges. Wesen 24 (1969), 1232.
Hoyt, H. J.: Clin. Pharmacol. Ther. 12 (1971), 291.
Jerusalem, F.: Schweiz. med. Wschr. 98 (1968), 1907.
Jochheim, K. A.: Med. Welt 21 (1970), 759.
Kaeser, H. E.: Dtsch. med. Wschr. 96 (1971), 1442.

Kaeser, H. E.: Selecta 9 (1967), 1318.
Kaeser, H. E.: Dtsch. med. Wschr. 92 (1967), 178.
Kaiser, H.: Techniken der Injektion. Selecta, München 1970.
Kass, I. u. Mitarb.: Amer. J. med. Sci. 240 (1969), 213.
Kienle, G.: Hydrodynamik, Elektrolyt- und Säure-Basen-Haushalt im Liquor und Nervensystem. Thieme, Stuttgart 1967.
Komar, J.: Orv. Hetil. 112 (1971), 433.
Krüger, E., U. Lang, K. Kühne: Psychiat. et Neurol (Basel) 154 (1967), 266.
Lange, J. W.: Med. J. Australia 2 (1969), 1030.
Matell, G.: Jahrestreffen der Schwed. Ges. f. Med. Stockholm 1967; ref.: Med. Trib. 2 (1967), 5.
Matthes, A.: Dtsch. med. Wschr. 92 (1967), 1079.
Millar, J. H. D. u. Mitarb.: Lancet 1967/II, 429.
Möller, W.-D.: Therapiewoche 22 (1972), 673.
Müke, R.: Klin. Gegenw. 7 (1971), 140.
Müke, R.: Therapiewoche 22 (1972), 443.
Müller, E., M. Kostakopoulus: Med. Welt 18 (1967), 495.
Müller, G., M. Mumenthaler: Dtsch. med. Wschr. 88 (1963), 1545.
Müller, H.: Therapiewoche 16 (1966), 1494.
Mumenthaler, M.: Praxis 54 (1967), 1342.
Nessel, E.: Med. Klin. 61 (1966), 2072.
Neumayer, E.: Wiener med. Wschr. 119 (1969), 281.
Nitsche, F.: Med. Welt 18 (1967), 1020.
Pache, H. D., H. Tröger: Münch. med. Wschr. 109 (1967), 2408.
Patten, B. M.: Med. Tribune 6 (1971), B 25, 22.
Patten, B. M., J. Meadell, B. Bruun, W. Curtin, S. Carter: Neurology 22 (1972), 377.
Renschler, H.: Med. Welt 18 (1967), 1066.
Reulen, H. J.: Med. Tribune 6 (1971), 46; 3.
Reulen, H. J., K. Schürmann (Hrsgb.) Steroids and Brain Edema in Man. Springer Berlin 1972.
Rubinstein, M. K.: J. nerv. ment. Dis. 141 (1965), 291.
Schmidt, G.: Dtsch. Ges. Wesen 21 (1966), 545.
Schrader, A.: Münch. med. Wschr. 111 (1969), 2629.
Schulze, H. A. F.: Zbl. ges. Neurol. Psychiat. 189 (1967), 255.
De Sèze, S., M. Lequesne: Traiter les rhumatismes. L'Expansion Paris, 1963.
De Séze, S., P. Dreyfus, M. Phankim-Koupernik: Rev. Rhum. 31 (1964), 560.
Shenkin, H. A., P. Bouzarth: New Engl. J. Med. 282 (1970), 1465.
Shenkin, H. A., P. Guttermann: J. Neurosurg. 31 (1969), 400.
Siegenthaler, D., F. Regli: Schweiz. med. Wschr. 96 (1966), 781.
Spiese, H., J. W. Weiss: Dtsch. med. Wschr. 90 (1965), 1573.
Steinmann, B.: Kurse ärztl. Fortb. 17 (1967), 262.
Stickl, H.: Münch. med. Wschr. 111 (1969), 2630.
Taverner, D., S. B. Cohen, B. C. Hutchinson: Brit. med. J. 1971/IV, 20.
Tourtelotte, W. W. u. Mitarb.: Arch. Neurol. (Chic.) 12 (1965), 536; ref.: Dtsch. med. Wschr. 90 (1965), XXVI.
Vall, A. F.: Méd. et Hyg. (Genève) 30 (1972), 398.
Warmolts, J. R., W. K. Engel, J. N. Whitaker: Lancet 1970/II, 1198.
Warmolts, J. R., W. K. Engel: New Engl. J. Med. 286 (1972), 17.
Weaver, H. M. u. Mitarb.: J. Amer. med. Ass. 200 (1967), 24.
Weingärtner, L.: Med. Klin. 62 (1967), 110.
Welte, E.: Dtsch. med. Wschr. 92 (1967), 765.
Wessel, P.: Landarzt 47 (1971), 1278.
Wessinghage, D.: Dtsch. med. Wschr. 94 (1969), 2544.

Vergiftungen

Die akut bedrohlichen Symptome einer Vergiftung lassen im allgemeinen keine spezifische Vergiftungsdiagnose zu. Deshalb kommt es darauf an, möglichst schnell unspezifische lebensrettende Maßnahmen zu treffen (Klimmer u. Lendle 1963). Dazu gehört in erster Linie die Sorge um Atmung sowie

Herz- und Kreislauftätigkeit und Elimination des Giftes aus dem Magen-Darm-Kanal bzw. über die Nieren (forcierte Diurese evtl. Dialyse).

Allgemeine Indikationen

Kortikosteroide wurden jahrelang zur Basisbehandlung der Vergiftungen gerechnet, weil man auf ihren „unspezifisch antitoxischen" Effekt baute und annahm, daß bei schweren Vergiftungen eine NNR-Erschöpfung eintreten könnte. Diese Hypothesen sind heute widerlegt. Kortikoide kommen in Frage, wenn ein schwerer Schockzustand vorliegt (s. S. 156 ff.), wenn eine akute Leberinsuffizienz besteht oder zu befürchten ist (s. S. 140), wenn ein Lungenödem entsteht oder droht (s. u.) oder wenn allergische Reaktionen (wie z. B. nach Schlangenbissen) das Krankheitsbild auszeichnen (Moeschlin 1972 Wirth u. Mitarb. 1971).

Vor der Anwendung von Kortikoiden bei Schlafmittelvergiftungen wird neuerdings ausdrücklich gewarnt, da sie die Wirkung potenzieren können (MOESCHLIN 1972, STERZ 1963).

Pilzvergiftungen

Bei der *Knollenblätterpilzvergiftung* muß eine umfassende Allgemeinbehandlung mit Magen-Darm-Spülung, Flüssigkeits- und Elektrolyt- sowie Kreislauftherapie, Leberschutzbehandlung und Infektionsprophylaxe durchgeführt werden. Das früher als wirksam angesehene Antiphalloidinserum wird heute nicht mehr verwendet. Die Verabreichung von Kortikoiden hat sich speziell wegen der Leberschädigung bewährt. Da die geschädigte Leber möglicherweise nicht in der Lage ist, Prednisolon umzubilden, empfiehlt MOESCHLIN (1972) die Verabreichung von Hydrocortison; die meisten Autoren verabreichen aber Prednisolon i. v. (ESSLINGER 1966, GÖPEL u. DIETZ 1971, FRITZSCHE 1971, GIERE 1968, JUBIN u. MOESCHLIN 1964, SCHULTIS u. SCHÜTTERLE 1967).

Dosierung: Entsprechend den heute in der Behandlung des Leberzerfallskomas üblichen Dosen 500–1000 mg Prednisolon/die i.v., bis eine deutliche Besserung eintritt; erst dann langsamer Abbau und evtl. Übergang auf orale Therapie.

Reizgasvergiftungen

Akute Vergiftungen durch *Nitrosegase, Stickoxydul (Stickstoffmonoxid) oder andere Lungengifte* (Chlorgas, Dimethylsulfon, Zinknebel) sollten noch vor Eintritt eines Lungenödems mit Kortikoiden behandelt werden, da diese eine prophylaktische Wirkung entfalten. Aber auch bei ausgeprägten Lungenödemen sind die Steroide oftmals noch lebensrettend. Die Wirkung beruht auf Kapillarabdichtung und einem zellfermentschützenden Effekt (HELM u. Mitarb. 1971, HAIN 1970, THIESS 1970, HENSCHLER 1966, LACHNIT 1959, MOESCHLIN 1972, TILLING u. KNICK 1969).

Dosierung: Am ersten Tag 100–300 mg Prednisolon im Dauertropf und langsamer Rückgang der Dosierung je nach klinischem und röntgenologischem Lungenbefund. Anschließend noch über längere Zeit 30 mg Prednison, um die Entstehung einer Lungenfibrose zu verhindern (LACHNIT 1959). HELM u. Mitarb. (1971) haben die Behandlung bei Zinknebelvergiftung mit 1000 mg Prednisolon/die i. v. begonnen und nur sehr langsam abgebaut. Diese Behandlung hat sich in Kombination mit einer Inhalationsbehandlung (Dexamethason-21-nicotinat = Auxiloson) als besonders günstig erwiesen.

Berylliumvergiftung

Bei der chronischen industriellen *Beryllium-Vergiftung* besteht die Gefahr der Entwicklung einer chronischen Lungengranulomatose. Diese kann durch eine langfristige Steroidtherapie verhindert werden (LENDLE 1957, MOESCHLIN 1972).

Dosierung: Beginn mit 60 mg Prednison; Rückgang auf Erhaltungsdosis von 20–30 mg; Behandlungsdauer je nach Rückbildung der klinischen und röntgenologischen Veränderungen.

Schlangenbisse u. ä.

Schlangenbisse (besonders durch Kreuzottern und Vipern), *Skorpion- und Insektenstiche sowie Spinnenbisse* können zu bedrohlichen Krankheitsbildern führen, wobei neben der Giftwirkung – besonders bei Insektenstichen – auch eine Überempfindlichkeitsreaktion ursächlich verantwortlich sein kann. Neben der Lokalbehandlung (Ruhigstellung, abbinden), der Antiserumgabe und gegebenenfalls der Schockbehandlung empfiehlt sich in jedem Falle die frühzeitige Kortikoidgabe. Sie ist vordringlich, wenn entweder ein schwerer Schockzustand vorliegt oder die Gefahr einer Verschwellung der oberen Atemwege besteht (Dillaha u. Mitarb. 1964, Haas 1966, Meszaros 1971, Moeschlin 1972, Sachs 1964, Scholer u. Wüthrich 1970).

Dosierung: 100–300–500 mg (je nach Kreislaufsituation) Prednisolon am ersten Tag, dann Rückgang der Dosierung je nach klinischer Besserung; Behandlungsdauer 1–3–5 Tage.

Kresylphosphatvergiftung

Bei *50 Kresylphosphatvergiftungen* mit schweren Polyneuritiden wurden durch die Behandlung mit Kortikoiden wesentlich bessere Ergebnisse erzielt als mit alleiniger Vitamin-B-Therapie (Geoffroy u. Mitarb. 1960). Auch Marx (1969) empfiehlt Kortikosteroide zur Behandlung der Triorthokresylphosphatvergiftung. Moeschlin (1972) rät, in jedem Falle sofort Kortikoide zu geben, weil dadurch evtl. die schweren degenerativen Veränderungen an den Nerven verhindert werden könnten.

Dosierung: Beginn mit 2 mg Prednison/kg; Fortführung der Behandlung mit reduzierten Dosen bis zur völligen Restitution.

Andere Vergiftungen

Einzelne günstige Erfahrungen liegen außerdem vor bei:

akuter Bleivergiftung mit Enzephalopathie bei Kindern (Beginn mit 100 mg pro die in Intervallen i.v., in Kombination mit physikalischer Hypothermie) (Greengard u. Mitarb. 1966),

Jodvergiftung (Waugh 1954),

Phosphorvergiftung (Francke u. Mitarb. 1954),

Arsenvergiftung (Lasch 1960, 1961),

Tetrachlorkohlenstoffvergiftung (Weirich u. Michaels 1966),

Paraquat-Vergiftung (Weidenbach 1969).

Arzneimittelvergiftungen

Besonders erwähnt seien schließlich noch die *Arzneimittelvergiftungen,* besonders durch:

Digitalis s. S. 155,

Vitamin D s. S. 188,

Zytostatika s. S. 134 ff.

Literatur

Adams, B. E. Berman: J. Pediat. 66 (1965), 707.

Baldachin, B. J., R. N. Melmed: Brit. med. J. 1964/I, 28.

Baur, H., M. v. Clarmann: Regensburg. Jb. ärztl. Fortbild. 8 (1959), 60.

Collins, J. V., J. Townsend, P. W. R. Harris, T. J. H. Clark: Lancet 1971/II, 184.

Dillaha, C. J. u. Mitarb.: J. Amer. med. Ass. 188 (1964), 153; ref.: J. Amer. med. Ass. 200 (1967), 19.

Esslinger, F.: Med. Welt 17 (1966), 1055.

Francke, C., P. Rockus, W. Weyne: Ned. milit. geneesk. T. 98 (1954), 1071.

Fritzsche, W.: Z. ges. inn. Med. 26 (1971), 190.

Geoffroy, H. u. Mitarb.: Münch. med. Wschr. 102 (1960), 1494.
Giere, W.: Landarzt 44 (1968), 1759.
Göpel, E., F. U. Dietz: Ärztl. Praxis 23 (1971), 3325.
Görisch, V., R. Ludewig: Dtsch. Gesundh.-Wes. 23 (1968), 1176.
Greengard, J., B. Adams, E. Bermann: J. Pediat. (St. Louis) 66 (1965), 707; ref. Zbl. Kinderheilk. 99 (1966), 458.
Haas, J.: Z. Tropenmed. Parasit. 17 (1966), 26.
Hain, E.: Ärztl. Fortbildung 17 (1970), 364.
Helm, K. U., H.-D. Renovanz, K. Schmahl, M. v. Clarmann: Wehrmed. Mschr. 15 (1971), 203.
Helm, K. U., H.-D. Renovanz, K. Schmahl, M. v. Clarmann: Wehrmed. Mschr. 15 (1971), 236.
Henschler, D.: Wehrmedizin 4 (1966), Beilage Katastrophenmedizin 9; ref. Münch. med. Wschr. 108 (1966), Aktuelle Medizin
Höfle, K. H., W. Lindenheimer, H. Marx: Med. Welt 10 (1959), 2280.
Ibe, K.: Méd. et Hyg. (Genève) 27 (1969), 285.
Jubin, E., S. Moeschlin: Praxis 53 (1964), 1502.
Klimmer, O. R., L. Lendle: Ärztl. Mitt. 60 (1963), 2433.
Knick, B., H. J. Wagner: Ärztl. Wschr. 13 (1958), 1110.
Lendle, L.: Dtsch. med. Wschr. 82 (1957), 1626.
López, C.: Int. Arch. Arbeitsmed. 26 (1970), 50.
Marx, H.: Ärztl. Praxis 12 (1969), 1661.
Meszaros, V. I.: Zschr. inn. Med. 26 (1971), 193.
Moeschlin, S.: Klinik und Therapie der Vergiftungen, 5. Aufl. Thieme, Stuttgart 1972.
Re, K. H.: Ärztl. Praxis 11 (1959), 1943.
Sachs, W. B.: Münch. med. Wschr. 106 (1964), 240.
Sachs, W. B.: Münch. med. Wschr. 106 (1964), 402.
Scholer, H., W. Wütrich: Schweiz. med. Wschr. 100 (1970), 1761.
Schultis, K., G. Schütterle: Med. Welt 18 (1967), 312.
Sterz, H.: Wien. med. Wschr. 113 (1963), 96.
Thiess, A. M.: Ärztl. Fortb. 17 (1970), 368.
Tilling, W., B. Knick: Med. Klin. 55 (1969), 1533.
Waugh, W. H.: Arch. intern. Med. 93 (1954), 299.
Weidenbach, J.: Dtsch. med. Wschr. 94 (1969), 545.
Weirich, J. K.-H. Michaels: Dtsch. Gesundh.-Wes. 21 (1966), 964.
Werner, T.: Medizin und Ernährung 7 (1966), 39.
Wiesener, H.: Mschr. Kinderheilk. 116 (1968), 116.
Wirth, W., G. Hecht, Ch. Gloxhuber: Toxologie-Fibel, 2. Aufl. Thieme, Stuttgart 1971.

Krankheiten aus äußeren physikalischen Ursachen

Hitzeschäden

Erhöhte Außentemperatur wird für den Organismus gefährlich, wenn die Wärmeregulation aus irgendwelchen Gründen nicht richtig funktioniert. Es können 4 verschiedene Krankheitsbilder auftreten.

Hitzekrämpfe

Hitzekrämpfe der Muskulatur sind die Folge eines Flüssigkeits- und Elektrolytverlustes. Die Therapie der Wahl stellt daher die orale oder gegebenenfalls intravenöse Zufuhr von Salzlösungen dar.

Hitzekollaps

Der *Hitzekollaps* beruht auf einer Verminderung der Plasmavolumens, das bis auf die Hälfte des Normalen absinken kann. Das Kreislaufversagen (Blutdruckabfall, Sistieren der Nierenfunktion, schneller flacher Puls) kann deletär werden. Während in leichten Fällen Flachlagerung im Schatten und orale Flüssigkeitszufuhr ausreichen, sollte man bei schweren Fällen Plasma oder Plasmaersatzmittel geben. Nur in bedrohlichen Zuständen wird man zusätzlich Steroide geben.

Dosierung: 50 mg Prednisolon intravenös; notfalls Wiederholung der Injektion von 25 mg in regelmäßigen Intervallen.

Hitzschlag

Der *Hitzschlag* ist die gefährlichste Form der Hitzeschädigung. Er ist die Folge der Wärmestauung: starke Wärmebildung bei verhinderter Wärmeabgabe. Die Körpertemperatur steigt schnell bis auf extreme Werte an; 43–44° C wurden gemessen. Der Betroffene gerät meist in einen komatösen Zustand, wobei der Kreislauf zunächst noch intakt ist.

Die Therapie zielt darauf ab, alle Wärmestauungen zu beseitigen und die Hyperthermie zu beeinflussen; kalte Wickel um die Extremitäten mit kurzfristiger Erneuerung oder besser ein eiskaltes Bad. In schweren Fällen läßt man den Anästhesisten eine Hibernation durchführen. Bei Atemstillstand ist künstliche maschinelle Beatmung und bei Hirndruck Liquorlaß indiziert. Komplikationen wie Hirnödem, Hämolyse, Thrombopenie lassen eine Steroidtherapie indiziert erscheinen; bei Nierenversagen ist jedoch große Vorsicht geboten (Müller u. Mitarb. 1969).

Dosierung: Viertelstündlich 25 mg Prednisolon intravenös bis zur endgültigen Überwindung der bedrohlichen Situation (Scherrer 1961).

Sonnenstich

Unter *Sonnenstich* versteht man eine Schädigung durch intensive Sonnenbestrahlung des Kopfes. Klinisch imponieren Hirndrucksymptome: Kopfschmerz, Schwindel, Erbrechen. Die Krankheitszeichen treten erst nach einem Intervall von Stunden bis zu einem Tag auf (Neureuther 1969). Unter Umständen kann sich eine sog. Insolationsmeningitis und in schweren Fällen ein enzephalitisches Bild (Purpura cerebri) entwickeln.

Eine Cortisontherapie wird nur in schweren Fällen als zusätzliche Maßnahme in Frage kommen.

Kälteschäden

Bei langdauernder Unterkühlung entwickelt sich ein Zusammenbruch fast aller Organfunktionen, wobei die Nebennierenrinde ganz besonders betroffen ist.

Die Therapie zielt auf Wärme-, Flüssigkeits-, Kalorien- und Elektrolytersatz sowie Herz- und Kreislaufmittelzufuhr. Ob daneben Kortikoide einen zusätzlichen Nutzen bringen, ist zumindest fraglich.

Literatur

Fischer: Wehrmed. Mitteilg. (1961), 141.
Flora, G.: Med. Welt (1964), 223.
MacInnes, C.: Lancet 1971/I, 7699.
Müller, W. A., P. Verhoven, B. Truniger: Dtsch. med. Wschr. 94 (1969), 1695.
Muth, H., C. Legerlotz: Geburtsh. u. Frauenheilk. 24 (1964), 408.
Neureuther, G.: Münch. med. Wschr. 111 (1969), 2119.
Scherrer, M.: Praxis 50 (1961), 515.
Schmidt, E. K.: Praxis 51 (1962), 78.
Sweet, R. D.: Clin. Radiol. 15 (1964), 55.
Tidow, R.: Münch. med. Wschr. 106 (1964), 438.

Kinderkrankheiten

Von F. HAGGENMÜLLER

In diesem Rahmen alle Frage der Kortikoidtherapie im Kindesalter abzuhandeln, ist unmöglich. Es soll deshalb nur auf einige grundsätzliche Besonderheiten der Steroidtherapie im Kindesalter und auf eine Auswahl von Erkrankungen dieses Lebensabschnittes eingegangen werden. Es sei im übrigen hinsichtlich der Indikationen und Durchführung der Therapie auf den Inhalt der Gesamtbroschüre verwiesen.

In der „Cortisonfibel für die kinderärztliche Praxis" von PALITZSCH (J. F. Lehmann-Verlag München 1964) finden sich detailliertere Darstellungen einschlägiger Probleme. Desgleichen sind sie sehr kritisch und für die moderne pädiatrische Therapie brauchbar in den jeweiligen Kapiteln in „Current pediatric therapy" von GELLIS u. KAGAN (Saunders Comp., London 1971) behandelt.

Dosierungsprobleme

Die *gebräuchliche Dosierung* liegt im allgemeinen relativ höher als im Erwachsenenalter und wird mehr vom Symptomwert der Erkrankung als vom Alter und Gewicht des Kindes bestimmt. 0,5 – 3 – 5 mg Prednison/kg Körpergewicht und Tag kommen häufig zur Anwendung. Während bei kurzzeitiger Therapie vorübergehend Überdosierungen oft in Kauf genommen werden, erfordert die Langzeittherapie exakte Ermittlung der sog. Erhaltungsdosis. Eine geschickte Auswahl der Cortisonderivate, wobei kurz wirksamen Verbindungen in zunehmendem Ausmaße der Vorzug gegeben wird (BETHGE 1970), und vor allem aber Vorteile einer alternierenden, dem zirkadianen Rhythmus gerecht werdenden Applikationsweise sollten auch in der Pädiatrie genützt werden (s. S. 68 ff.).

Um exakte Dosisvergleiche zu ermöglichen, empfiehlt sich die Einführung des Bezugswertes der Körperoberfläche in m² (Tab. 7.). Das Körpergewicht erweist sich gerade bei kortikoidbehandelten Kindern als wenig geeigneter Wert. Die Ermittlung der Körperoberfläche erfolgt anhand von Nomogrammen bei bekanntem Gewicht und bekannter Länge.

Tabelle 7. Vergleichswerte von Alter, Gewicht und Körperoberfläche (nach von HARNACK)

Alter Jahre	Gewicht kg	Körperoberfläche m²
2/12	5	0,27
6/12	7,5	0,35
1	10	0,43
3	14	0,59
7 1/2	24	0,9
9	28	1,0
12	38	1,2
–	65	1,73

Indikationsbereiche

Ohne auf Vollständigkeit Anspruch zu erheben, findet sich in folgender Übersicht eine Aufstellung von Indikationsbereichen, bei welchen Therapieversuche mit Kortikosteroiden gerechtfertigt erscheinen. In einzelnen Fällen ist der Wert der Steroidtherapie nicht unbestritten und bleibt durch prospektive Untersuchungsreihen zu erhärten.

Indikationen einer Kortikoidtherapie im Kindesalter:

1. *Neonatalperiode*
   Geburtsstreß – Hypoglykämie
2. *Hämatologie*
   toxische Markschäden
   erworbene hämolytische Anämie
   Immunthrombopenie
   bestimmte Enzymdefekte der Erythrozyten
   Leukämien
   Retikulosen
   aplastische Anämien (Blackfan-Diamond)
3. *Gastroenterologie*
   Formenkreis der Malabsorption
   Colitis ulcerosa
4. *Urologie*
   nephrotisches Syndrom
   hämolytisch-urämisches Syndrom
   Crush-Niere
5. *Erkrankungen des ZNS*
   BNS-Leiden
   Enzephalitis
6. *Dermatologie*
   Urtikaria
   Erythema exsudativum multiforme
   Epidermolysis toxica
   Dermatitiden
   Ekzeme
   bestimmte Formen der Ichthyosis congenita
7. *Erkrankungen der Atmungsorgane*
   spastische Bronchitis, „Pseudokrupp"
   Asthma bronchiale
8. *Immunologisch bedingte Erkrankungen*
   rheumatoide Arthritis
   Still-Syndrom
   Iridozyklitis
   sog. Subsepsis allergica Wissler
   Sklerodermie
   Dermatomyositis

9. *Infektionskrankheiten*
   Rheumatisches Fieber mit Karditis
   Enzephalomyokarditis
   diverse Virusenzephalitiden
   bakterielle Meningitiden
   bakterielle Toxikose
   Endotoxinschock
   Morbus Boeck
   schwere Form der Virushepatitis
10. *Endokrinologie*
    Adrenogenitales Syndrom mit und ohne Salzverlustsyndrom
    HVL- und NNR-Insuffizienz
    Addisonsche Erkrankung

Es sei im weiteren auf einzelne spezielle Probleme eingegangen.

Neugeborenenperiode

Die im Verlauf eines Geburtsstreß und bei Kindern diabetischer Mütter häufig auftretenden hartnäckigen *Hypoglykämien* können durch zusätzliche Verabreichung von 5 mg Hydrocortison oder 1 mg Prednison pro kg und Tag zur i. v. Glukoseinfusion gebessert werden. In diesem Alter ist vorsichtiger Abbau selbst dieser geringen Steroiddosis erforderlich.

Der Nutzen einer höher dosierten Kortikoidtherapie bei schwerem *Icterus neonatorum* ist umstritten.

AGS und Unterfunktionen der Nebenniere

Im Kindesalter ist mit folgenden *Unterfunktionen der NNR* zu rechnen, die evtl. eine Substitutionstherapie erforderlich machen:

1. Kortikotropinmangel
   a) Hypophysenhypo- oder -aplasie
   b) hypothalamische Ausfälle
2. Primäre Hypo- oder Aplasie der NNR
   a) geschlechtsgebundener Erbgang oder fraglich autosomal rezessives Leiden
   b) sporadisch
3. Fehlerhafte Steroidgenese
   a) Lipoiddegeneration der NNR
   b) 3β-Hydroxy-steroid-Dehydrogenase-Defekt
   c) 21-Hydroxylase-Defekt (betrifft 30% aller Patienten mit und ohne Salzverlustsyndrom)
   d) 11-Hydroxylase-Defekt
   e) 17-Hydroxylase-Defekt
   f) Defekt der 18-Hydroxylation des Corticosterons
   g) Defekt der Dehydrogenierung des 18-Hydroxy-corticosterons
4. NNR-Blutungen
5. sog. Addisonsche Erkrankung, isoliert oder kombiniert mit Autoimmunerkrankungen des Endokriniums auftretend

Substitutionstherapie Die *Substitutionstherapie* eines Ausfalls oder einer Fehlleistung der Cortisolproduktion der NNR erfordert in klassischer Weise das adrenogenitale Syndrom. Es empfiehlt sich die Applikation von etwa 10 mg/kg Körpergewicht Hydrocortison oder einer entsprechenden Dosis eines synthetischen wasserlöslichen Glukokortikoids intravenös mehrmals täglich. Kurzfristig ist bei dieser Therapie eine Überdosisierung durchaus in Kauf zu nehmen. Liegt ein Salzverlustsyndrom vor, empfiehlt es sich, Desoxycorticosteronacetat intramuskulär 2–5 mg täglich zu applizieren. Depotpräparate sind zum Beginn einer Therapie des adrenogenitalen Syndroms nicht geeignet. Flüssigkeits- und Elektrolytersatz muß, nach entsprechenden Kontrollen bemessen, verabfolgt werden. Natriumzufuhr und Bekämpfung der Hyperkaliämie sind erforderlich. Bevor man auf eine orale Hormonsubstitution übergehen kann, bewährt sich uns vorübergehend die intramuskuläre Kortikosteroidapplikation. Säuglinge benötigen meist 25, Schulkinder 100 mg Hydrocortison i. m. täglich. Dabei ist in Betracht zu ziehen, daß bis ca. 10% des intramuskulär applizierten Hydrocortisons oder Cortisons als 17-Ketosteroide im Urin erscheinen, was bei der Beurteilung der Steroidurie zu berücksichtigen bleibt. Dies trifft weniger für synthetische Glukokortikoide zu. Es liegt jedoch nahe, für die Glukokortikoidsubstitution das biologisch fehlende Hormon, nämlich Hydrocortison, zu verwenden. Hydrocortison wird dabei in einer Dosis bis zu 50 mg/m² Körperoberfläche und Tag in 3–4 möglichst gleichmäßig verteilten Einzeldosen appliziert. Man kann die erwähnte Substitutionsdosis bis auf 20 mg/m² Körperoberfläche und Tag reduzieren, wenn man 50% der Tagesdosis am Morgen, 25% am frühen Nachmittag und die restlichen 25% kurz vor Mitternacht verabfolgt.

Salzverlustsyndrom Beim Vorliegen eines *Salzverlustsyndroms* ist die zusätzliche Applikation eines Mineralkortikoids erforderlich. Abgesehen von 9α-Fluorcortisol (Astonin-H) haben sich hier zur Langzeittherapie Desoxycorticosteron-Depotpräparate bewährt, wobei ca. 25 mg meist einmal monatlich intramuskulär appliziert werden. Jede Mineralkortikoidtherapie erfordert eine sorgfältige Kontrolle des Blutdrucks. Eine gesteigerte Zufuhr von Natriumchlorid kann in den ersten Lebensjahren erforderlich sein, wobei die tägliche Dosis auf 2–8 g angesetzt werden darf. Der Salzbedarf nimmt in der Regel mit zunehmendem Alter ab. Die dafür verantwortlichen Kompensationsmechanismen sind noch ungenügend bekannt.

Kinder mit Insuffizienz der Nebennierenrinde oder mit adrenogenitalem Syndrom sind generell viertel- später halbjährlich kurzfristigen stationären Kontrollen zu unterziehen. Es fällt nicht schwer, durch genügend hohe Kortikoidsubstitution eine ausreichende Androgensuppression zu erzielen. Schwieriger ist es, die richtige individuelle Dosis zu finden, die einerseits die Androgenproduktion genügend supprimiert, andererseits aber noch optimales Körperwachstum ermöglicht und cushingoide Nebenwirkungen vermeidet. Dabei darf im Kindesalter die Dosisermittlung nicht nur auf die verschiedenen Wachstumsparameter, wie Knochen-, Längen- und Gewichtsalter abgestellt werden, denn eine Therapiekorrektur würde so immer um viele Monate zu spät erfolgen.

Die regelmäßigen Kontrollen der Steroidausscheidung im Urin sind somit unerläßlich. Speziell die Pregnantriolurie ist ein zuverlässiger Gradmesser unserer Substitutionstherapie. Dabei muß, um Fehlbeurteilungen zu vermeiden, berücksichtigt werden, daß Streßsituationen kurzfristig eine hohe Pregnantriolausscheidung veranlassen können (ZURBRÜGG 1969).

Blackfan-Diamond-Anämie

Die Therapie der seltenen *aplastischen Anämie* (Blackfan-Diamond) erfordert heute oft neben der langzeitlich anzusetzenden Kortikoidtherapie eine Ergänzung durch Applikation von androgen wirksamen Substanzen (Testosteron sublingual oder i. m.). Die notwendige Dosierung der Glukokortikoidverabreichung ist anhand der Blutbildveränderungen sorgfältig zu ermitteln.

Nephrotisches Syndrom

Die Stellung der Steroidtherapie im Rahmen der Behandlung des *nephrotischen Syndroms* im Kindesalter ist wohl am besten in nachstehendem Schema charakterisiert (Abb. 4).

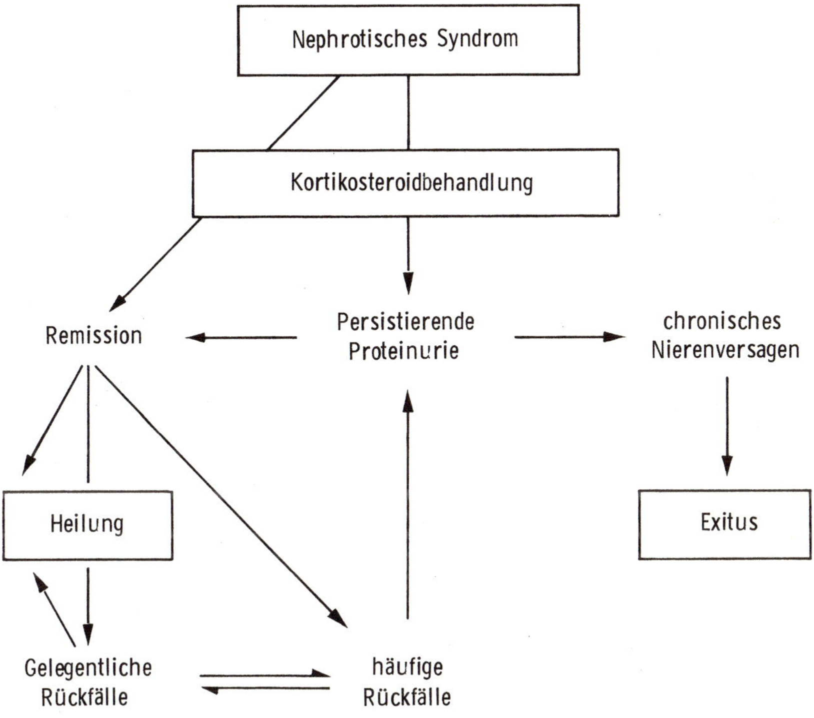

Abb. 4. Verlauf des nephrotischen Syndroms unter Steroidtherapie.

Die Steroidtherapie ist hierbei meist als Langzeittherapie angelegt.

Die Initialdosis beträgt 2 mg/kg/Tag Prednison oder äquivalente Mengen eines anderen Cortisonderivates. Diese Dosis wird bis zur Ödemausschwemmung und Rückgang der Proteinurie unter 100 mg in 24 Stunden beibehalten. Spricht der Patient nicht sogleich an, sollte der Behandlungsversuch erst nach 28 Tagen abgebaut werden.

Die individuell zu gestaltende Langzeittherapie wird in den meisten Fällen in der Applikation von 3 mg/kg Prednison jeden 2. Tag morgens bestehen, wobei diese Dosierung – bei erhaltenem Erfolg – nach jeweils 3–4 Monaten um 1 mg/kg reduziert wird. Rückfälle erfordern häufig die Initialdosierung.

Unzureichender Erfolg sollte Veranlassung zur Nierenbiopsie geben. Ein Ausweichen auf zytotoxische Substanzen, wie Azothioprin oder Zyklophosphamid, kann erforderlich werden (BARRATT 1972).

Die Ergebnisse lassen sich wie folgt zusammenfassen:

1. Fast alle, nicht familiären Nephrosen im Kindesalter mit sog. „minimal changes" im Biopsiematerial sprechen auf Kortikoidtherapie an. Ein Versagen sollte zur Überlegung führen, ob nicht ein früher Fall einer fokalen Glomerulosklerose übersehen wurde.

2. Trotz eines anfänglich oft mäßigen Therapieerfolges mit Kortikoiden zeigen Kinder mit proliferativer mesangialer Glomerulonephritis auf lange Sicht eine Besserung oder Heilung der Erkrankung.

3. Die im Kindesalter seltene epimembranöse Nephropathie bessert sich meist unter Steroidlangzeittherapie.

4. Sowohl die fokale Glomerulosklerose als auch die membranproliferative Glomerulonephritis sprechen ungenügend oder gar nicht auf eine Steroidtherapie an, und es entwickelt sich meist langsam ein chronisches Nierenversagen.

5. Kinder, deren nephrotisches Syndrom auf eine Steroidbehandlung anspricht, welche aber steroidabhängig bleiben, reagieren oft günstig auf eine Behandlung mit Zyklophosphamid. Bei steroidresistenten Fällen versagt häufig auch diese Therapie.

Aus diesen, in Anlehnung an WHITE (1971) gemachten, Anmerkungen geht hervor, daß die Steroidtherapie des nephrotischen Syndroms im Kindesalter noch immer eine zentrale Bedeutung besitzt und der Einsatz der Zytostatika schon in Anbetracht ihrer nicht geringen toxischen Wirkung sorgfältig überlegt und meist nur nach Kenntnis bioptisch erhobener Befunde verfügt werden sollte.

Die rheumatoide Arthritis, die Dermatomyositis, der generalisierte Lupus erythematodes, das Schoenlein-Henoch-Syndrom, die Panarteriitis und die Sklerodermie haben viele gemeinsame Züge, doch jedes Krankheitsbild erfordert ein eigenes Therapieregime.

Rheumatoide Arthritis

Die *rheumatoide Arthritis* beginnt nur selten vor dem ersten Lebensjahr, und es finden sich 2 Häufigkeitsgipfel zwischen dem 2. und 4. und dem 9. und 14. Lebensjahr. Mädchen sind etwas häufiger befallen. Das Krankheitsbild ist variabel, desgleichen sein chronischer Verlauf (Tab. 8). Die Prognose ist jedoch bei entsprechender Therapie nicht allzu ungünstig, und etwa ²/₃ aller Fälle heilen bis zum Erreichen des Erwachsenenalters mit ausreichender Bewegungsmöglichkeit der Gelenke aus.

Besonderes Interesse verdienen die extraartikulären Manifestationsformen der rheumatoiden Arthritis des Kindesalters, wie das Still-Syndrom, evtl. die Subsepsis allergica Wissler sowie die Iridozyklitis. Wir finden hierbei polyzyklisch akut-febrile Verläufe, schweres Krankheitsgefühl, Anorexie, Kachexie, Hepatosplenomegalie, Lymphadenopathie, Pleuritis, Perikarditis, Leu-

Tabelle 8. Beginn und Verlaufsformen der rheumatoiden Arthritis im Kindesalter (nach CALABRO).

Krankheitsbild am Beginn	(% an Patienten)	**Verlaufsform**
20 % akut febril	→	10 % polyzyklisch akut febril (Still-Syndrom usw.)
50 % polyartikulär	→	65 % Polyarthritis
30 % monoartikulär	→	25 % Oligoarthritis

kozytose und Rash. Die Gelenkveränderungen können polyartikulär und schwer schmerzhaft sein. Eine Perikarditis-Myokarditis stellt eine ernste Komplikation dar. Bei der Iridozyklitis besteht die Gefahr des Visusverlustes. An Therapiemöglichkeiten bietet sich nunmehr bei oligo- oder monartikulärem Verlaufe operativ die Synovektomie an. Medikamentös kommen antiinflammatorisch wirksame Substanzen zum Einsatz, wie Azetylsalizylsäure 100 mg/kg, Salizylamid 120 mg/kg, Aminophenazon 50–80 mg/kg und Tag. Weiter kann Phenylbutazon 15 mg/kg oder seltener Indomethacin 3 mg pro kg gegeben werden. Goldtherapie und Immunsuppressiva vervollständigen die therapeutischen Möglichkeiten.

In diesem Rahmen hat auch die Steroidtherapie ihren Platz. Sie dient in erster Linie der Unterdrückung akut inflammatorischer Prozesse, speziell aber zur Behandlung der extraartikulären Manifestationen bei polyzyklisch akutfebrilem Verlaufe, wie z. B. beim Still-Syndrom, bei der Subsepsis allergica Wissler und zur Behandlung der Iridozyklitis. Der Einsatz der Steroide bedarf sorgfältiger Erwägung. Die Dosierung beträgt meist zwischen 0,5 und 2 mg/kg/Tag Prednison. Da auch hier trotz aller Bemühungen um eine zeitliche Limitierung der Steroidtherapie die Applikation oft über längere Abschnitte erfolgen muß, gilt es sehr sorgfältig die minimale Erhaltungsdosis zu ermitteln. Der Stellenwert der Steroidtherapie ist jedoch stets auf dem Hintergrund einer breit angelegten Basisbehandlung der kindlichen rheumatoiden Arthritis mit antiinflammatorischen Substanzen, Goldapplikation und einer physikalischen Übungsbehandlung mit dem Ziele der Erhaltung der Gelenkfunktionen zu bewerten. In einzelnen schweren Fällen bei akuter extraartikulärer Manifestation vermag sie aber lebensrettend zu sein. Zur Erhaltung des Visus bei Iridozyklitis ist sie meist erforderlich.

Rheumatisches Fieber

Das im Gefolge einer Streptokokkeninfektion der oberen Luftwege auftretende *rheumatische Fieber* des Kindes ist eine Erkrankung, die verschiedene Organsysteme befällt. Es kommt zur Arthritis, Karditis, zu emotioneller Labilität und choreatiformen Bewegungsstörungen; nicht selten wird ein Erythema marginatum beobachtet und Rheumaknötchen kommen vor. Die Reaktionsform ist meist exsudativ am Gelenk und proliferativ am Herzen. Eine charakteristische histologische Veränderung ist das Aschoffknötchen im Myokard. Das rheumatische Fieber tritt in Abhängigkeit von wiederholten Streptokokkeninfekten rekurrierend auf. Es erhält seine schwerwiegende Bedeutung durch die Möglichkeit der chronischen Herzschädigung des betroffenen Kindes. Eine Karditis läßt sich in etwa 40% der kindlichen Patienten schon frühzeitig feststellen und betrifft vorwiegend die niederen Altersklassen. Sie kann auch einmal ohne schwere Gelenkmanifestation vorkommen. Differentialdiagnostisch sollte bei der Abklärung des rheumatischen Fiebers nach den modifizierten Jones-Kriterien verfahren werden.

Die Therapie besteht einmal in der Verabfolgung streptokokkenwirksamer Antibiotika, wie Penicillin, welches auch zur Dauerprophylaxe über mehrere Jahre zur Vermeidung erneuter Streptokokkeninfekte gegeben werden muß. Das akute rheumatische Fieber wird mit antiinflammatorisch wirksamen Medikamenten, wie Pyramidon und Salizylaten behandelt. Kortikosteroide bringen die akut entzündlichen Erscheinungen aber schneller unter Kontrolle. Sie sind stets bei Auftreten einer Karditis einzusetzen, um chronische Herzschäden zu verhüten.

Die initiale Tagesdosis beträgt zwischen 40 und 80 mg Prednison oder äquivalente Mengen anderer Cortisonderivate. Diese Dosis muß bei verzögertem Ansprechen u. U. kurzfristig verdoppelt werden. Beim Abbau der Steroidmedikation kommt es nicht selten zu posttherapeutischem „rebound" der Erkrankung. Die manifeste Karditis erfordert meist eine Steroidtherapiedauer von 4–6 Wochen. Der Abbau der Kortikoidgaben muß vorsichtig erfolgen.

Vitamin-D-Intoxikation

Die heute selten gewordene Form der *Vitamin-D-Intoxikation* mit Anorexie, Obstipation, Anämie, Nausea, Nierenfunktionsstörung mit Polyurie, Polydipsie und Dehydratation bis zu Urämie und Exitus kann nach Winberg u. Zetterstrom (1956) ebenfalls mit Kortikoiden behandelt werden. Ein Absetzen der Vitamin-D-Zufuhr und Ernährung mit entmineralisierter Milch bei täglichen Gaben von 0,5 mg/kg Prednison in 24 Stunden oder 5 mg Hydrocortison/kg in 24 Stunden über einige Wochen ist meist erfolgreich.

Toxischer Schock

Eine spezielle Bedeutung kommt der hochdosierten Steroidtherapie beim *toxischen Schock,* speziell dem Endotoxinschock, zu. Toxische Schockreaktionen werden beim Kinde vorzugsweise durch bakterielle Toxine, meist Endotoxine, häufig im Rahmen eines Meningokokkeninfektes, einer neonatalen Sepsis oder einer schweren Säuglingsenteritis, verursacht durch gramnegative Keime, hervorgerufen. Die Patienten weisen meist eine Trübung des Sensoriums, beschleunigte Atmung und Pulsfrequenz und initial unvermittelten Abfall des Blutdrucks mit nachfolgender Dysregulation des Gefäßwiderstandes auf. Es kann zum Ausbruch eines lokalen oder generalisierten Shwartzman-Sanarelli-Phänomens kommen. Initial findet sich ein Anstieg der Plasmakinine mit Vasodilatation und Blutdruckabfall, später kommt es zu schweren Veränderungen des Gefäßtonus und zu Endothelschäden mit

Aktivierung des Faktors XII. Aus den Mastzellen wird Histamin ausgeschüttet. Serotonin steigt an. Endotoxine führen zu phasenhaften febrilen Temperatursteigerungen und nach anfänglicher Depletion der Leukozytenzahlen zu deren Anstieg. Sehr häufig spielen sich intravasale Gerinnungsvorgänge ab, die zu einer Minderung der zirkulierenden Blutplättchen, des Prothrombins, des Plasmafibrinogens und Gerinnungsfaktoren V und VIII Veranlassung geben. Metabolisch können wir schwere Störungen des Kohlenhydrat- und Eiweißstoffwechsels registrieren. Regelmäßig läßt sich eine schwere metabolische Azidose nachweisen.

Es liegt nahe, eine derartig akute Notfallsituation mit Kortikosteroiden zu behandeln. Selbstverständlich muß die Kortikoidtherapie bei einem so komplexen Krankheitsgeschehen in ein breit gefächertes Behandlungsspektrum eingebaut werden. In diesem kommt ihr aber zentrale Bedeutung zu. Die Behandlung sollte so früh als möglich beginnen. Man ist bestrebt, eine meist sekundär vorhandene Hypovolämie durch Infusion von Glukose, Elektrolyten, Plasma und falls erforderlich durch Bluttransfusionen auszugleichen. Zugleich ist eine antibiotische Therapie mit dem Ziele der Elimination toxinbildender Bakterien einzuleiten. Die Kortikosteroidtherapie erfolgt stets intravenös. Eine Dosis von 35 bis 50 mg Hydrocortison/kg Körpergewicht oder eines adäquat dosierten Derivates wird in den ersten 10 Minuten nach Therapiebeginn infundiert. Diese Dosis kann in halb- bis einstündigen Intervallen 4- bis 6mal wiederholt werden, falls der Zustand des Patienten dies erfordert.

Kortikoide führen zu einer Lösung des sekundären Gefäßspasmus, sie beeinflussen den Kohlenhydratstoffwechsel günstig, d. h. sie verhindern die Glykogenverarmung des Organismus und senken den Milchsäurespiegel durch Begünstigung einer Umwandlung von Milchsäure zu Glykogen. Sie induzieren den Eintritt von Aminosäuren in den Pyruvatzyklus und den Eintritt von Fett in den Krebszyklus. Es kommt zu einer vermehrten Bereitstellung von ATP. Kortikoide üben darüber hinaus eine Schutzwirkung auf Lysosomen aus, sie verhindern die Bildung von Kininen, wie Kallidin und Bradikinin durch Kallikrein (Hodes 1969).

Kommt es zu intravasalen Gerinnungsvorgängen, oft mit nachfolgenden schweren Hautblutungen, im Sinne einer thrombotisch-thrombopenischen Reaktion, worauf Verminderung der Plättchenzahl und ein Abfall des Plasmafibrinogens hinweisen, so ist eine Heparintherapie angezeigt. Künzer u. Mitarb. (1972) weisen anhand einiger Fälle auf den Nutzen einer fibrinolytischen Therapie mit Streptokinase und anschließender Heparinbehandlung hin. Deren Kontrolle erfordert laufende Überwachung der Gerinnungsfaktoren. In letzter Zeit wird auch die große Blutaustauschtransfusion diskutiert (Gross u. Melhorn 1971). Diese hat sich auch bei uns mit heparinisiertem Frischblut bewährt.

Literatur

Barratt, M.: Arch. Dis. Childh. 47 (1972), 252.
Bethge, H.: Klin. Wschr. 48 (1970), 317.
Bernick, S., B. Ershoff: Endocrinology 72 (1963), 231.
Calabro, J. J.: J. Pediat. 77 (1970), 3.
Frantz, A. G., N. Rabkin: Engl. J. Med. 271 (1964), 1375.
Gellis, S. S., B. M. Kagan: Curr. ped. ther. 4 (1971).
Gemzell, C. A.: Acta endocrin. (Kbh.) 17 (1954), 100.
Grombach, u. Mitarb.: Pediat. Res. 2 (1968), 43.
Gross, G., D. K. Melhorn: J. Pediat. 78 (1971), 415.

Haggenmüller, F.: Med. Welt 11 (1960), 1941.
Haggenmüller, F.: Med. Welt 18 (1967), 2648.
Haggenmüller, F.: Fluocortolon-Symposium 1967. Salla-Druck, Berln 1967.
Haggenmüller, F.: Med. Welt 21 (1970), 1825.
von Harnack, G. A.: Arzneimitteldosis im Kindesalter. Thieme, Stuttgart 1965.
Hartog, M., A. Gaafar, R. Fraser: Lancet 1964/I, 376.
Hodes, H. L.: Pediatrics 44 (1969), 248.
Mc. Kay: Textbook of pediatrics. Saunders London 1969.
Klein, R.: Pediatr. clin. N. Amer. 1 (1954), 321.
Klein, R.: J. clin. Invest. 33 (1954), 35.
Künzer, W., F. Schindera, W. Schenck, H. Schumacher: Dtsch. med. Wschr. 97 (1972), 270.
Melhorn, G. D.: J. Pediat. 78 (1971), 415.
Migeon, C. J. u. Mitarb.: J. Pediat. 55 (1959), 280.
Migeon, C. J. u. Mitarb.: Recent Progr. Hormone Res. 17 (1961), 207.
Migeon, C. J. u. Mitarb.: The Human Adrenal Cortex. William & Wilkins, Baltimore 1962.
Migeon, C. J. u. Mitarb.: J. clin. Invest. 36 (1957), 1350; 35 (1956), 488.
Migeon, C. J. u. Mitarb.: Bull. Johns Hopkins Hosp. 97 (1955), 415.
Root, A. W., R. L. Rosenfield, A. M. Bongiovanni, W. R. Eberlein: Pediatrics 39 (1967), 844.
Sadeghi-Nejad, B. sen.: Pediatrics 43 (1969), 277.
Winberg, J., R. Zetterstrom: Acta paediatr. 45 (1956), 96.
White, R. H. R.: Recent advances in pediatrics. Churchill, London 1971.
Zurbrügg, R.: Päd. Fortbildungskurse 25. Karger, 1969, (S. 76–107).

Spezielle Probleme bei operativen Eingriffen

Hier soll nicht auf alle Fragen der Cortisontherapie in der Chirurgie eingegangen werden, sondern es werden nur einige Probleme aufgegriffen, die grundsätzliches, auch internistisches Interesse haben. Dabei ist vorauszuschicken, daß die posttraumatische Endokrinologie ein insgesamt noch recht wenig geklärtes Gebiet darstellt (Nissen u. Meier 1961).

Schocktherapie

Die Bedeutung einer Nebennierenrindenerschöpfung für den intra- und *postoperativen Schock* wird unterschiedlich beurteilt. Demzufolge wird von einzelnen Autoren eine Steroidtherapie empfohlen, von der Mehrzahl aber abgelehnt (s. Kapitel Schock S. 156 ff.). Die einmalige Verabreichung selbst hoher Dosen ist aber sicher unbedenklich (Pfarschner 1967).

Schockprophylaxe

Anders zu beurteilen ist die Frage, ob bei Risikoeingriffen an älteren Patienten, bei welchen zwar nicht mit einer verminderten, aber vielleicht mit einer verzögerten Reagibilität des Hypothalamus-Hypophysenvorderlappen-Nebennierenrinden-Systems gerechnet werden muß (Blichert-Toft u. Mitarb. 1967), eine *Schockprophylaxe* mit Kortikoiden sinnvoll ist. Weil jede exogene Zufuhr eines Nebennierenrindenhormon-Präparates die körpereigene Funktion hemmen muß, ist eine prophylaktische Verabreichung von Steroiden sogar gefährlich (Hayes 1956). Sie hat zur Konsequenz, daß der gesamte Hormonbedarf über die operative und postoperative Phase durch die exogene Zufuhr gedeckt wird. Den Hormonbedarf abzuschätzen, ist aber schwierig. Es ist daher sicher günstiger, Steroide erst dann einzusetzen, wenn ein Schockzustand auftritt und dieser durch Volumenersatz allein nicht beherrscht werden kann.

Operationen bei M. Addison

Das Vorgehen, wenn ein Patient mit einer NNR-Insuffizienz operiert werden muß, wurde auf S. 16 f. beschrieben.

Adrenalektomie

Wird bei einem Patienten wegen eines Cushing-Syndroms oder eines metastasierenden Mammakarzinoms eine doppelseitige totale *Adrenalektomie* durchgeführt, so muß eine Substitutionstherapie betrieben werden. Dauerdosierung wie bei Addison-Kranken (s. S. 15 f.).

Für den *Eingriff* selbst und die *postoperative Phase* sind verschiedene Behandlungsschemen empfohlen worden. Hier wird dasjenige von LABHART (1971) angegeben:

Von Beginn der Narkose an i. v. Infusion von 1 Liter einer Mischung 2 : 1 physiol. Glukose- und physiol. Natriumchloridlösung mit 200 mg Cortisolhemisukzinat während 8 Stunden. In den folgenden 16 Stunden wieder 1 Liter derselben 2 : 1-Infusionslösung mit 200 mg Cortisolhemisukzinat.

Bei Hypotonie (< 100 mm Hg systol.) 2. Infusion mit 10 mg 1-Noradrenalin oder Angiotensin II in 500 ml physiol. NaCl-Lösung mit einer Tropfenzahl von 5–40 Tropfen pro Minute laufen lassen, was 0,3 bis 2,4 mg 1-Noradrenalin bzw. Angiotensin/Stunde entspricht. Die Infusion soll nie unterbrochen werden.

1. postoperativer Tag:
   2 Liter 2 : 1 mit je 100 mg Cortisol pro Liter i. v.,
2. postoperativer Tag:
   2 Liter 2 : 1 mit je 100 mg Cortisol pro Liter i. v.,
3. postoperativer Tag:
   wenn möglich auf Cortisonazetat per os übergehen in Dosierung von 4mal 2 Tabletten à 25 mg,
4. postoperativer Tag:
   3mal 2 Tabletten per os.

Danach je nach Verlauf schrittweise Reduktion im Verlauf von 2–3 Wochen auf die Erhaltungssubstitutionsdosis von 25–37,5 mg Cortisonazetat per os + 0,1 mg Fluorcortisol per os.

Bei dieser Indikation können Cortison und Cortisol *nicht* durch synthetische Steroide ersetzt werden, da der Mineraleffekt der physiologischen Hormone unbedingt notwendig ist.

Auch bei der Entfernung eines Nebennierenrindenadenoms mit der klinischen Symptomatik eines erworbenen adrenogenitalen Syndroms (s. S. 22 f.) ist mit dem Auftreten einer Nebennierenrindeninsuffizienz zu rechnen und gegebenenfalls entsprechend zu substituieren.

Operation während Steroidtherapie

Muß *während einer Steroidtherapie* oder einige Monate nach Absetzen einer langfristigen Behandlung ein chirurgischer Eingriff vorgenommen werden, so sollte unter allen Umständen vor dem Eingriff die NNR-Situation überprüft werden. Dies geschieht heute am einfachsten durch die Bestimmung des morgendlichen Cortisolwertes (fluorometrische Methode s. S. 14) und einen anschließenden ACTH-Kurztest (s. S. 14). Sind beide Werte nicht pathologisch, so kann die Operation ohne Substitution durchgeführt werden. Bei pathologischem oder fraglichem Ausfall sollte substituiert werden (BETHGE 1970).

Frühere Empfehlungen, daß eine Substitution von der Dosis und Dauer des verabreichten Steroids abhängig gemacht werden soll, sind heute überholt. Wir wissen, daß das Ausmaß der Hemmung des endokrinen Systems in erster Linie von der Applikationsart abhängig ist. Alternierende Therapie hemmt fast gar nicht, zirkadiane nur wenig, dagegen über den Tag verteilte Dosierung stark, abends gegebene Steroide sehr stark und i. m. applizierte am stärksten (s. S. 68 ff.). Außerdem gibt es außerordentliche individuelle Unterschiede, so daß eine Prognose über die Reaktionsfähigkeit des sog. Anpassungssystems theoretisch nicht möglich ist.

Wenn – wie das heute wohl noch für die meisten chirurgischen Kliniken zutrifft – die obengenannte Untersuchung der NNR-Funktion vor einem nötigen Eingriff nicht möglich ist, sollte nach den Empfehlungen von Nuki u. Downie (1971) wie folgt vorgegangen werden:

Substitutionsbehandlung bei:

1. Patienten, welche mit fluorierten Kortikoiden behandelt wurden,
2. Patienten, welche bis vor einem Jahr Steroide genommen haben,
3. Kranken, welche hohe Dosen über kürzere Zeit erhalten haben.

Dieselben Autoren empfehlen folgendes therapeutisches Vorgehen:

bei *diagnostischen Eingriffen* (z. B. Endoskopie):
Cortisol 100 mg i. m. einmal unmittelbar vor dem Eingriff,

bei *kleiner Chirurgie:*
alle 6 Stunden Cortisol 100 mg i. m. für 24 Stunden,

bei *großer Chirurgie:*
alle 6 Stunden Cortisol 100 mg i. v. für 72 Stunden.

Solem u. Lund (1962) empfehlen ein differenziertes System:

I. Programmoperation

Tag ante op.	18 Uhr	100 mg Cortison i. m.
Op.-Tag	2 Stunden von Op.	300 mg Cortison i. m.
	dann alle 6 Stunden	50 mg
1. Tag post op.	alle 6 Stunden	50 mg Cortison i. m.
2. u. 3. Tag post op.	alle 8 Stunden	50 mg Cortison i. m.
4. u. 5. Tag post op.	alle 12 Stunden	50 mg Cortison i. m.

ab 6. Tag stufenweiser Rückgang auf zuvor gegebene Erhaltungsdosis bzw. Absetzen.

II. Notoperation

Op.-Tag	vor Beginn	100 mg Cortison i. m.
	während	100 mg Cortisol i. v. als Tropfinfusion
	nach Op. alle 6 Stunden	50 mg Cortison i. m.
1. Tag post op.	alle 6 Stunden	50 mg Cortison i. m.
2. u. 3. Tag post op.	alle 8 Stunden	50 mg Cortison i. m.
4. u. 5. Tag post op.	alle 12 Stunden	50 mg Cortison i. m.

ab 6. Tag stufenweiser Rückgang auf zuvor gegebene Erhaltungsdosis bzw. Absetzen.

Jensen u. Elb (1966) haben nach diesem Schema 419 operative Eingriffe durchgeführt (ungefähr 1% aller Operationen) und fanden dabei kein erhöhtes Risiko. Solem u. Lund (1962) weisen ausdrücklich darauf hin, daß sie niemals eine Störung der Wundheilung gesehen haben.

Steroide bei Organtransplantationen

Bei Vornahme von Organtransplantationen ist das Hauptproblem die Dämpfung der immunologischen Abwehr des Empfängers. Hierzu werden neben Röntgenstrahlen und Immunosuppressiva (bevorzugt Imurek) auch Steroide verwendet. Zenker u. Mitarb. (1967) sowie Edel (1971) empfehlen vom Operationstag an 2,5 mg Prednisolon/kg für 3 Wochen zu geben und dann auf eine Erhaltungsdosis von 15 bis 20 mg zurückzugehen. Wenn sich Abstoßungstendenz zeigt, werden zusätzlich 250 mg Prednisolon i. v. verabreicht. Nach Rosenfeld u. Mitarb. (1971) ist eine Steroidgabe nicht nötig, wenn – wie in einem Fall von Transplantation von der Mutter – keine HL-A-Inkompatibilität vorliegt. Interessant ist auch die experimentelle und klinische Erfahrung von Bell u. Mitarb. (1971), daß bei Abstoßerscheinungen ausschließlich einmalige Gabe einer hohen Dosis Prednisolon intravenös (1000 mg) wirksam war.

Literatur

Beickert, A.: Dtsch. Gesundh.-Wes. 26 (1971), 1862.
Bell, P. R. F., K. C. Calman, R. F. W. Wood, J. D. Briggs, A. M. Paton, S. G. MacPherson: Lancet 1971/I, 876.
Bethge, H.: Klin. Welt 48 (1970), 317.
Blichert-Toft, M., E. Hippe, H. Kaalund-Jensen: Acta chir. scand. 133 (1967), 591.
Edel, H. H.: Internist 12 (1971), 92.
Egdahl, R. H.: New Engl. J. Med. 278 (1968), 939.
Frahm, H.: Zbl. Chirurg. 93 (1968), 817.
Frahm, H., K. Schilling, Anaesthesist 15 (1966), 91.
Härtel, P., G. Maurer: Cortisonschäden in der Chirurgie. Enke, Stuttgart 1969.
Hayes, M. A.: Surgery 40 (1956), 945.
Jensen, J. K., S. Elb: Nord. Med. 76 (1966), 975; ref.: Med. Klin. 61 (1966), 4696.
Labhart, A.: Klinik der inneren Sekretion, 2. Aufl. Springer, Berlin 1971.
Maurer, G., H. Schäfer: In: Klinische Pharmakologie und Pharmakotherapie, hrsg. von H. P. Kuemmerle, E. R. Garett, K. H. Spity. Urban & Schwarzenberg, München 1971.
Nissen, R., A. L. Meier: Mkurse ärztl. Fortb. 11 (191), 261.
Nuki, G., W. W. Downie: In: Modern trends in rheumatology, Bd. II, hrsg. von A. G. S. Hill. Butterworts, London 1971.
Pfarschner, W.: Med. Klin. 62 (1967), 1876.
Rosenfeld, J. B., J. Levi, A. de Vries, M. Levi: Israel J. med. Sci. 7 (1971), 589.
Schmidt, A.: Anaesthesist 17 (1968), 90.
Schulte-Steinberg, O.: Münch. med. Wschr. 109 (1967), 2310.
Solem, J. H., I. Lund: Acta anaesth. scand. 6 (1962), 99.
Zenker, E. u. Mitarb.: Münch. med. Wschr. 109 (1967), 613.

Hautkrankheiten

Von W. Nikolowski

Für die Anwendung der Kortikoide in der Dermatologie gelten die gleichen Richtlinien wie in anderen Fachgebieten.

Besonderheiten ergeben sich allerdings dadurch, daß einmal die Therapie mit Externa an Umfang immer mehr zunimmt, daß des weiteren hiermit qualitativ mannigfache Nuancierungen möglich sind und daß schließlich die Möglichkeit der intra- bzw. subläsionalen Verabfolgung neue Wege eröffnet hat.

Die Kortikoide sind für die Dermatologie bedeutsam als Antiphlogistika, Antiproliferativa, Antiallergika und Antipruriginosa. Sie wirken symptomatisch, d. h. nosostatisch, und zwar auf pharmakodynamischem Wege, nicht aber substitutiv. Es gibt praktisch keine Hautkrankheit, bei welcher die Kortikoide in der einen oder anderen Form bisher nicht verwendet wurden (Hering 1967). Es gibt aber auch keine Hautkrankheit, welche durch allgemeine oder durch lokale Kortikoidtherapie, und zwar weder in niedriger noch in hoher Dosierung, auf kürzere oder längere Zeit geheilt werden kann (Orfanos 1968).

Mit Rücksicht hierauf wie in Hinblick auf die möglichen Nebenwirkungen der Kortikoide kann dem praktischen Arzt lediglich die kurzfristige niedrig dosierte Kortikoidverabfolgung empfohlen werden, wobei eine exakte Diagnosestellung Voraussetzung ist (Burckhardt 1966).

Innnerliche Anwendung

Indikationen stellen dar:

Indikationen

Lebensbedrohende Dermatosen, z. B. Pemphigus vulgaris chronicus.

Chronische Dermatosen, die auf andere Therapiemaßnahmen nicht (mehr) ansprechen, z. B. eine Dermatitis herpetiformis Duhring.

Akute Verschlechterungen chronisch rezidivierender Erkrankungen, z. B. akuter Schub eines endogenen Ekzemes.

Akute Erkrankungen, z. B. Epidermolysis acuta toxica Lyell.

Relative Indikationen stellen dar:

Relative Indikationen

Lupus erythematodes, Dermatomyositis, Periarteriitis nodosa, Mykosis fungoides, Erythema exsudativum multiforme und Urtikaria.

Kontraindikationen stellen dar:

Kontraindikationen

Viruskrankheiten während der ersten Tage, solange die Immunitätsvorgänge noch nicht abgelaufen sind.

Relative Kontraindikationen stellen dar:

Relative Kontraindikationen

Psoriasis vulgaris, banale Krankheiten (Longhin 1968, Midana u. Mitarb. 1968, Winkler 1966, 1968).

Die Prognose schwerer lebensbedrohender Hauterkrankungen ist durch die Kortikoide zweifellos wesentlich verbessert worden. Die dabei meistens erforderliche Langzeitbehandlung erhöht allerdings die Komplikationsgefahr, welche man im Einzelfall in Kauf nehmen muß (Tappeiner 1954). Die Ausstellung eines „Cortisonausweises", z. B. in Hinblick auf plötzlich notwendig werdende größere operative Eingriffe, ist zu empfehlen (Maurer 1967).

Hohe peroral, parenteral oder rektal zu verabfolgende Dosen sollen der Klinik vorbehalten bleiben. Das gilt auch für die großflächige Externatherapie, insbesondere für eine gleichzeitige innerliche und (großflächige) äußerliche Anwendung von Kortikoiden. Diese Kombination soll im allgemeinen vermieden werden (IPPEN 1967), ist bei bestimmten Dermatosen und in bestimmten Stadien gewisser Dermatosen jedoch durchaus statthaft.

Differentialtherapie

Die Dosierung richtet sich zwar nach dem Krankheitsbild, muß aber außerdem den individuellen Verhältnissen angepaßt werden. Die einzelnen Kortikoide sind bei Dermatosen nicht immer äquivalent austauschbar. Wenn man auch in der Regel mit Prednison oder Prednisolon beginnt, so kann einer sich manchmal abzeichnenden Entwicklung, lediglich noch diese Kortikoide und zusätzlich vielleicht noch Dexamethason zu verabfolgen, dermatologischerseits nicht zugestimmt werden. In der Dermatologie haben sich, wie für die Langzeittherapie überhaupt (s. S. 65/66), besonders einerseits Methylenprednisolon, andererseits Fluocortolon bewährt. Dexamethason und Betamethason mit ihrer sehr starken Hypophysenhemmwirkung, ihrem stark diabetogenen Charakter und der namentlich die Kalzium- und Phosphatausscheidung betreffenden Mineralwirkung kommen im dermatologischen Bereich z. B. für die akute generalisierte Urtikaria, etwa eine Penicillin-Urtikaria, namentlich auch für das Quincke-Ödem in Betracht. Triamcinolon, welches nach Dexamethason und Betamethason den stärksten antiphlogistischen und antiallergischen Effekt zeigt, ist z. B. bei psoriatischer Erythrodermie, beim exazerbierten endogenen Ekzem usw. allerdings nur kurzzeitig in Betracht zu ziehen (GRENZMANN u. Mitarb. 1970).

Bei jeder Langzeittherapie wird man daran denken, evtl. das Kortikoid zu wechseln, sobald ein Nachlassen des Ansprechens festzustellen ist. Als Grundlage der Umstellung dienen die üblichen Dosisäquivalente (s. S. 79).

Pemphigus

Beim *Pemphigus vulgaris chronicus,* beim Pemphigus foliaceus und beim Pemphigus vegetans wie auch beim Pemphigus erythematosus (Senear-Usher-Syndrom) beginnt man mit Dosen von 100 mg Prednison, gegebenenfalls auch mehr, reduziert nach Möglichkeit rasch auf Tagesdosen von etwa 30 mg Prednisonäquivalent, dann langsamer auf 15–12,5 mg und versucht, eine Dauerdosierung von 10 mg oder weniger zu erreichen. Ein völliges Absetzen gelingt nur selten (FÖLDVARI u. Mitarb. 1965). Die neuerlich empfohlene Kombination mit Zytostatika, insbesondere mit Methotrexat (LEVER 1970) stellt offenbar einen echten Fortschritt dar.

Die Prognose des Pemphigus in allen seinen Varietäten ist um so schlechter, je höher die notwendige Erhaltungsdosis liegt. Frauen sind besser einstellbar als Männer. Ein Präparatewechsel ist im Laufe der Therapie praktisch immer notwendig. Pemphigus vulgaris und Pemphigus foliaceus sprechen besser an als Pemphigus seborrhoicus, außerdem tritt häufig unter der Therapie eine Pathomorphose ein, so daß z. B. ein Pemphigus foliaceus in einen Pemphigus seborrhoicus übergeht. Während früher der Exitus letalis beim Pemphiguskranken an Lungen- oder Nierenkomplikationen bzw. an einer Sepsis erfolgte, tritt der Tod heute eher als Folge von Kortikoidkomplikationen ein. Die Prognose hat sich wesentlich gebessert, z. B. nach BOTOV u. Mitarb.

(1968): durchschnittliche Überlebenszeit bei 77 Patienten vor der Kortikoidära 1,38 Jahre, bei 132 mit Kortikoiden behandelten Patienten 7,02 Jahre (gerechnet ab Krankheitsbeginn; Beobachtungszeitraum 9 Jahre).

Dermatitis herpetiformis Duhring

Bei der *Dermatitis herpetiformis Duhring* sollte die Kortikoidtherapie auf solche Fälle beschränkt werden, welche auf eine schulmäßige Lokal- und Allgemeinbehandlung, insbesondere auf Sulfone und Sulfonamide, nicht ansprechen. Im allgemeinen handelt es sich um Erkrankungen höherer Altersklassen und klinisch um das Bild einer Dermatitis herpetiformis bullosa, wobei hier auch der sog. Alters- oder Parapemphigus zugeordnet wird. Man nimmt freilich in Kauf, daß der Patient kortikoidabhängig wird. Ein Absetzen gelingt fast nie mehr, und die erforderliche Tagesdosis liegt meist höher als die heute allgemein anerkannte Grenzdosis für Langfristtherapie.

Ekzem

Beim Formenkreis des *Ekzems* gilt allgemein, daß der Wert der Kortikoidbehandlung darin liegt, zeitsparend auf die konventionellen Behandlungsmaßnahmen vorzubereiten.

Endogenes Ekzem

Beim *endogenen Ekzem* sind Kortikoide in jedem Falle wirksam, weswegen viele Patienten nach der bequemen Dauermedikation verlangen, z. B. tgl. 5 bis 10 mg Prednison. Einer Kortikoidtherapie beim endogenen Ekzem ist jedoch nur vorübergehend zuzustimmen, in höherer Dosierung nur während eines klinischen Aufenthaltes, was namentlich auch für das Säuglings- und Kleinkindesalter gilt (Milchschorf!). Nach unüberlegtem Absetzen der Kortikoide erfolgt beim endogenen Ekzematiker zumeist ein Rückfall. Jedoch ist selbst bei jahrelanger Verabfolgung immer noch ein Absetzen der Kortikoide möglich, entweder durch Intensivierung der Lokaltherapie oder unter Klinikbedingungen, optimal klimatherapeutisch (PÜRSCHEL 1968). Dabei darf aber keineswegs die Absetzung des Kortikoids unmittelbar vor Reiseantritt erfolgen, sondern ist im heilklimatischen Kurort durchzuführen.

Vulgäres Ekzem

Beim *Ekzema vulgare* ist unter Beachtung der für die Ekzemdiagnostik und -behandlung geltenden Richtlinien (Anamnese, Testung, Ausschaltung ekzematogener Noxen!, Lokaltherapie) eine vorübergehende Kortikoidverabfolgung vertretbar, und zwar namentlich bei den immer wieder besonders therapieresistenten dyshidrosiformen Erscheinungsbildern, z. B. in folgender Dosierung:

40 mg Prednison, fallend auf 30, 25, 20, 15, 10, 5, 2,5 mg.

Weiterhin angezeigt ist eine Kortikoidtherapie bei in Generalisation befindlichen Ekzemformen zur Abbremsung der Dissemination und schließlich bei erythrodermischem Verlauf.

Seborrhoisch-mikrobisches Ekzem

Beim *seborrhoisch-mikrobischen Ekzem* ist eine Kortikoidtherapie im allgemeinen nicht indiziert, wohl aber bei akuter Ekzematisation sowie bei der seborrhoischen Erythrodermie, dann zweckmäßigerweise kombiniert nosostatisch-antibiotisch.

Lupus erythematodes

Beim *Lupus erythematodes chronicus (discoides)* sind Kortikoide nur ausnahmsweise angezeigt, und zwar im Beginn einer Behandlung, da die derzeitige Therapie der Wahl mit Chlorochin eine Anlaufzeit von mehreren Wochen hat (Tagesdosis zwischen 15 und 20 mg Prednison).

Beim *Lupus erythematodes subacutus disseminatus* wird man neben Chlorochin, insbesondere neben Chlorochin-Acridin-Kombinationspräparaten, anfänglich immer Kortikoide verabfolgen (einleitend 40 mg Prednison, rasche Senkung auf 20–15 mg, langsames, gänzliches Ausschleichen).

Beim *Lupus erythematodes acutus* sowie beim Lupus erythematodes chronicus cum exacerbatione acuta bzw. beim Lupus erythematodes subacutus cum exacerbatione acuta ist eine möglichst frühzeitige hochdosierte Kortikoidtherapie angezeigt (80–100 mg Prednison). Nach Einsetzen der Präzipitationsvorgänge in den Gefäßen verhält sich die Lupus-erythematodes-Niere relativ kortikoidrefraktär. In solchen Situationen sind immunsuppressiv wirkende Substanzen indiziert, während im übrigen auch beim Lupus erythematodes acutus usw. mit Minderung der Kortikoiddosen Chlorochin bzw. Chlorochin-Acridin-Kombinationspräparate, evtl. auch Indometacin gegeben werden sollten (s. auch S. 102).

Dermatomyositis

Bei der *Dermatomyositis* stellen die Kortikoide nach wie vor die Mittel der Wahl dar, obwohl Antimetaboliten (insbesondere Azathioprin) als besonders rasch wirksam empfohlen werden müssen. Die gelegentlich infauste Prognose, z. B. infolge einer akuten Myokarditis, wird hierdurch offenbar verbessert. Im allgemeinen ist bei der Dermatomyositis eine Kortikoidlangzeittherapie erforderlich (Anfangsdosen bei 100 mg Prednison pro die, Erhaltungsdosis bei 10 mg pro die). Triamcinolon sollte wegen seines Myopathie begünstigenden Effektes als Dauertherapeutikum vermieden werden (Korting 1967). Im übrigen ist eine gewisse Polypragmasie angezeigt (Zugaben von Testosteron, Anabolika, Tokopherol, Antihistaminika usw.), wobei die Suche nach einem malignen, meist tumorösen Grundleiden nicht vernachlässigt werden darf.

Progressive Sklerodermie

Trotz der heute bei der *progressiven Sklerodermie* als optimal anzusehenden Gestagentherapie (Holzmann u. Mitarb. 1965) können die Kortikoide in den ödematös-indurativen Anfangsstadien (Verschiebung der normalen Relation von Fibrille zu interfibrillärer Grundsubstanz zugunsten der letzteren) in relativ niedriger Dosierung, z. B. 10–15 mg Prednison pro die, nach wie vor empfohlen werden, während in den späteren skleratrophischen (d. h. zwischensubstanzärmeren) Phasen am Mesenchym angreifende Therapeutika mit dem Wirkcharakter des Chlorochins angezeigt sind (Korting 1967).

Lichen ruber

Beim *Lichen ruber planus* sind Kortikoide lediglich im Falle exanthematischer miliarer Ausbreitung kurzfristig angezeigt, und zwar etwa 25–30 mg Prednison täglich, stufenweiser Abbau während 2–3 Wochen, am besten kombiniert mit Antihistaminika.

Erythema exsudativum multiforme

Bei leichteren Fällen von *Erythema exsudativum multiforme* sollten keine Kortikoide verabfolgt werden, da sonst mit einer Verlängerung der Bestandsdauer sowie einer Vermehrung der Rezidive zu rechnen ist. Bei schweren und schwersten Fällen gibt man jedoch hohe Anfangsdosen (80–100 mg Prednison) und reduziert sehr rasch. In derartigen Fällen sind zusätzliche Gaben von Breitspektrumantibiotika sowie von Gammaglobulin notwendig.

Erythema nodosum

Ähnliches gilt für das *Erythema nodosum.* Auch hier empfiehlt sich die Anwendung von Kortikoiden nur bei schwerer verlaufenden und länger andauernden Formen. Eine ätiologische Abklärung (Tbc? Morbus Boeck? Streptokokkeninfekt? Arzneimittelexanthem?) ist vor Einleitung der Therapie notwendig.

Urtikaria

Die *akute Urtikaria* stellt heute ganz überwiegend ein Arzneimittelexanthem, insbesondere ein Penicillinexanthem dar.

Die *chronisch rezidivierende Urtikaria* ist demgegenüber ganz überwiegend eine Urtikaria ab ingestis. Entsprechend ist eine Kortikoidtherapie nur indiziert bei akut lebensbedrohlichen Situationen, z. B. beim Kehlkopfödem (hohe Dosen i. v.) oder bei besonderen, unter bestimmten Bedingungen gefährlichen Urtikariaformen, insbesondere bei der Kälteurtikaria (kleine Dosen von 10 mg und weniger über längere Zeit).

Mykosis fungoides

Bei der *Mykosis fungoides* können Kortikoide mit Erfolg verordnet werden. Sie finden ihren Platz im Stadium der zunehmenden Strahlenresistenz und sollten (bezogen auf den Gesamtablauf) vor Zytostatika eingesetzt werden. Ob die Kortikoide die Überlebensdauer verlängern, bleibt eine offene Frage.

Alopecia areata

Da bei jeder *Alopecia areata* eine spontane Heilungstendenz nach mehr oder weniger langem Bestehen, allerdings bei ständiger Rezidivbereitschaft, gegeben ist, kommt eine Kortikoidzufuhr eigentlich nur bei rasch sich ausdehnenden Formen sowie dann in Betracht, wenn der Patient unter seinem Haarausfall sozial leidet (Schuppli 1961). Es liegen folgende Empfehlungen im Schrifttum vor:

5–10 mg Prednison pro die über Jahre hin (Schuppli 1961);
0,5 mg Dexamethason und 2,5 mg Prednison für Monate (Jadassohn 1966);
5 mg Prednison und 250 mg Chlorochin tgl. für 4–6 Monate; falls dann noch kein Erfolg, Verdoppelung der Kortikoiddosis (Dietz 1967);
1 mg Dexamethason pro die für Wochen bis Monate (Korting 1967);
20 Tage lang tgl. 4 mg Triamcinolon, 20 Tage lang Pause usw.;
bei Kindern 1 mg Triamcinolon tgl. (Schuppli 1961).

Psoriasis vulgaris

Bei der *Psoriasis vulgaris* ist eine routinemäßige Anwendung von Kortikoiden grundsätzlich abzulehnen. Manche Formen, z. B. inveterierte Herde, sprechen überhaupt nicht an. Großflächige exsudative Formen sind dagegen beeinflußbar. So stellen Indikationen dar:

Psoriasis arthropathica (hohe Anfangsdosen, mindestens 50 mg Prednison);
Erythrodermia psoriatica (hohe Anfangsdosen, rasches Ausschleichen, heute vielleicht besser Antimetabolite, insbesondere Methotrexat (Rassner 1970).;

Psoriasis pustulosa (mittlere Dosen für längere Zeit, z. B. 30–40 mg, Zugabe von A. T. 10).

Auch bei akut streuenden exanthematischen Formen (Psoriasis vulgaris guttata generalisata) kann zur Bremsung der Dissemination ein Kortikoidstoß versucht werden, worüber jedoch die bei dieser Form unbedingt erforderliche Fokussuche nicht vernachlässigt werden darf.

Bei der Psoriasis vulgaris ist das langsame Ausschleichen von besonderer Wichtigkeit, da bei abruptem Absetzen sehr leicht Pustulationen auftreten, was vom feingeweblichen Substrat her (Munrosche Mikroabszesse) verständlich ist.

Verbrennung

Die Möglichkeit bzw. die Notwendigkeit, Kortikoide bei *Verbrennungen* anzuwenden, werden sehr unterschiedlich beurteilt. Gegenüber der ursprünglichen Zurückhaltung wird man heute allerdings eine kurzzeitige Anwendung bedingt bejahen dürfen, zumal offenbar das kosmetische Resultat verbessert werden kann. Die möglichen Komplikationen der Kortikoidtherapie sind allerdings gerade bei Verbrennungen so schwerwiegend, daß eine Routineanwendung nicht empfohlen werden kann; dies um so mehr, als offenbar weder die Kapillardurchlässigkeit noch die Ödembildung wesentlich herabgesetzt werden und sich die Mortalität bisher kaum vermindert hat. Gerade im Hinblick auf die meist erheblich ansteigende Wundinfektionsgefährdung ist eine Gabe von Kortikoiden nur unter gleichzeitiger Verabfolgung von Breitspektrumantibiotika zur Überwindung von Kollapssituationen für 2–3 Tage angezeigt (Korting 1967).

Die Indikation für eine systemische Kortikoidtherapie ist also im Einzelfall unter Anlegung dieses strengen Maßstabes zu stellen, während für die Lokalbehandlung die Anwendung von kortikoidhaltigen Externa wohl praktisch immer empfohlen werden kann, insbesondere auch in Form eines Druckverbandes.

Äußerliche Anwendung

Kortikoidhaltige Externa gibt es seit etwa 1952. Seither gehören sie zu den wirksamsten topischen Medikamenten, zugleich zu den am meisten gebrauchten und dabei relativ ungefährlichen Arzneimitteln überhaupt. So entsteht der Reflex: „Hautkrankheit – Cortisonsalbe" und Mitgabe des jeweils gerade vorhandenen Ärztemusters. Gegenüber einer systemischen Anwendung von Kortikoiden besteht vielfach noch eine gewisse Scheu, nicht jedoch gegenüber einer Anwendung von Externa. Es droht deshalb die Gefahr, daß (wie etwa im venerologischen Bereich heute vielfach jeder „Ausfluß" ohne exakte Diagnose einfach mit Penicillin behandelt wird) Hautkrankheiten ohne diagnostische Bemühungen zunächst einmal mit einer „Cortisonsalbe" angegangen werden.

Wirkungsmechanismus

Trotz vielfältiger Studien über Penetration, Deponierung und Stoffwechselbeeinflussung ist der eigentliche *Wirkungsmechanismus am Ort* noch nicht bekannt (Witten 1968). Vielleicht erfolgt die Resorption in erster Linie durch die Follikel und die Talgdrüsen. Aus Versuchen mit markierten Kortikoiden kann man folgern, daß es zu einer Anreicherung in den tieferen Lagen des Stratum corneum kommt, von wo der Wirkstoff wie von einem Pool aus über Tage hin in den Papillarkörper diffundiert (Kuwahara 1968, Carr u. Mitarb. 1966, Lücker u. Mitarb. 1968).

Änderungen im kolloidalen Zustandsgefüge (Asboe-Hansen 1968) bzw. im Mukopolysaccharidstoffwechsel (Cruickshank 1968) sowie der Zellmembrandurchlässigkeit und der Oxydationsvorgänge (Aso u. Mitarb. 1968) sind wahrscheinlich. Der vasokonstriktorische Effekt ist nur ein Teil der antiinflammatorischen Wirkung, weswegen seine Bestimmung für die Bewertung eines topisch wirksamen Kortikoids nur begrenzte Bedeutung hat (Tronnier 1968, 1972), zwar immerhin Anhaltspunkte für Vergleiche gibt, jedoch feinere Probleme nicht angehen läßt (Zaun 1966). Auch die Divergenz zwischen klinischen und experimentellen Ergebnissen weist auf die Grenzen des Vasokonstriktionstestes hin (Sarkansy u. Mitarb. 1965). Eine adäquate Beurteilung ist wohl weder mittels des Vasokonstriktionstestes noch der Erythemhemmung möglich, vielleicht aber anhand der Unterdrückung experimenteller Ekzeme (= Läppchentest; vgl. Schieferstein 1966). Dabei verdient Beachtung, daß ein Kontaktekzem durch DNCB nur mit fluorierten Verbindungen bis zu einem Grenzwert von 0,007 % unterdrückt werden kann (Scott 1965).

Die Wirksamkeit äußerlich applizierter Kortikoide bezieht sich auf folgende Vorgänge: Vasokonstriktion, d. h. Normalisierung des Vasotonus, Auflösung entzündlicher Infiltrate, Abbau pathologischer Speicherungen wie auch Abbau körpereigener Stoffwechselprodukte, Hemmung der Gefäßneubildung, Hemmung der Zellproliferation, Hemmung der Akantholyse, Hemmung und Unterdrückung von Juckreiz und Schmerz. Der Effekt hängt im einzelnen von der chemischen Konstitution des Kortikoids, seinem physikalischen Zustand, dem Vehikel sowie den weiteren Zusätzen ab.

Wirkungsäquivalenz der Externa

Die Wirksamkeit ist also ein Vielfaktorenproblem, und hiermit steht wohl zum Teil im Zusammenhang, daß es im Gegensatz zur systemischen Anwendung für die lokale Applikation bis heute keine gültige Äquivalenzberechnung gibt. Die nachfolgende Aufstellung kann daher nur eine grobe Orientierungshilfe sein.

Es entsprechen sich etwa Konzentrationen von:

1,0 %	Hydrocortison
0,5 %	Fluocortolon
0,3 %	Prednisolon
0,1 %	Triamcinolon
0,1 %	Betamethason
0,1 %	Fluprednyliden
0,05 %	Fluoandrenolon
0,025 %	Dexamethason
0,025 %	Fluocinolon
0,02 %	Flumethason

Die im Handel erhältlichen Kortikoidexterna weisen im allgemeinen entsprechende Prozentgehalte auf (vgl. Tab. 9). Dabei muß man freilich berücksichtigen, daß Struktur und Menge und damit auch die Wirksamkeit des gewählten Derivats von therapeutischen *und* wirtschaftlichen Erwägungen abhängig sind (Bandmann 1970). Sehr niedrige Prozentgehalte, z. B. 0,1 % Hydrocortison sind umstritten. Tritt hiermit ein therapeutischer Effekt ein, so beruht er wahrscheinlich mehr auf der Zubereitungsform, also z. B. der Salbengrundlage, als auf dem Wirkstoff.

Resorption

Eine *Resorption* bei alleiniger äußerer Anwendung und damit die Möglichkeit einer systemischen Auswirkung ist gegeben. Sie hängt allerdings weniger vom Präparat (Art des Glukokortikoids, Art der Salbengrundlage, Teilchengröße [Barett u. Mitarb. 1965]) als vom Hautzustand und der Verbandtechnik ab (z. B. McKenzie u. Stroughton 1962). Feldmann u. Maibach (1968) fanden bei Verwendung von mit C 14 markiertem Hydrocortison, daß durch normale Haut weniger als 1 % der applizierten Dosis penetrierte, nach Ablösung des Stratum corneum etwa 3 % und unter Okklusivverbänden etwa 10 %. Die möglicherweise insgesamt resorbierbaren Kortikoidmengen sind für den Körper nach Auffassung der Mehrzahl der Untersucher (z. B. Winkler 1966, 1968) ohne Gefahr, während andere Autoren auf mögliche unerwünschte systemische Auswirkungen hinweisen. Für die Praxis kann gelten, daß bei der üblicherweise örtlich und zeitlich nur beschränkten Anwendung der kortikoidhaltigen Externa kein systemischer Schaden zu befürchten ist (z. B. Nasemann 1972: fluorierte Kortikoide nur bis zu 14 Tagen, nichtfluorierte Kortikoide auch länger). Eine systemische Auswirkung wäre außerdem ohne Nachteil, da es ja die gleichen Dermatosen sind, welche einer äußeren bzw. inneren Kortikoidtherapie zugeführt werden. Schließlich sind meßbare Stoffwechselveränderungen nur bei sehr großflächiger Anwendung unter gleichzeitiger Folienabdeckung zu erwarten (z. B. Bandmann 1970, Winkler 1966, 1968). Anders verhält es sich mit lokalen Nebenwirkungen, welche durch hydrocortisonhaltige Externa offenbar nicht, wohl aber bei Langzeitbehandlungen mit halogenierten Kortikoiden beobachtet werden. Es handelt sich dabei um das Bild einer Cutis praesenilis medicamentosa (mit Atrophie der Kutis, Fragilität der Gefäße, Purpura, präseniler Elastose, Pigmentverschiebungen, Striae distensae usw.), welche wahrscheinlich nur z. T. rückbildungsfähig ist (Bandmann 1970) s. S. 36 f.). Mit zunehmender Verbilligung der kortikoidhaltigen Externa muß allerdings auch mit einer Zunahme ausgedehnter und lang dauernder Lokaltherapie und damit mit einer Zunahme der systemischen Nebenwirkungen einschließlich der Hemmwirkung auf das Endokrinium gerechnet werden (Munro u. Mitarb. 1968).

Physikalischer Zustand

Bezüglich des *physikalischen Zustandes* ist bedeutsam, daß Externazubereitungen mit kleinen Kristallen schneller und stärker wirken als solche mit großen Kristallen. Besonders wird die Resorption unter Okklusion mit weichmacherfreien Kunststoffolien aus Mischpolymerisaten infolge Mazeration gefördert (Einführung offenbar durch Sulzberger u. Witten, vgl. Stegmann 1965). Die Befestigung erfolgt mittels Mullbinden oder Heft-

Tabelle 9. Übersicht über Kortikoidexterna.

Wirkstoff	Konzentration	Fertigpräparat
Hydrocortison	0,25 %	Hydrocort Dermale Hydrocort Salbe Schericur: Salbe
	0,33 %	Sanatison 1/3 %: Salbe
	0,4 %	Ichtho-Cortin fett: Salbe
	0,5 %	Hydrocort Liniment Ficortril Lotio dto. mit Neomycin Ficortril mite: Salbe Ichtho-Cortin Lotio
	1,0 %	Ficortril 1 %: Salbe Ficortril: Spray Sanatison 1%: Salbe
	2,0 %	Hydrocort-forte: Lösung
	2,5 %	Ficortril 2,5 %: Salbe
Hydrocortisonazetat	0,2 %	Ichtho-Cortin fettfrei: Creme
	1,0 %	Scheroson-F-Salbe Scheroson-F-comp.: Salbe
Prednisolon	0,25 %	Hostacortin „H"-Salbe
	0,33 %	Sanapredon: Lotio Sanatison comp. Salbe
	0,4 %	Linola-H: Salbe Linola-H-Fett: Salbe Linola-H-comp.: Salbe
	0,5 %	Decortin-H-Creme Decortin-H-comp.-Salbe
Triamcinolonazetonid	0,025%	Volonimat-Creme, -Salbe, -Spray Volonimat Plus: Salbe
	0,01 %	Solodelf: Creme
	0,05 %	Volon A Creme 0,05 %, Salbe 0,05 % Volon A Spray
	0,1 %	Aureodelf: Salbe Delphicort: Creme, Salbe Volon A Creme 0,1 %, Lotio Volon A Salbe 0,1 % Volon A Salbe antibiotikafrei Volon A Haftsalbe
	0,2 %	Volon A Tinktur

Wirkstoff	Konzentration	Fertigpräparat
Fluprednylidenazetat	0,05 %	Decoderm Salbe Decoderm comp. Salbe Etacortin C comp.: Paste Etacortin mite: Creme, Salbe
	0,075%	Etacortin mite comp: Creme, Salbe
	0,1 %	Decoderm Creme, -Lotio Decoderm comp.-Creme Decoderm trivalent: Creme
	0,15 %	Etacortin Creme, Lotio, Salbe, Paste Etacortin Tinktur, Teer-Tinktur Etacortin comp. Creme, Lotio, Salbe
Fludroxycortid (= Fluorandrenolon)	0,0125%	Sermaform: Creme
	0,025 %	Sermaka: 1/2: Creme, Salbe
	0,05 %	Sermaka: Creme, Folie, Lotio, Salbe Sermaka N: Creme, Lotio, Salbe
Fluocinolonazetonid	0,01 %	Jellin-Gamma: Creme Jellin-Gamma s.N.: Creme
	0,025%	Jellin-Creme,-Gel,-Lotio,-Salbe Jellin-Schaum Jellin s.N.-Creme, s.N.-Salbe Myco-Jellin-Creme, -Lösung
	0,2 %	Jellin ultra: Creme s.N. = sine Neomycino
Fluocortolon z. T. als freier Alkohol, z. T. als Trimethylazetat oder Kapronat	0,025 mg/cm²	Ultralan Pflaster
	0,2 %	Ultracur: Creme, Fettsalbe, Salbe
	0,5 %	Ultralan: Creme, Fettsalbe, Fettspray Ultralan: Milch, Salbe
Fluorometholon	0,02 %	Ehrtolan: Salbe
	0,025 %	Loticort: Emulsionsspray Delmeson-Creme, -Salbe, -Schaum Delmeson-Tumenol: Salbe

Wirkstoff	Konzentration	Fertigpräparat
Clocortolon (teils als Trimethylazetat, teils als Kapronat)	0,14 %	Akne-Kaban: Lotio, Tinktur Akne-Kaban: Creme
	0,2 %	Kaban: Creme, Salbe
Flumethasonpivalat	0,02 %	Locacorten: Creme, Lotio, Salbe, Schaum Locacorten-c.-Neomycin: Creme, Salbe Locacorten-Vioform: Creme, Paste, Salbe Locasalen: Fettsalbe
Dexamethason	0,01 %	Aknichthol Dexa Lotio Eucortyl: Salbe
	0,02 %	Dexa-Calmitol: Lotio, Salbe Dexa-Calmitol: Softpaste, Teerpaste Ichtho-Dexon: Creme, Salbe Fissan-Teercreme, -Teertinktur Millicorten-Vioform: Salbe
	0,025 %	Fissancort: Creme, Salbe
	0,04 %	Sanamethason: Creme
	0,05 %	Dexinolon: Creme, Salbe
Betamethasonvalerat	0,05 %	Betnesol-V mite: Creme Betnesol-VN mite: Salbe Betnesol-V crinalite Celestan-V Creme mite Celestan-V Salbe mite mit Neomycin
	0,1 %	Betnesol-V Creme, Lotio, Salbe Betnesol-V crinale Betnesol-VN: Creme, Lotio, Salbe Celestan-V Creme, Lotio, Salbe Celestan-V mit Neomycin: Creme, Lotio Celestan-V mit Neomycin: Salbe, Creme, Lotio
Fluocinonid	0,05 %	Topsym-Salbe

pflaster, am Kopf am besten mittels Schlauchverband oder Badekappen, während für die Hände Plastikhandschuhe zur Verfügung stehen.

Kortikoid-allergie

Immer wiederkehrende Hinweise auf eine *Kortikoidallergie* sind im allgemeinen als nicht stichhaltig und nicht gesichert zu betrachten, wenn man von sehr seltenen Ausnahmen absieht (Bandmann 1970; Wulf 1967: erwiesene Kontaktallergie gegenüber Triamcinolon). Die Mehrzahl der angeblich beobachteten Kontaktsensibilisierungen dürfte ursächlich entweder mit der Externagrundlage oder mit Zusätzen wie p-Aminobenzoesäure bzw. Antibiotika in Zusammenhang zu bringen sein. Es verdient der Beachtung, daß die Kortikoide eine Irritation durch die Salbengrundlage bzw. durch die Antibiotika usw. nicht verhindern, so daß die „Cortisonsalben" evtl. selbst das ekzematöse Geschehen unterhalten.

Vehikel

Es kommen fetthaltige, fettfreie, wäßrige und alkoholische *Vehikel* in Frage, des weiteren Pudersuspensionen und Sprays. Die als Salben bezeichneten Präparate sind im allgemeinen einfacher zusammengesetzt als Cremes oder Lotiones. Es findet eine Vielzahl von Emulgatoren und anderen hier nicht zu erörternden Substanzen (Einzelheiten z. B. bei Jellinek 1967) Verwendung, des weiteren Vaseline, Wollfett, Erdnußfett, Bienenwachs und Paraffin. Entsprechend werden von der Industrie die Kortikoidexterna in folgenden Anwendungsformen angeboten:

Salbe	=	entweder einphasiges Lipogel oder Wasser-in-Öl-Emulsion;
Creme	=	Öl-in-Wasser-Emulsion;
Paste	=	Zweiphasen-Mischung: Lipide + Feststoff, letzterer mindestens 10%; neuerdings auch Dreiphasen-Paste = Pasta aquosa, welche in der Lipidphase zusätzlich Wasser und Emulgatoren enthält;
Gel	=	Hydrosalben auf fettfreier Grundlage, bestehend aus Wasser und Quellstoffen;
Lotio	=	kosmetisch verbesserte Schüttelmixtur;
Schaum	=	dünnflüssige und mit Treibgas versehene Öl-in-Wasser-Emulsion;
Puder		
Tinktur	=	alkoholischer Auszug;
Spray	=	Erzeugung mittels Treibgas im Druckbehälter;
Pflaster		

Externa für hautnahe Schleimhäute, z. B. Haftsalben sowie auch Mundpastillen.

In der Praxis soll die Grundlage dem Hauttypus sowie der Lokalisation und schließlich dem jeweiligen Stadium angepaßt werden:

beim Seborrhoiker gibt man fettfreie Vehikel;

beim Sebostatiker fetthaltige bzw. gemäßigt fetthaltige Vehikel, jedenfalls möglichst nicht Puder oder Lotiones;

bei intermediären Typen gemäßigt fetthaltige oder fettfreie Vehikel.

Im allgemeinen werden beim Kinderekzem Salben besser vertragen, was insbesondere auch für das Ekzem der Hände gilt. Schaum bewährt sich insbesondere bei sehr stark vermehrter Talgproduktion (Huber 1965).

Letztlich handelt es sich bei allen kortikoidhaltigen Externa um Emulsionen, und zwar sowohl vom Öl-in-Wasser- als auch vom Wasser-in-Öl-Typ, wobei zwischen den einzelnen Präparaten eine graduelle Abstufung gegeben ist.

Phasengerechte Behandlung

Für die *phasengerechte Behandlung* (Abb. 5) gilt: Puder und Pudersuspensionen sollen im Stadium erythematosum oder papulosum Anwendung finden, Fett im Stadium lichenificatum oder squamosum, im Stadium vesiculosum, madidans und crustosum dagegen feuchte Umschläge. Dabei muß allerdings zugegeben werden, daß die modernen kortikoidhaltigen Externa gegenüber der früheren Lehrmeinung auch im Stadium madidans o. ä. Erfolge mit „Salben" erzielen lassen, wobei freilich ein Teil der Kortikoidwirkung für die relative Grundlagenunverträglichkeit verbraucht wird.

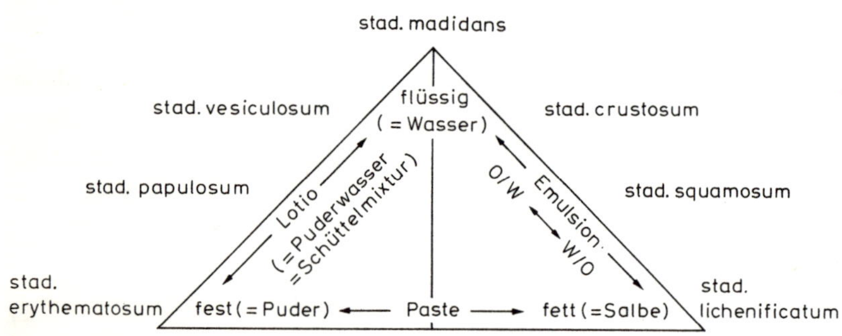

Abb. 5. Phasengerechte Behandlung der Hautkrankheiten.

Zusätze

Da durch die lokale Kortikoidanwendung die Entstehung oder Ausbreitung von Infektionen begünstigt wird und Mikroben für die Chronizität des Ekzems wahrscheinlich von wesentlicher Bedeutung sind – was allerdings auch bestritten wird –, werden vielen kortikoidhaltigen Externa *Desinfizientien* oder *Antibiotika* zugesetzt. Verwendet werden verschiedene desinfizierende Zusätze, welche antibakteriell, insbesondere gegenüber Hautstaphylokokken, sowie antimykotisch wirksam sind, keine Resistenzbildung und möglichst keine Sensibilisierung erkennen lassen (vgl. Zusammenstellung bei Bandmann [1970]). Zugesetzt werden des weiteren solche Antibiotika, welche in der allgemeinen Therapie nicht anwendbar sind und bei denen eine eventuelle lokale Sensibilisierung für den Organismus ohne Belang ist. Es erhebt sich freilich die Frage, ob derartige Zusätze immer sinnvoll sind. Vielfach gab die Anregung für einen solchen Zusatz vermutlich der Gedanke an die Beruhigung des rezeptierenden Arztes, daß keine Superinfektion zu befürchten und damit die Verschreibung unbedenklich sei. Als Zusätze finden namentlich folgende Antibiotika Anwendung:

Gramicidin	(0,05%ig),
Gentamycin	(0,1%ig),
Chloramphenicol	(0,2–2%ig),
Neomycin	(durchschnittlich 0,5%ig),
Framycetin	(durchschnittlich 0,5%ig),
Kanamycin	(durchschnittlich 0,5%ig),
Paromycin	(durchschnittlich 0,7%ig),
Tetrazykline	(ungefähr 3%ig).

Allergische Reaktionen gegenüber dem vielleicht zur Zeit am häufigsten zugesetzten Antibiotikum Neomycin scheinen in der Zunahme begriffen zu sein.

Nebenwirkungen

Kontaktallergische Ekzeme stellen die häufigste *Nebenwirkung bei externer Kortikoidtherapie* dar. Des weiteren können sich unter Antibiotika-Kortikoid-Gemischen gelegentlich Kandida-Mykosen entwickeln und die ursprüngliche Dermatose komplizieren oder ablösen, und schließlich kann bei falscher Diagnose die Grundkrankheit verschlechtert oder verschleiert werden (Bandmann 1970).

Allgemeine Indikationen

In der subakuten und chronischen Phase ekzematöser Erscheinungsbilder reichen Kortikoide vielfach nicht aus. Sie können zwar ein Ekzem rascher in ein „teerfähiges" Stadium überführen, können aber Teer usw. hinsichtlich dessen Einwirkung auf Lichenifikationen, bezüglich dessen lokalen Desensibilisierungseffektes sowie in der Rezidivprophylaxe wohl nicht ersetzen.

Die Hauptindikationen für eine äußere Kortikoidtherapie stellen die häufigsten Hautkrankheiten, also die Ekzeme, insbesondere auch das endogene Ekzem, und zwar auch im Säuglingsalter, dar (Korting 1967). Wer aber wahllos, d. h. ohne Ausschaltung der Causa peccans, ohne Wahl des richtigen Vehikels oder des geeigneten Zusatzes behandelt und nicht nachbehandelt, wird zwar überraschende Anfangserfolge, auf die Dauer gesehen jedoch nur unbefriedigende Ergebnisse erzielen.

Psoriasis vulgaris

Eine besondere Indikation für eine äußere Kortikoidtherapie stellt die *Psoriasis vulgaris* namentlich in der ambulanten Praxis dar. Es muß allerdings mit einer großen Zahl von Rückfällen gerechnet werden. Wirksam sind offenbar nur fluorierte Kortikoide bzw. solche, welche methylierte OH-Gruppen enthalten. Am Kopf kann man alkoholische Kortikoidlösungen anwenden, an den intertriginösen Bereichen Creme und darüber Lotio alba (halbgeschlossene Behandlung), an allen übrigen Stellen Salben unter Okklusivverbänden.

Weitere Indikationen

Weitere Indikationen für eine äußere, meist einleitende Kortikoidbehandlung sind:

Combustio I. und II. Grades, Dermatitis solaris, Röntgenerytheme, Insektenstiche, Verätzungen, Balanitis, Vulvitis, Rosacea, Dermatitis herpetiformis, Acne vulgaris aggregata und Akne conglobata (nur kurzzeitig, insbesondere als Schaum [SCHÖLDGEN 1965]), analer Symptomenkomplex, Stauungserythem der Unterschenkel bis zur Trocknung (TRONNIER 1968, 1972).

Auch beim Ulcus cruris kann die vorübergehende Anwendung von kortikoidhaltigen Externa unterstützend wirksam sein. Die Kortikoide wirken hier der kallösen Randbildung und einer übermäßigen Granulation entgegen, während die Epithelisierung nicht beeinträchtigt wird. Besonders günstig scheinen Externa zu sein, welche gleichzeitig ein Anabolikum enthalten.

Über die Anwendung beim (frischen) Herpes simplex sind die Ansichten geteilt (positiv z. B. TRONNIER 1972, negativ z. B. NASEMANN 1972). Als sicher kann gelten, daß während der ersten beiden Tage des Auftretens eines Herpes unter lokaler Kortikoidanwendung die Erscheinungen an Umfang zunehmen können.

Eine äußerliche Kortikoidbehandlung kommt auch bei Erkrankungen der Übergangsschleimhäute und der Schleimhäute selbst in Betracht. An den Übergangsschleimhäuten, z. B. an der Glans penis, nimmt man die üblichen Externa. An der Mundschleimhaut dagegen kommt in erster Linie das Auftragen einer haftenden Spezialpaste, z. B. Volon-A-Haftsalbe in Frage, bei blasenbildenden Schleimhauterkrankungen das Lutschen von kortikoidhaltigen Mundpastillen, z. B. Betnesol-V-Mundpastillen (0,1 mg Betamethason pro Pastille!) (vgl. Anm. weiter unten).

Lokale Kortikoidprophylaxe

Entsprechend der zunehmenden Bedeutung einer vorbeugenden Behandlung muß abschließend die Möglichkeit einer (lokalen) *Kortikoidprophylaxe* erörtert werden. Zweifellos besteht hierfür gelegentlich eine Berechtigung. Eine präventive Kortikoidimprägnierung der Haut ist auf alle Fälle möglich, wobei die einzelnen Kortikoide offenbar große Unterschiede hinsichtlich der Verweildauer erkennen lassen (am günstigsten Flumethason [FRIDERICH 1967, FRENK u. FELBER 1965]). Eine entsprechende präventive Kortikoidimprägnierung als Lichtschutz wird diskutiert. Offenbar kann eine Dermatitis solaris nur bis zu einem gewissen Grade abgebremst werden. Der Bräunungseffekt ist befriedigend und anhaltend.

Anmerkung: LEHNER u. LYNE (1969) fanden eine Senkung des Plasmacortisolspiegels bereits bei 0,4 mg Betamethasondinatriumphosphat pro die und raten daher, bei Mundschleimhautaffektionen andere Präparate zu nehmen.

Intra- und perifokale Anwendung

Die intrafokale bzw. intra- und subläsionale Applikation von Kortikoiden hat bei verschiedenen Indikationen eine beachtenswerte Bedeutung erlangt, welche mit zunehmender Verbreitung von Druckinjektoren (z. B. Dermojet, Fa. Medimex) noch größer werden dürfte.

Als Vorteile der Methode können gelten:

a) hohe bzw. sehr hohe Konzentration des Wirkstoffes am Krankheitsherd,
b) langanhaltende und verstärkte Wirksamkeit am Ort,
c) Nebenwirkungen in bezug auf den Gesamtorganismus fehlen praktisch völlig,
d) bequeme Anwendungsweise.

Die länger anhaltende und örtlich verstärkte Wirksamkeit gilt allerdings nicht für die wäßrigen Kortikoidlösungen, sondern lediglich für die Kristallsuspensionen. Erstere werden zu rasch resorbiert.

Besondere Beachtung verdienen in diesem Zusammenhang Untersuchungen von GERARD u. KOZUB (1967) über subdermal (= subläsional) appliziertes mit 14 C markiertes Triamcinolonazetonid. Es ergab sich eine langsame Freisetzung des relativ unlöslichen Kortikoids aus dem Depot, eine zentrifugale Verteilung über Tage und dabei eine Infiltrierung der darüberliegenden Kutis und Epidermis. Bei s.c. Injektion kann sich als Spätwirkung eine kosmetisch störende, morphologisch an eine Sklerodermie erinnernde Atrophie einstellen (s. auch S. 136). Nach streng intraläsionaler bzw. intrakutaner Applikation, insbesondere auch bei Anwendung eines Druckinjektors wird dergleichen offenbar nicht beobachtet.

Technik

Es sollte strikte Sterilität beachtet werden. Auf keinen Fall darf in infiziertes Gewebe injiziert werden. Die Injektion wird möglichst am liegenden Patienten vorgenommen. Vor der Einspritzung sollte aspiriert werden, damit keine Injektion in ein Gefäß stattfindet. Verdünnungen unter Anpassung an den Einzelfall sind empfehlenswert. Ob eine vorausgehende örtliche Vereisung einer Kombination mit Anästhetika vorzuziehen ist, bleibt dem Einzelfall vorbehalten. Die gleiche Stelle sollte nicht häufiger als alle 8–14 Tage angegangen werden. Andernfalls ist mit Nekrosen zu rechnen (FÜLÖP u. VAJDA 1971).

Präparate

Zur Anwendung stehen Hydrocortisonazetat, Prednisolonazetat, Methylprednisolonazetat, Triamcinolondiazetat, Triamcinolonazetonid, Dexamethason sowie Betamethasondinatriumphosphat und Betamethasonazetat zur Verfügung (s. Tab. 2 S. 77). Für die Kristallsuspensionen kann man orientierend folgende Äquivalenzdosen nennen:

Hydrocortisonazetat	5–10 mg
Prednisolonazetat	4– 6 mg
Triamcinolon	1– 2 mg
Dexamethason	0,5– 1 mg
Betamethason	0,5– 1 mg

Indikation

Die *Indikation* zur intra- und perifokalen Anwendung wird nicht nur vom Krankheitsbild her, sondern auch unter topographischen Gesichtspunkten gestellt, d. h. Palmae, Plantae, Vulva und Palpebrae kommen in besonderem Maße in Betracht (Übersicht bei HOLLANDER 1962).

Dosierung Als *Dosierungsrichtlinie* kann gelten: maximal 10 mg Prednisolonazetat für ca. 2 cm^2 oder maximal 1 mg Triamcinolon pro 1 cm^2. Bei Keloiden sind höhere Konzentrationen als bei Dermatosen, wie z. B. bei einer Psoriasis vulgaris, erforderlich; hierbei besser 50%ige oder noch höhere Verdünnung, z. B. mit physiologischer Kochsalzlösung oder einem Anästhetikum.

Bei sehr hartem Gewebe ist ein Eindringen manchmal nicht möglich, so daß in die unmittelbare Umgebung gespritzt wird und dann ein Effekt ausbleibt. Man injiziert dann besser Hyaluronidase (z. B. 150 I. E.) voraus. Eine gesonderte Vorgabe ist einer Mischspritze vorzuziehen, da Kortikoide evtl. die Hyaluronidaseaktivität herabsetzen.

Alopecia areata Die intraläsionale Kortikoidtherapie stellt bei der *Alopecia areata* zumindest einen wichtigen prognostischen Test dar; denn diejenigen Fälle, welche hiernach ein Haarwachstum erkennen lassen, werden auch eine spontane Heilungstendenz zeigen, die anderen jedoch voraussichtlich zunächst nicht. Man injiziert fächerförmig peri- und intrafokal, und zwar in Abständen von einer bis mehreren Wochen. Die stets mögliche Atrophie im Herd bzw. das betont büschelförmige Nachwachsen der Haare müssen gegebenenfalls in Kauf genommen werden (SCHUPPLI 1961). Eine Indikation stellt namentlich die am Hinterhaupt lokalisierte Ophiasis dar, während Herde im Temporalbereich mit dieser Methode nicht behandelt werden sollten, da vereinzelt über embolische Verschlüsse im Endgebiet der Retinalgefäße (BARAN 1964) bzw. über eine Vasospastik (HORAKOVA 1966) berichtet worden ist. Bei dem verwandten Bild der Pseudopelade Brocq (narbige Alopezieform!) kann die Progredienz durch Injektionen in die Randbezirke verhindert werden.

Chondrodermatitis Falls bei der *Chondrodermatitis chronica nodularis helicis* nach einmaliger Injektion kein Ansprechen erkennbar wird, sollte die sonst übliche Keilexzision vorgenommen werden.

Dermatitis lipoides atrophicans Bei einem Teil der Fälle von *Dermatitis lipoides atrophicans* ist die intrafokale Kortikoidinjektion wirksam, meist werden jedoch wiederholte Injektionen erforderlich, wodurch die Gefahr eines Eingriffes in den Zuckerhaushalt gegeben ist. Die Mehrzahl der betreffenden Kranken leidet an einem manifesten bzw. latenten Diabetes mellitus.

Granuloma anulare Beim *Granuloma anulare* gilt die intrafokale Kortikoidinjektion heute als Methode der Wahl, wobei allerdings auch Resistenz zu beobachten ist und darüber hinaus gerade beim Granuloma anulare an der Hand, welches wie auch an anderen Stellen keineswegs nur in der Koriumetage sitzt, nach intraläsionalen Injektionen immer wieder sehr störende Atrophien zu beobachten sind. Daher sollten beim Granuloma anulare im allgemeinen vor einer Kortikoidinjektion einfachere Therapiemaßnahmen (Heftpflasterabdeckung, Unterspritzung mit einem Anästhetikum usw.) versucht werden.

Induratio penis plastica Die *Induratio penis plastica* stellt nach wie vor trotz der als Methode der Wahl anzusehenden kombinierten Vitamin-E-Strahlen-Behandlung in einem großen Teil aller Fälle ein Problem dar und kann bei Versagen der Tokopherol-Röntgen-Therapie (nicht mehr als 5000–6000 r) einer Kortikoidtherapie zugeführt werden:

Unter Vorausgabe eines Anästhetikums sowie von Hyaluronidase z. B. 1mal wöchtl. 10 mg Prednisolonazetat über Monate hin, wobei bei gleichzeitiger hochdosierter Tokopherol-Therapie gelegentlich ein vollständiges Schwinden beobachtet werden kann. Die Methode ist im Hinblick auf die mögliche Verletzung der corpora cavernosa penis nicht als gleichgültig anzusehen und sollte vorläufig der Klinik vorbehalten bleiben (Nikolowski 1969, 1972).

Keloid

Beim *Keloid* sind die Ergebnisse sehr unterschiedlich, und zwar einerseits in Abhängigkeit vom Alter des Keloids, d. h. am günstigsten bei einer Bestandsdauer von weniger als 1 Jahr, andererseits in Abhängigkeit von der Entstehung, z. B. wenig erfolgreich bei Keloiden nach Impfung, nach Verbrennung oder Verbrühung. Bei frischen Keloiden gilt die intrafokale Kortikoidinjektion vielfach als Methode der Wahl, wobei durch vorausgehende kräftige CO_2-Vereisung die Ergebnisse verbessert werden können (Landes 1964). Falls jedoch nach 4- bis 6maliger Injektion keine Besserung eingetreten ist, sollte der Versuch beendet werden. Des weiteren kann bei operativer Entfernung während der Operation wegen der gegebenen Verfilzung die unmittelbare Umgebung infiltriert oder die Lokalanästhesie als Mischspritze (Anästhetikum und Kortikoid) verabfolgt oder schließlich ein bis zwei Wochen nach dem Eingriff eine Injektionstherapie eingeleitet werden. Bei der hohen Therapieresistenz jedes Keloides dürfen andere Maßnahmen, wie Röntgentherapie, innerliche Vitamin-E-Darreichung usw., nicht vernachlässigt werden (ausführlich bei Nikolowski 1961, 1972).

Lichen ruber verrucosus

Ein *Lichen ruber verrucosus,* zumeist an den Unterschenkeln lokalisiert, stellt immer wieder ein oft jeder Therapie einschließlich der lokalen Teeranwendung und der Röntgenbestrahlung trotzendes Leiden dar, bildet aber ein dankbares Objekt für eine Kortikoidinjektionstherapie (1mal wöchentl. 10 mg Prednisolonazetat).

Psoriasis vulgaris

Bei der *Psoriasis vulgaris* können umschriebene inveterierte, sonst jeder Therapie Widerstand leistende Plaques, insbesondere an nicht bedeckt getragenen Körperstellen, wie z. B. an den Händen lokalisierte Herde, subläsional erfolgreich behandelt werden (Hollander 1962). Das gilt ganz besonders für die überwiegend als Psoriasis zu deutende Pustulosis palmoplantaris.

Weitere Indikationen:

Weitere Indikationen

Beim Morbus Boeck können Einzelherde allein durch intraläsionale Injektionen zum völligen Verschwinden gebracht werden.

Cheilitis granulomatosa: Versuch gerechtfertigt, falls Keilexzision von der Schleimhautseite abgelehnt wird.

Ekzeme, insbesondere Einzelherde beim endogenen Ekzem mit stärkerer Lichenifikation und namentlich an exponierten Körperstellen.

Lichen simplex chronicus: Bei Versagen einer Teerbehandlung ist die Unterspritzung mit Kristallsuspensionen angezeigt und sollte vor einer Röntgentherapie versucht werden.

Lupus erythematodes chronicus: Bei Resistenz gegenüber innerlicher Chlorochinmedikation und externer Kortikoidanwendung zu versuchen.

Prurigo nodularis Hyde: Sehr unterschiedlich im Ergebnis, hohe Rezidivquote, insgesamt offenbar nicht so verläßlich wie Kohlensäureschneevereisung.

Sklerodermia circumscripta: Im allgemeinen des Versuches wert.

Geschlechtskrankheiten

Von W. NIKOLOWSKI

Eine therapeutische Beeinflußbarkeit der Geschlechtskrankheiten, insbesondere der Lues, durch Kortikoide ist möglich, jedoch bis heute ohne Belang.

Lues

Bei der Frühsyphilis sind Kortikoide im allgemeinen abzulehnen, da sie durch Hemmung der Phagozytose einen ungünstigen Einfluß ausüben können. Dagegen können Kortikoide bei der *Spätsyphilis* und zwar in Kombination mit Penicillin, nützlich sein. Auch bei der Metasyphilis, z. B. bei der Tabes dorsalis (Krisen!), haben Kortikoide – namentlich parenteral verabfolgt – einen hohen Wert.

Jarisch-Herxheimersche Reaktion

Zu erörtern ist eine Anwendung der Kortikoide, z. B. von 25 mg Prednisolon, vor und gleichzeitig mit der ersten Penicillininjektion, insbesondere zwecks Vermeidung bzw. Milderung einer *Jarisch-Herxheimerschen Reaktion* (= flüchtige, febrile Reaktion bei Behandlungsbeginn, und zwar sowohl nach Quecksilber als auch nach Wismut, fernerhin vor allem nach Salvarsan und am stärksten nach Penicillin, wobei ein sichtbares Exanthem verstärkt bzw. ein noch nicht sichtbares Exanthem aufflammen und die Polymikroadenie zunehmen kann [ausführlich bei LUGER u. PAVLIK 1971]). Gegen eine generelle Kortikoidprophylaxe, zumindest bei der frischen Lues, sprechen nach DEGOS (1965) neben einer gewissen mangelnden Verläßlichkeit (GUDJONSON u. SKOG 1968) folgende Gründe:

1. Im Tierversuch führen Kortikoide zu einer Ausbreitung experimentell gesetzter Spirochäteninfektionen,
2. Verzögerung der Penicillinwirkung,
3. Maskierung einer Penicillinintoleranz.

Anders liegen die Verhältnisse allerdings bei der Spätlues, insbesondere bei der Lues cardiovascularis (I), sowie der Neurolues (II), des weiteren bei der Lues congenita tarda (III).

zu I: Besser als eine Vorausgabe von Kortikoiden bewährt sich eine Vorausgabe (und Zugabe) von Wismut (und Quecksilberzyanat [DEGOS 1965]) bzw. eine Kombination mit Wismut (einen Tag voraus, später 30 Minuten voraus).

zu II: Besser als eine alleinige Vorausgabe von Kortikoiden bewährt sich eine einschleichende Behandlung mit kleinen Dosen Penicillin, so daß die Tagesdosis von 1 Mill. I. E. erst am 3. bis 5. Tage erreicht wird (FRICK 1965), des weiteren die Vorausgabe (und Zugabe) von Wismut (und/oder Quecksilberzyanat [DEGOS 1965]), evtl. folgende Kombination: 1. Tag Wismut, 4. Tag Wismut, 5. Tag Cortison und Penicillin, 6. Tag Cortison und erhöhte Dosis Penicillin, 7. Tag Wismut usw.

zu III: Jeder 5. Fall von Keratitis parenchymatosa, welche stets einen anaphylaktischen Prozeß darstellt und welche auf die übliche spezifische Therapie nicht reagiert, entsteht als Ausdruck einer Jarisch-Herxheimerschen Reaktion, weswegen Patienten mit Lues congenita (tarda) vor Einleitung einer spezifischen Therapie dem Ophthalmologen vorgestellt werden sollten. Wenn auch eine (lokale) Kortikoidbehandlung den hyperergischen Prozeß nicht mit Sicherheit verhindern kann, so muß ein entsprechender Versuch doch unternommen werden. Im übrigen konnten die Behandlungsergebnisse seit Einführung der Kortikoide entscheidend gebessert werden (REMKY 1965). Die Rezidivhäufigkeit hat sich allerdings auf das Zwanzigfache erhöht (SEDAN 1965).

Andrologie

Von W. NIKOLOWSKI

Über die Beeinflussung der Spermiogenese durch Cortison bzw. Kortikoide liegen unterschiedliche Beobachtungen vor (s. S. 33). Hoffnungen, bei (vermutlich) immunologisch bedingten Fertilitätsstörungen mittels Kortikoiden Normalisierung und Konzeption zu erreichen (WEISSBECKER 1966), haben sich bisher nicht erfüllt. Allerdings ist zuzugeben, daß in Einzelfällen unter vorübergehender (zusätzlicher) Kortikoidmedikation (5 mg Prednison/die über 6 bis 8 Wochen) Spermienagglutinationen vermindert oder sogar beseitigt werden konnten (NIKOLOWSKI 1961, 1973). Als gesichert darf auch gelten, daß bei Überfunktionszuständen der Nebennierenrinde mittels Kortikoiden eine Anregung der Spermiogenese zu erreichen ist (NOWAKOWSKI 1954). Schließlich kann bei manchen Teratospermieformen der Versuch einer (zusätzlichen) Kortikoidmedikation (10 mg Prednison/die für 2 bis 3 Monate) unternommen werden, und zwar dann, wenn sich feingeweblich das Bild der „Desorganisation“ und hinsichtlich der 17-Ketosteroid-Ausscheidung im oberen Schwankungsbereich oder darüber liegende Werte finden lassen (NIKOLOWSKI 1961, 1973).

Literatur

Asboe-Hansen, G.: XIII. Congressus Internationalis Dermatologiae. Bd. I. Springer, Berlin 1968 (S. 133).

Aso, K., Y. Tanabe, K. Takenouchi: XIII. Congressus Internationalis Dermatologiae, Bd. I. Springer, Berlin 1968 (S. 184).

Bandmann, H. J.: Zusammensetzung und Wirkung corticosteroidhaltiger Externa. In: Fortschritte der praktischen Dermatologie und Venerologie, Bd. VI, hrsg. von O. Braun-Falco, H. S. Bandmann. Springer, Berlin 1970.

Baran, M. L. R.: Bull. Soc. franç. Derm. Syph. 71 (1964), 25.
Barett, C W., I. W. Hadgraft, G. A. Caron, I. Sarkany: Brit. J. Derm. 77 (1965), 576.
Botov, P., T. Pascalev, G. Spirov: VIII. Congressus Internationalis Dermatologiae, Bd. I. Springer, Berlin 1968 (S. 205).
Burckhardt, W.: Praxis 55 (1966)- 1495.
Carr, R. D., W. Tarnowski: Arch. Derm. Syph. (Chic.) 94 (1966), 639.
Carr, R. D., R. G. Wieland: Arch. Derm. Syph. (Chic.) 94 (1966), 81.
Cruickshank, C N. D.: XIII. Congressus Internationalis Dermatologiae, Bd. I. Springer, Berlin 1968 (S. 156).
Degos, R.: Behandlung der Syphilis. In: Fortschritte der praktischen Dermatologie und Venerologie, Bd. V, hrsg. von A. Marchionini, Th. Nasemann. Springer, Berlin 1965.
Dietz, O.: Z. Haut- u. Geschl.-Kr. 21 (1967), 21.
Feldmann, R. J., H. I. Maibach: XIII Congressus Internationalis Dermatologiae, Bd. I. Springer, Berlin 1968 (S. 186).
Földvari, F., K. Marton, M. Snekszer: Derm. Wschr. 151 (1965), 160.
Frenk, E., I. P. Felber: Dermatologica (Basel) 131 (1965), 213.
Frick, E.: Therapeutische Erfahrungen bei Neurolues an der Univ.-Nervenklinik München. In: Fortschritte der praktischen Dermatologie und Venerologie, Bd. V, hrsg. von A. Marchionini, Th. Nasemann. Springer, Berlin 1965.
Friederich, H.: Ärztl. Forsch. 21 (1967), 431.
Fülöp, E., Z. Vajda: Derm. Mschr. 157 (1971), 269.
Gerard, A. G., W. R. Kozub: J. invest. Derm. 49 (1967), 256.
Grenzmann, M., K. P. Gerhards, N. Wendling, M. Thelen: Med. Welt 21 (1970), 1746.
Gudjonsson, H., E. Skog: Acta derm.-venerol. (Stockh.) 48 (1968), 14.
Hering, H.: 13. Therapietagung Weimar 1967, hrsg. von W. Schorscht. Gutenberg-Buchdruckerei, Weimar 1967.
Hollander, A.: Hautarzt 13 (1962), 134.
Holzmann, H., G. W. Korting, E. Morsches: Hautarzt 16 (1965), 457.
Horakova, M.: Ref. Zbl. Haut- u. Geschl.-Kr. 121 (1966), 14.
Huber, H. P.: Praxis 54 (1965), 1331.
Ippen, H.: Round-Table-Disk. 94. Tg. Ver. Süd-West-Deutscher Dermat. 29./30. 4. 67 (z. Z. im Druck).
Jadassohn, W.: Arch. klin. exp. Derm. 227 (1966), 498.
Jellinek, J. St.: Kosmetologie, 2. Aufl. Hüttig, Heidelberg 1967.
Keining, E., O. Braun-Falco: Dermatologie und Venerologie, 2. Aufl. Lehmann, München 1969.
Korting, G. W.: Therapie der Hautkrankheiten. Schattauer, Stuttgart 1967.
Kuwahara, K.: Ref. Zbl. Haut- u. Geschl.-Kr. 124 (1968), 422.
Landes, E.: Aesthet. Med. 13 (1964), 15.
Lehner, Th., C. Lyne: Brit. med. J. 1969/IV, 138.
Lever, W. F.: Therapie der bullösen Dermatosen. In: Fortschritte der praktischen Dermatologie und Venerologie, Bd. VI, hrsg. von O. Braun-Falco, H.-J. Bandmann. Springer, Berlin 1970.
Longhin, S.: XIII. Congressus Internationalis Dermatologiae, Bd. I. Springer, Berlin 1968 (S. 135).
Lücker, P., H. Nowak, G. Stüttgen, G. Werner: Arzneimittel-Forsch. 18 (1968), 27.
Luger, A., F. Pavlik: Wien. klin. Wschr. 83 (1971), 208.
Maurer, G.: Langenbecks Arch. klin. Chir. 319 (1967), 147.
McKenzie, A. W., R. B. Stroughton: Arch. Derm. Syph. (Berl.) 86 (1962), 608.
Midana, A., G. Zina, G. Martina: XIII. Congressus Internationalis Dermatologiae, Bd. I. Springer, Berlin 1968 (S. 143).
Munro, D. D., M. Feiwel, V. H. T. James: XIII. Congressus Internationalis Dermatologiae, Bd. I. Springer, Berlin 1968 (S. 194).
Nasemann, Th.: Round-Table-Disk. 94. Tag. Ver. Süd-West-Deutscher Dermat. 29./30. 4. 67 (z. Z. im Druck).
Nikolowski, W.: Medizinische 9 (1958), 1471.
Nikolowski, W.: Arch. klin. exp. Derm. 212 (1961), 550.
Nikolowski, W.: Induratio penis plastica. Priapismus. Erkrankungen der Schwellkörper. In: Hdb. Haut- u. Geschlechtskrankheiten, hrsg. von J. Jadassohn. Ergänzungswerk, hrsg. von A. Marchionini, Bd. IV/I. Springer, Berlin 1964.
Nikolowski, W.: z. Z. im Druck.
Nowakowski, H.: Störungen der Keimdrüsenfunktion beim Mann. In: Die Sexualität des Menschen, hrsg. von H. Giese. Enke, Stuttgart 1954.
Orfanos, C.: Fortsch. Med. 86 (1968), 106.
Pürschel, W.: XIII. Congressus Internationalis Dermatologiae, Bd. I. Springer, Berlin 1968 (S. 169).
Rassner, G.: Fortschritte in der Behandlung der Psoriasis. In: Fortschritte der praktischen Dermatologie und Venerologie, Bd. VI, hrsg. von O. Braun-Falco, H.-J. Bandmann. Springer, Berin 1970.
Remky: Disk. z. Degos.
Sarsansy, I., J. W. Hadgraft, G. A. Caron, C. W. Barett: Brit. J. Derm. 77 (1965), 569.
Schieferstein, G.: Z. Haut- u. Geschl.-Kr. 41 (1966), 354.
Schneider, W.: Allgemeine Therapie. In: Dermatologie und Venerologie, hrsg. von H. A. Gottron, W. Schönfeld, Bd. I/2. Thieme, Stuttgart 1962.
Schöldgen, W.: Hautarzt 16 (1965), 518.
Schönfeld, W., W. Schneider: Lehrbuch der Haut- und Geschlechtskrankheiten, 10. Aufl. Thieme, Stuttgart 1969.
Schreiner, H. E.: Das adrenocorticotrope Hormon (ACTH), die Hormone der Nebenniere (Cortison, Adrenalin), das Insulin sowie die Hormone der Schilddrüse und Nebenschilddrüse. In: Handbuch der Haut- und Geschlechtskrankheiten, hrsg. von J. Jadassohn, Ergänzungswerk, hrsg. von A. Marchionni, Bd. V/1, hrsg. von J. Kimming, Bandteil A. Springer, Berlin 1962 (S. 550).
Schuppli, R.: Dermatologica 122 (1961), 171.
Schuppli, R.: XIII. Congressus Internationalis Dermatologiae, Bd. II. Springer, Berlin 1968 (S. 769).
Scott, A. I.: Brit. J. Derm. 77 (1965), 586.
Sedan: zit. n. Remky.
Stegmann, W.: Münch. med. Wschr. 107 (1965), 343.
Tappeiner, S. Wien. Klin. Wschr. 66 (1954), 237.
Tronnier, H.: Round-Table-Disk. 94. Tag. Ver. Süd-West-Deutsch. Derm. 29./30. 4. 67 (z. Z. im Druck).
Tronnier, H.: Landarzt 44 (1968), 227.
Weißbecker, L.: ref. Selecta 8 (1966), 3.
Winkler, K.: Z. Haut- u. Geschl.-Kr. 41 (1966), 171.
Winkler, K.: XIII. Congressus Internationalis Dermatologiae, Bd. I. Springer, Berlin 1968 (S. 187).
Winkler, K.: Hormonbehandlung in der Dermatologie, 2. Aufl. de Gruyter, Berlin 1969.
Witten, V. H.: XIII. Congressus Internationalis Dermatologiae, Bd. I. Springer, Berlin 1968 (S. 149).
Wulf, K.: Z. Haut- u. Geschl.-Kr. 42 (1967), 765.
Zaun, H.: Arch. klin. exp. Derm. 226 (1966), 359.

Sachverzeichnis